救急・集中治療
アドバンス

重症患者における
急性肝不全・急性腎傷害・
代謝異常

専門編集●森松博史 岡山大学

編集委員●藤野裕士 大阪大学
　　　　　松田直之 名古屋大学
　　　　　森松博史 岡山大学

中山書店

【読者の方々へ】
本書に記載されている診断法・治療法については,出版時の最新の情報に基づいて正確を期するよう最善の努力が払われていますが,医学・医療の進歩からみて,その内容がすべて正確かつ完全であることを保証するものではありません.したがって読者ご自身の診療にそれらを応用される場合には,医薬品添付文書や機器の説明書など,常に最新の情報に当たり,十分な注意を払われることを要望いたします.
中山書店

序

　人の生命の維持にもっとも大きくかかわるのは呼吸と循環である．学生や若手医師の教育では，急性期重症患者管理のきもは呼吸循環管理であると教える．しかしながら急性期医療で遭遇する病態は呼吸循環障害だけではない．ご存知の通り，生命予後にかかわる臓器機能としては中枢神経・呼吸・循環・肝機能・腎機能・血液凝固の6つが挙げられている．われわれ急性期医療にかかわる医師は，常にこの6つの臓器機能を意識し全身管理を行っていく必要がある．

　肝臓は生体において解毒とグリコーゲンの貯蓄・タンパク合成という代謝に関する大きな役割を果たしている．ひとたび肝機能不全に陥れば，解毒作用の破綻からアンモニアなどの有毒物質の体内貯留をおこし，意識障害ひいては脳浮腫に至ることもある．またタンパク合成能の低下は凝固因子の低下を引き起こし，出血性合併症を引き起こす．腎臓は水分と老廃物の排泄をおもに行う．ひとたび腎機能不全に陥れば体内水分の貯留をおこし，ひいては溢水，肺水腫を引き起こす．また老廃物の体内蓄積は，尿毒症となり意識障害のみならず電解質・酸塩基平衡異常を引き起こす．このように代謝異常は肝臓・腎臓の機能障害によって容易に引き起こされ，その臓器関連性も高い．われわれ急性期医療にかかわるものは肝臓・腎臓・代謝に対する適切な理解が必要不可欠である．

　シリーズ3冊目となる本書では，重症患者における急性肝不全・急性腎傷害・代謝異常に関する解説を行っている．急性肝不全は集中治療室においては比較的まれな病態ではあるが，近年では肝移植を行える施設も増加し，その治療戦略は以前とは違ってきている．非代償性肝不全は治らない疾患の一つであり，以前は集中治療の適応でさえないとされていたが，肝移植が一般的となった今日では良い移植の適応となる．しかしながらその評価，内科的治療が大切な領域であることに変わりはない．急性腎傷害も昔は急性腎不全と呼ばれ，その定義もこの20年で大きく変化した．急性血液浄化を中心とした腎代替療法も依然として治療の主役ではあるが，その使用法・考え方も大きく変わってきている．代謝異常としての糖尿病・血糖管理，電解質・酸塩基平衡異常も時代の流れとともに考え方，治療法，ターゲットなどが大きく変わってきている．

　今回は，より選ばれた執筆陣による，より最新の情報が記載されていると自負している．重症患者管理には欠かせない，肝・腎・代謝に関する最新情報をこの一冊からぜひ読み取って欲しい．本書が皆さんの日常患者管理に貢献することを心より願っている．

2018年1月

森松博史

岡山大学大学院医歯薬学総合研究科麻酔・蘇生学分野教授

救急・集中治療アドバンス
重症患者における急性肝不全・急性腎傷害・代謝異常

Contents

［急性肝不全］

1章　急性肝不全の病態

1-1　劇症肝炎 ……………………………………………………………………… 徳田賢太郎　2

1 劇症肝炎の定義，診断基準　3 ／ **2** 劇症肝炎の成因　5 ／ **3** 劇症肝炎発症のメカニズム　6 ／ **4** 劇症肝炎の臨床像　7 ／ **5** 劇症肝炎の管理　7

- **Topics**　HBV再活性化による劇症肝炎　5

1-2　ウイルス性肝炎 ……………………………………………………………… 田村純人　12

1 ウイルス性肝炎の疫学　12 ／ **2** ウイルス性肝炎の診断　13 ／ **3** ウイルス性肝炎の臨床症状　14 ／ **4** 臨床検査　15 ／ **5** 鑑別診断　15 ／ **6** 治療　15 ／ **7** 肝炎ウイルス感染による肝炎　16 ／ **8** 肝炎ウイルス以外のウイルス感染による肝機能障害　20

- **Column**　B型肝炎の位置づけ　13
- **Column**　急性ウイルス性肝炎に対する肝移植　16
- **Column**　グローバル化時代のリスク　22

1-3　薬物性肝障害 ………………………………………………………………… 池田房雄　24

1 薬物性肝障害の起因薬物　24 ／ **2** 薬物性肝障害の発症機序　25 ／ **3** 薬物性肝障害の診断　25 ／ **4** 薬物性肝障害の病理所見　26 ／ **5** 薬物性肝障害の治療　29

1-4　術後肝不全 …………………………………………………………… 永山　稔，竹政伊知朗　31

1 術後肝不全の病態　31 ／ **2** 術後肝不全の定義　33 ／ **3** 術後肝不全を予防する対策　34 ／ **4** 術後肝不全に対する治療　39

- **Advice**　HH15, LHL15　41

1-5　肝機能評価 …………………………………………………… 篠田昌宏，黒田達夫　北川雄光　43

1 肝機能に関連する血液検査　43 ／ **2** 肝機能評価に用いられる画像検査　44 ／ **3** 肝予備能評価法　45 ／ **4** 慢性・急性肝不全別の肝機能評価　46 ／ **5** 今後の課題　48

- **Column**　レシピエントの新適応基準　48

2章　急性肝不全の治療

2-1 急性肝不全に対する薬物療法 ……………………………………… 松﨑　孝，森松博史　52

1 急性肝不全の分類　52／2 急性肝不全の診断と治療　54／3 急性肝不全における臓器別の臨床症状と対処法　55／4 劇症肝炎の薬物療法：病態からのアプローチ　57／5 急性肝不全の薬物療法：臓器障害の観点から　58

　　Topics　脳症に対する新たな治療戦略　60

2-2 急性肝不全に対する人工肝補助療法（ALS） ……………………………… 今泉　均　63

1 ALSの目的　63／2 on-line HDF，high flow CHDFの役割　64／3 血漿交換（PE）の役割　64／4 急性肝不全に対するALSの実際　64／5 ALSの限界と今後の展望　66

2-3 急性肝不全に対する肝移植 ……………………………… 篠田昌宏，黒田達夫，北川雄光　68

1 急性肝不全に対する肝移植　68／2 肝移植の実際：症例提示　72／3 急性肝不全に対するABO血液型不適合成人生体肝移植　75／4 今後の課題　77

　　Column　緊急成人血液型不適合移植　76
　　Column　韓国の脳死肝移植　76

[急性腎傷害]

3章　急性腎傷害の定義・診断

3-1 急性腎傷害（AKI）の定義 ……………………………………… 髙折佳央梨，内野滋彦　80

1 歴史的背景：RIFLE分類，AKIN分類，KDIGO分類　80／2 sCrおよび尿量によるAKI定義の現状　86／3 今後の課題　90

　　Topics　FACTT試験　87

3-2 AKIの病因分類 ……………………………………… 松浦　亮，野入英世　93

1 AKIの病因　93／2 腎前性AKI　93／3 腎性AKI　94／4 腎後性AKI　103

3-3 AKIのバイオマーカー ……………………………………………………… 森　潔　105

1 代表的なAKIのバイオマーカー　105／2 バイオマーカーによるAKIの早期診断　106／3 バイオマーカーによるAKIの重症度および生命予後の予測　107／4 臨床介入試験へのAKIバイオマーカーの応用　109／5 今後の課題　110

　　Column　好中球ゼラチナーゼ結合性リポカリン（NGAL）の名前の由来　106
　　Advice　Acute on Chronic Kidney DiseaseにおけるAKIバイオマーカーの動き　109

Topics 米国の最新AKIバイオマーカー NephroCheck® 110

3-4 AKI診療ガイドラインのポイント ……………………… 堀野太郎，寺田典生 114

1 日本版AKI診療ガイドライン作成までの経緯 114 ／ 2 各章（CQ）のポイント 116

4章 急性腎傷害の治療

4-1 AKIに対する血液浄化法の考え方 ……………………… 森山和広，西田 修 130

1 血液浄化法の基礎知識 130 ／ 2 CH（D）Fによるサイトカインの除去 135 ／ 3 CH（D）F中の抗菌薬投与の基本的考え方 136 ／ 4 CH（D）F中の栄養成分の喪失と投与量の基本的考え方 139

Column 腎代替療法（RRT） 130
Column 過大腎クリアランス（augmented renal clearance）とは？ 138
Column 抗菌薬の維持投与量の調整方法 139

4-2 AKIに対する血液浄化療法の開始と中止 ……………… 清水一好，森松博史 142

1 現行のガイドライン 142 ／ 2 開始基準 143 ／ 3 中止基準 148

4-3 AKIに対する血液浄化療法の浄化量 …… 村田真理絵，長谷川正宇，河原﨑宏雄 152

1 血液浄化療法における浄化量とは 152 ／ 2 浄化量とAKIの予後の関係 154 ／ 3 日本における浄化量 158

Column 維持血液透析におけるKt/V 153

4-4 特殊な腎代替療法―小児の血液透析と腹膜透析 ……… 小椋雅夫，石倉健司 161

1 小児の特殊性 161 ／ 2 急性血液浄化療法の適応 161 ／ 3 小児における血液透析 162 ／ 4 小児における腹膜透析 165

Column 長期留置型カテーテルによる維持血液透析：小児の場合 163
Advice ナファモスタットメシル酸塩の使い方 165
Advice 特殊な腹膜透析：持続注入腹膜灌流 166

4-5 AKI患者の栄養管理 ……………………………………………………… 矢田部智昭 170

1 集中治療患者における栄養管理 170 ／ 2 AKI患者の栄養管理 174 ／ 3 集中治療患者における血糖管理 176

4-6 AKIにおける利尿薬の投与 ……………………………………………… 土井研人 179

1 尿量減少とAKI 179 ／ 2 AKIにおける体液過剰 180 ／ 3 AKIにおける利尿薬投与の是非 181 ／ 4 ループ利尿薬 182 ／ 5 ヒト心房性ナトリウム利尿ペプチド（hANP） 183

Column GFRと尿細管再吸収によって異なるAKIの表現型 180
Column ループ利尿薬の至適な投与方法とは？ 184

4-7 AKIに対する血管作動薬の効果 …… 小坂順子，森松博史 188

1 ドパミン 188／2 ノルアドレナリン 190／3 バソプレシン 191
  Column 日本では未承認の薬物について①：フェノルドパム（Fenoldopam） 192
  Column 日本では未承認の薬物について②：アンジオテンシンⅡ 194

4-8 小児におけるAKI …… 綾 邦彦 196

1 小児AKIの疫学 196／2 小児AKIの診断 197／3 小児AKIの治療 200

4-9 高齢者におけるAKI …… 佐々木 環，城所研吾 205

1 高齢者におけるAKIの疫学 205／2 加齢による腎臓の変化 206／3 高齢者におけるAKIの原因 208／4 高齢者におけるAKIの診断：AKIの臨床経過の把握 208／5 高齢者におけるAKIの短期予後と回復後の経過 211／6 高齢者AKIの治療戦略 214／7 治療の倫理的側面と問題 215／8 今後の課題 215
  Column 急性尿細管壊死 208
  Advice 水・電解質管理に加え積極的な栄養管理を！ 214

[代謝異常]

5章 電解質・代謝異常

5-1 ナトリウム異常 …… 行岡秀和 218

1 低ナトリウム血症（hyponatremia） 218／2 高ナトリウム血症（hypernatremia） 222
  Advice 浸透圧性脱髄症候群 221

5-2 カリウム異常 …… 岡元和文 226

1 低カリウム血症（hypokalemia） 226／2 高カリウム血症（hyperkalemia） 229
  Advice 細胞外液量の計算 226
  Topics 副腎偶発腫瘍 227
  Topics 高カリウム血症治療薬 233

5-3 糖尿病：急性期血糖管理 …… 松田直之 235

1 糖尿病管理の概念 235／2 糖尿病の定義と診断 237／3 糖尿病に合併する病態のモニタリング 242／4 救急・集中治療領域における急性期血糖コントロール 243
  Column RAGE 236

5-4 急性副腎不全（副腎クリーゼ） …… 江島 豊 245

1 副腎と視床下部－下垂体－副腎系 245／2 糖質コルチコイド（GC）産生と代謝 247／3 重症疾患時のHPA系 249／4 炎症に関連するGC作用分子メカニズム 250／5 副腎不全

(AI) の一般的な原因分類　250／**6** 重症疾患における副腎不全　252／**7** 副腎不全の診断　254／**8** 治療　260

　　　Column　ACTH　247

6章　酸塩基平衡異常

6-1　重炭酸アプローチ ……………………………………………………………… 小竹良文　264

1 酸塩基平衡異常の解釈　264／**2** 重炭酸アプローチに基づいた酸塩基平衡の評価法　265

　　　Column　アシデミア，アルカレミア，アシドーシス，アルカローシス　266
　　　Topics　消化管における酸および塩基の動態　271
　　　Topics　腎における酸塩基平衡の調節系　273

6-2　base excess アプローチ ………………………………… 井上敬太，内藤慶史，佐和貞治　274

1 base excess アプローチ以前の概念　274／**2** base excess アプローチの実際　276

6-3　Stewart アプローチ ………………………………………………… 木村 聡，森松博史　280

1 概念　280／**2** strong ion difference (SID)　281／**3** A_{TOT}　282／**4** SIDaとSIDe　284／**5** strong ion gap (SIG)　286／**6** pHの決定因子のまとめ　287

　　　Column　重炭酸ナトリウムの作用機序　281
　　　Advice　実際の血液ガス分析　285
　　　Column　代償？ 新たな基準値？　288

索引 ……………………………………………………………………………………………… 291

●執筆者一覧 (執筆順)

德田賢太郎	九州大学病院集中治療部	村田真理絵	聖マリアンナ医科大学腎臓・高血圧内科
田村純人	東京大学医学部附属病院人工臓器移植外科	長谷川正宇	聖マリアンナ医科大学腎臓・高血圧内科
池田房雄	岡山大学大学院医歯薬学総合研究科消化器・肝臓内科学講座	河原﨑宏雄	稲城市立病院腎臓内科
永山 稔	札幌医科大学消化器・総合, 乳腺・内分泌外科学講座	小椋雅夫	国立成育医療研究センター腎臓・リウマチ・膠原病科
竹政伊知朗	札幌医科大学消化器・総合, 乳腺・内分泌外科学講座	石倉健司	国立成育医療研究センター腎臓・リウマチ・膠原病科
篠田昌宏	慶應義塾大学医学部外科学教室	矢田部智昭	高知大学医学部麻酔科学・集中治療医学講座
黒田達夫	慶應義塾大学医学部外科学教室	土井研人	東京大学医学部救急科学
北川雄光	慶應義塾大学医学部外科学教室	小坂順子	岡山大学病院麻酔科蘇生科
松﨑 孝	岡山大学病院集中治療部	綾 邦彦	倉敷中央病院小児科
森松博史	岡山大学大学院医歯薬学総合研究科麻酔・蘇生学分野	佐々木 環	川崎医科大学腎臓・高血圧内科学
今泉 均	東京医科大学麻酔科学分野集中治療医学	城所研吾	川崎医科大学腎臓・高血圧内科学
髙折佳央梨	東京慈恵会医科大学麻酔科学講座集中治療部	行岡秀和	行岡医学研究会行岡病院/大阪行岡医療大学医療学部理学療法学科救急医学講座
内野滋彦	東京慈恵会医科大学麻酔科学講座集中治療部	岡元和文	丸子中央病院救急科・総合診療科
松浦 亮	東京大学医学部附属病院腎臓・内分泌内科	松田直之	名古屋大学大学院医学系研究科救急・集中治療医学分野
野入英世	東京大学医学部附属病院腎臓・内分泌内科	江島 豊	東北大学病院手術部
森 潔	静岡県立総合病院・腎臓研究科/静岡県立大学薬学部・分子臨床薬理学	小竹良文	東邦大学医療センター大橋病院麻酔科
堀野太郎	高知大学医学部内分泌代謝・腎臓内科 (第二内科)	井上敬太	京都府立医科大学麻酔科学教室
寺田典生	高知大学医学部内分泌代謝・腎臓内科 (第二内科)	内藤慶史	京都府立医科大学麻酔科学教室
森山和広	藤田保健衛生大学医学部臨床免疫制御医学講座	佐和貞治	京都府立医科大学麻酔科学教室
西田 修	藤田保健衛生大学医学部麻酔・侵襲制御医学講座	木村 聡	岡山大学病院麻酔科蘇生科
清水一好	岡山大学大学病院手術部		

[急性肝不全]

1章

急性肝不全の病態

1-1 劇症肝炎

はじめに

- 正常肝に肝障害が生じ，初発症状出現から8週以内に，プロトロンビン時間40%以下ないしINR値1.5以上の肝障害を示すものを「急性肝不全（acute liver failure）」と診断する．そのうち，昏睡Ⅱ度以上の肝性脳症を呈するものを「昏睡型急性肝不全」と分類する．昏睡型急性肝不全のうち，肝臓の炎症を伴うものが従来の「劇症肝炎（fulminant hepatitis）」に相当する[1]（図1）．
- 劇症肝炎の管理の柱は，①成因に対する治療による肝炎の鎮静化，②人工肝補助療法による肝性脳症の進展抑制，③全身管理による合併症の予防，から成る．
- 劇症肝炎に対する内科的治療の効果は限定的であり，生命予後を改善するためには肝移植を念頭においた対応が必要となる．

▶INR：international normalized ratio（国際標準比）

▶2章「2-3 急性肝不全に対する肝移植」(p.69) 参照

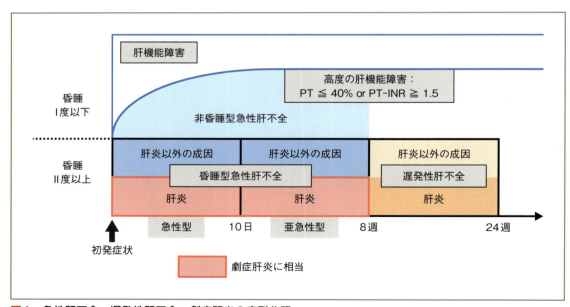

図1 急性肝不全，遅発性肝不全，劇症肝炎の病型分類
正常肝に肝障害が生じ，初発症状出現から8週以内に，プロトロンビン時間（PT）40%以下ないしINR値1.5以上の肝障害を示すものを「急性肝不全」と診断する．そのうち，昏睡Ⅱ度以上の肝性脳症を呈するものを「昏睡型急性肝不全」と分類する．昏睡型急性肝不全のうち，肝臓の炎症を伴うものが「劇症肝炎」に相当する．

1 劇症肝炎の定義，診断基準[1,2]

- 日本では従来，劇症肝炎の定義として，犬山シンポジウム（1981年）で採択された「肝炎のうち症状発現後8週以内に高度の肝機能障害に基づいて肝性昏睡Ⅱ度以上の脳症をきたし，プロトロンビン時間40％以下を示すもの」という診断基準を基に，厚生労働省研究班[★1]によって改定された「劇症肝炎の診断基準（2003年）」（表1）と，肝性脳症の昏睡度分類（表2）が用いられてきた．
- ウイルス感染を代表とする，組織学的に肝炎像を呈するものを念頭においた，わが国における「劇症肝炎」の定義に対して，アセトアミノフェン中毒のように，組織学的には肝炎像を伴わないものも含めた，欧米での「劇症型肝不全（fulminant hepatic failure）」の定義は対応しておらず，混乱を招いていた．

★1 厚生労働省難治性疾患政策研究事業「難治性の肝・胆道疾患に関する調査研究」班（厚生労働省研究班）が，急性肝不全・LOHF症例の全国集計を行っており，そのデータベース解析に基づいた研究報告が毎年発表されている．その内容は，厚生労働科学研究成果データベース（http://mhlw-grants.niph.go.jp）から検索可能．

表1　劇症肝炎の診断基準（厚生労働省「難治性の肝疾患に関する調査研究」班：2003年）

劇症肝炎とは，肝炎のうち初発症状出現後8週以内に高度の肝機能異常に基づいて昏睡Ⅱ度以上の肝性脳症をきたし，プロトロンビン時間が40％以下を示すものとする．そのうちには症状出現後10日以内に脳症が発現する急性型と，11日以降に発現する亜急性型がある．

（注1）先行する慢性肝疾患が存在する場合は劇症肝炎から除外する．但し，B型肝炎ウイルスの無症候性キャリアからの急性増悪例は劇症肝炎に含めて扱う．
（注2）薬物中毒，循環不全，妊娠脂肪肝，Reye症候群など肝臓の炎症を伴わない肝不全は劇症肝炎から除外する．
（注3）肝性脳症の昏睡度分類は犬山分類（1972年）に基づく．
（注4）成因分類は「難治性の肝疾患に関する研究班」の指針（2002年）に基づく．
（注5）プロトロンビン時間が40％以下を示す症例のうち，肝性脳症が認められない，ないしは昏睡Ⅰ度以内の症例は急性肝炎重症型，初発症状出現から8週以降24週以内に昏睡Ⅱ度以上の脳症を発現する症例は遅発性肝不全に分類する．これらは劇症肝炎の類縁疾患であるが，診断に際しては除外して扱う．

（持田　智．日消誌 2015；112：813-21[1]）より）

表2　肝性脳症の昏睡度分類（犬山シンポジウム：1972年）

昏睡度	精神症状	参考事項
Ⅰ	睡眠・覚醒リズムの逆転 多幸気分，ときに抑うつ状態 だらしなく，気にとめない状態	retrospectiveにしか判定できない場合も多い
Ⅱ	指南力（とき・場所）障害，物をとり違える（confusion） 異状行動（例：お金をまく，化粧品をゴミ箱にすてるなど） 時に傾眠傾向（普通の呼びかけで開眼し，会話ができる） 無礼な行動があったりするが，医師の指示には従う態度をみせる	興奮状態がない 尿，便失禁がない 羽ばたき振戦あり
Ⅲ	しばしば興奮状態，せん妄状態を伴い，反抗的態度をみせる 嗜眠傾向（ほとんど眠っている） 外的刺激で開眼しうるが，医師の指示には従わない，または従えない（簡単な命令には応じる）	羽ばたき振戦あり 指南力障害は高度
Ⅳ	昏睡（完全な意識の消失） 痛み刺激には反応する	刺激に対して，払いのける動作，顔をしかめる
Ⅴ	深昏睡 痛み刺激に反応しない	

（厚生労働省「難治性の肝・胆道疾患に関する調査研究」班，編．劇症肝炎の診療ガイド．文光堂；2010．p.3[2]）より）

表3　急性肝不全の診断基準（厚生労働省「難治性の肝・胆道疾患に関する調査研究」班：2015年改訂版）

正常肝ないし肝予備能が正常と考えられる肝に肝障害が生じ，初発症状出現から8週以内に，高度の肝機能障害に基づいてプロトロンビン時間が40％以下ないしはINR値1.5以上を示すものを「急性肝不全」と診断する．急性肝不全は肝性脳症が認められない，ないしは昏睡度がⅠ度までの「非昏睡型」と，昏睡Ⅱ度以上の肝性脳症を呈する「昏睡型」に分類する．また，「昏睡型急性肝不全」は初発症状出現から昏睡Ⅱ度以上の肝性脳症が出現するまでの期間が10日以内の「急性型」と，11日以降56日以内の「亜急性型」に分類する．

(注1) B型肝炎ウイルスの無症候性キャリアからの急性増悪例は「急性肝不全」に含める．また，自己免疫性で先行する慢性肝疾患の有無が不明の症例は，肝機能障害を発症する前の肝機能に明らかな低下が認められない場合は「急性肝不全」に含めて扱う．

(注2) アルコール性肝炎は原則的に慢性肝疾患を基盤として発症する病態であり，「急性肝不全」から除外する．但し，先行する慢性肝疾患が肥満ないしアルコールによる脂肪肝の症例は，肝機能障害の原因がアルコール摂取ではなく，その発症前の肝予備能に明らかな低下が認められない場合は「急性肝不全」として扱う．

(注3) 薬物中毒，循環不全，妊娠脂肪肝，代謝異常など肝臓の炎症を伴わない不全も「急性肝不全」に含める．ウイルス性，自己免疫性，薬物アレルギーなど肝臓に炎症を伴う肝不全は「劇症肝炎」として扱う．

(注4) 肝性脳症の昏睡度分類は犬山分類(1972年)に基づく．但し，小児では「第5回小児肝臓ワークショップ(1988年)」による小児肝性昏睡の分類」を用いる．

(注5) 成因分類は「難治性の肝疾患に関する研究班」の指針(2002年)を改変した新指針に基づく．

(注6) プロトロンビン時間が40％以下ないしはINR値1.5以上で，初発症状ないし肝障害が出現してから8週以降24週以内に昏睡Ⅱ度以上の脳症を発現する症例は「遅発性肝不全」と診断し，「急性肝不全」の類縁疾患として扱う．

（持田　智．日消誌 2015；112：813-21[1]）より）

- わが国と欧米における劇症肝炎・急性肝不全の定義の整合性を図るために，厚生労働省研究班が「急性肝不全」の診断基準を発表(2011年作成，2015年改訂)した（**表3**）．
- 「急性肝不全」とは，正常肝ないし肝予備能が正常と考えられる肝に肝障害が生じ，初発症状出現から8週以内に，高度の肝機能障害に基づいてプロトロンビン時間が40％以下ないしはINR値1.5以上を示すもの，と定義される．また，昏睡Ⅱ度以上の肝性脳症の有無により，「昏睡型」と「非昏睡型」とに分類される．
- この診断基準では，欧米での診断基準と同様に，肝臓の炎症を伴わない場合も急性肝不全に含まれる．また，従来の「劇症肝炎」は，「肝臓に炎症を伴う，昏睡型急性肝不全」に相当する（**図1**）．
- 「昏睡型急性肝不全」は，初発症状出現から昏睡Ⅱ度以上の肝性脳症が出現するまでの期間によって，10日以内の「急性型」と，11日以降8週以内の「亜急性型」に分類される★2．
- プロトロンビン時間40％以下ないしINR値1.5以上の肝障害症例のうち，発症から8週以降24週以内に昏睡Ⅱ度以上の肝性脳症をきたした症例は，「遅発性肝不全(late onset hepatic failure：LOHF)」と診断し，急性肝不全の類縁疾患として扱う．
- 初発症状から脳症出現までの期間によって急性型・亜急性型・LOHFと分類を行う理由は，この期間の長短によって内科的治療による救命率が大きく異なるためである．

★2 **急性型と亜急性型**

初発症状出現からの時間経過によって病型分類が行われるが，実際にはレトロスペクティブに出現時期を推定せざるをえない場合もあり，「急性」「亜急性」の判定はファジーな側面もある．

2 劇症肝炎の成因

- 厚生労働省研究班による急性肝不全の診断基準（2011年）に対応するように，急性肝不全の成因分類も，厚生労働省研究班によって発表された（2013年作成，2015年改訂）[2]．このうち，劇症肝炎の成因となりうるのは，炎症を伴うことが前提となる，I. ウイルス性，II. 自己免疫性，III-①. 薬物性（アレルギー性の場合のみ），V. 成因不明（臨床的には肝炎が疑われる場合のみ），に限定される（**表4**）．

> **ここがポイント**
> 劇症肝炎は，組織学的に炎症を伴うことが推定される場合に限定される．

表4　急性肝不全の成因分類

I. ウイルス性
　①HAV
　②HBV：急性感染例，キャリア例（再活性化例を含む），分類不能例
　③HCV
　④HEV
　⑤その他：EBV，CMVなど
II. 自己免疫性
III. 薬物性
　①アレルギー性（肝炎症例）
　②中毒性（肝炎以外の症例）：アセトアミノフェンなど
IV. その他の肝炎以外の症例
　①循環障害
　②代謝性：Wilson病，神経性食欲不振症，急性妊娠脂肪肝，Reye症候群など
　③悪性腫瘍の肝浸潤
　④肝切除後ないし肝移植後肝不全
　⑤その他
V. 成因不明例：十分な検査にもかかわらず，上記のいずれにも分類されない症例
VI. 評価不能：十分な検査を実施されていないため，上記のいずれにも分類されない症例

HAV：A型肝炎ウイルス，HBV：B型肝炎ウイルス，HCV：C型肝炎ウイルス，HEV：E型肝炎ウイルス，EBV：Epstein-Barrウイルス，CMV：サイトメガロウイルス．
赤字：劇症肝炎の成因となりうるもの．
（厚生労働省「難治性の肝・胆道疾患に関する調査研究」班．急性肝不全の成因分類：2015年改訂版を参考に作成）

Topics　HBV再活性化による劇症肝炎

　HBV感染患者（キャリア，既往感染者）に対する免疫抑制療法や化学療法によって，沈静化していたHBVが再増殖することを「HBV再活性化」といい，劇症化する場合もある．HBV再活性化による劇症化は，急性HBV感染の劇症化と比較して予後不良であることが知られている[3]．多くの免疫抑制薬（シクロスポリン，タクロリムスなど）や分子標的薬（トシリズマブ，インフリキシマブ，リツキシマブなど）では，添付文書にHBV再活性化リスクが記載されている．HBVキャリアに対してこれらの薬剤を使用して，HBV再活性化が引き起こされ劇症肝炎を発症すると，これはいわば医原病ともいえる．これらの薬剤を使用する際は，厳にHBV再活性化のリスクを考慮する必要がある．なお当院では，これら再活性化を引き起こしうる薬剤を使用する前にHBV感染のスクリーニングを行い，必要に応じて肝臓専門医にコンサルトすることが医療安全マニュアルで規定されている．

表5 肝炎を伴う急性肝不全・LOHF症例の成因および治療法・救命率（全国調査2010～2014年：1,072例）

	非昏睡型急性肝不全 （$n=526$）	昏睡型急性肝不全： 急性型（$n=257$）	昏睡型急性肝不全： 亜急性型（$n=246$）	LOHF （$n=43$）
● 成因割合（％）				
ウイルス性	37.8	44.7	26.4	34.9
（A型）	(12.2)	(4.7)	(2.0)	(2.3)
（B型）	(20.5)	(33.5)	(22.8)	(25.6)
（その他）	(5.1)	(6.6)	(1.6)	(7.0)
薬物性	17.1	14.4	19.9	9.3
自己免疫性	13.7	3.5	14.6	25.6
成因不明	29.3	31.1	36.6	30.2
評価不能	2.1	6.2	2.4	0.0
● 治療法				
肝移植施行率（％）	1.7	19.8	26.8	23.3
肝移植生存率（％）	100.0	76.5	83.3	60.0
内科的治療生存率（％）	88.8	43.7	26.7	3.0
全体生存率（％）	89.0	50.2	41.9	16.3

LOHF：遅発性肝不全.
（持田　智．難治性の肝・胆道疾患に関する調査研究班．分担研究報告書．2016[4]/2015[5]/総合研究報告書．2014[6]より）

- 肝臓に炎症を伴わない，アセトアミノフェン中毒に代表されるⅢ-②．薬物性（中毒性），Ⅳ．その他の肝炎以外の症例（循環障害，代謝性，肝切除後など），に関しては，劇症肝炎の成因とはしない．
- 2010年以降，ウイルス性急性肝不全の割合が減少傾向にある（1999～2009年集計：67.4％→2010～2014年集計：44.7％）[4-6]（**表5**）．
- それに対して，成因不明例の割合は増加傾向にあり，急性型・亜急性型ともに30％以上を占める[7]．

3 劇症肝炎発症のメカニズム[7,8]

- アセトアミノフェン過量投与以外の急性肝不全や劇症肝炎における発症メカニズムは未だ解明されていない．急性肝不全・劇症肝炎は症候群であり，その発症には複数のメカニズムが関与することが推測されている．
- 劇症肝炎の中でも，急性と亜急性とではその発症メカニズムは異なる可能性がある．病理学的には，急性型では広範肝壊死を呈するのに対して，亜急性型では亜広範肝壊死および肝再生不全を特徴とする．
- ウイルス性肝炎では，肝細胞表面に表出された抗原を，細胞傷害性T細胞（cytotoxic T lymphocyte：CTL）が攻撃することによって，肝細胞の破壊が生じる．CTLの反応が過剰に生じる免疫応答異常によって，広範な肝細胞壊死が生じる可能性がある．
- また，劇症肝炎におけるフェリチンをはじめとするマクロファージ由来物質の増加や，肝臓へのマクロファージ浸潤の所見からは，肝マクロファージの

表6 劇症肝炎・LOHF症例の症状・画像所見(全国調査2004〜2009年:488例)(%)

	劇症肝炎:全体 ($n=460$)	劇症肝炎:急性型 ($n=227$)	劇症肝炎:亜急性型 ($n=233$)	LOHF ($n=28$)
•昏睡出現時の症状				
発熱	13.0	17.5	8.6	0
黄疸	96.8	95.0	98.6	96.4
腹水	57.2	45.2	71.0	81.5
痙攣	5.2	6.7	3.8	0
頻脈	36.7	39.5	34.0	47.8
呼吸促迫	34.5	39.1	29.4	31.6
羽ばたき振戦	79.0	75.8	82.1	80.8
肝性口臭	46.6	49.0	44.5	42.1
下腿浮腫	35.5	24.1	46.2	75.0
•画像所見				
肝萎縮	58.8	45.6	71.7	92.6

LOHF:遅発性肝不全.

(Oketani M, et al. Hepatol Res 2013;43:97-105[9]より)

異常活性化の関与が示唆される.
- 肝臓において,CTLやマクロファージの異常活性化によって血管内皮障害から肝類洞内凝固が生じ,その結果生じる肝微小循環障害によって,広範な肝細胞壊死が引き起こされている可能性がある.

4 劇症肝炎の臨床像

- 肝臓は本来,凝固因子をはじめとする各種生体内物質の生合成や,薬物・有害物質の解毒・代謝といった役割を担っているが,急性肝不全・劇症肝炎では急速広範に肝細胞壊死が生じる結果,さまざまな臨床所見を呈する(表6)[9].
- 急性肝不全の30〜40%程度が劇症化(=昏睡Ⅱ度以上の脳症出現)する.
- 劇症化した時点で,黄疸や羽ばたき振戦といった肝臓での解毒・代謝作用の低下を示唆する所見や,腹水のように肝合成能の低下を裏づける所見に加えて,高サイトカイン血症を示唆する頻脈・頻呼吸・体温異常といった全身性炎症反応も広くみられる.
- 昏睡Ⅱ度以上の脳症が出現するまでの時間経過が長くなるにつれ,肝萎縮を伴う割合は増加し,また内科的治療での生存率は低下する(表5, 6).

5 劇症肝炎の管理

- 劇症肝炎の管理の柱は,①成因に対する治療による肝炎の鎮静化,②人工肝補助療法による肝性脳症の進展抑制,③全身管理による合併症の予防,から成る.
- わが国で実施されている劇症肝炎治療の実施状況を示す[9](表7).

ここがポイント
急性肝不全の30〜40%は劇症化する

ここがポイント
昏睡Ⅱ度以上の脳症が出現するまでの時間が長くなるほど,内科的治療による生存率が低下

表7 肝炎を伴う急性肝不全・LOHF症例の治療内容（全国調査2014年：209例）（%）

	非昏睡型 ($n=125$)	昏睡型：急性型 ($n=40$)	昏睡型：亜急性型 ($n=39$)	LOHF ($n=5$)
副腎皮質ステロイド	55.6	56.4	79.5	80.0
グルカゴン・インスリン療法	1.6	0	5.3	0
特殊組成アミノ酸	2.5	11.8	10.8	0
血漿交換	9.8	73.5	82.1	60.0
血液濾過透析	8.3	78.6	79.5	80.0
プロスタグランジンE_1	0	0	0	0
インターフェロン	1.6	1.2	0	0
シクロスポリンA	0.8	3.6	7.9	0
核酸アナログ	15.2	20.2	12.8	0
抗凝固療法	17.9	29.6	27.0	60.0
肝移植	0.8	28.6	35.9	0

LOHF：遅発性肝不全．

（持田　智．難治性の肝・胆道疾患に関する調査研究班．分担研究報告書[4]より）

a — 成因に対する治療：肝炎の沈静化

- B型肝炎ウイルス（hepatitis B virus：HBV）を成因とするものに対しては，発症早期から核酸アナログ（ラミブジン，エンテカビル）による抗ウイルス療法を開始し，ウイルス量の減少を図る[3]．
- 自己免疫性を成因とするものに加え，ウイルス性を成因とする症例においても，過剰な免疫応答を抑制するために副腎皮質ステロイドパルス療法が施行されることが多い．病型によっては，ステロイド動注療法が有効である可能性も報告されている[8]．
- シクロスポリンAが使用される機会は多くはないが，CTL活性化が非常に強い場合には使用が考慮されることがある．しかし，ステロイドやシクロスポリンを含む免疫抑制薬を投与されている場合，肝移植時の感染リスク増大につながる．とくに肝移植を視野に入れる必要のある症例では，免疫抑制薬の適応については慎重に判断する必要がある．
- 薬物性が疑われる場合，被疑薬を確認し，すみやかに中止する．
- 劇症肝炎発症のメカニズムの一つと考えられる肝微小循環障害に対して，あるいはDICに対して，抗凝固療法（アンチトロンビン製剤，遺伝子組換えトロンボモジュリン製剤，蛋白分解酵素阻害薬など）を考慮する．とくに，アンチトロンビンは肝臓で産生されるため，劇症肝炎では血中濃度が減少しており，補充により抗凝固因子活性を増加させる必要がある．
- かつて，肝再生を促進するとして実施されていた，グルカゴン・インスリン療法や，プロスタグランジンE_1製剤は，その有用性が疑問視されており，実施率も減少傾向にある．

アドバイス
肝移植の可能性がある場合，免疫抑制薬使用の適否は肝臓専門医に相談が必要

▶DIC：
disseminated intravascular coagulation（播種性血管内凝固症候群）

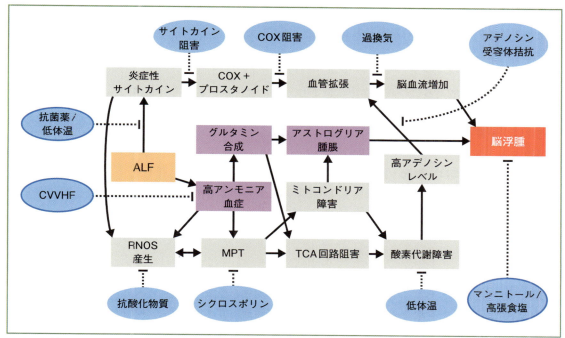

図2　急性肝不全における脳浮腫発症の病態生理
急性肝不全（ALF）により高アンモニア血症が生じると，グルタミン合成系によって脳内においてもアンモニアの処理が行われる．それにより脳内のグルタミンが増加し浸透圧調節の破綻をきたす．このためアストログリアの腫脹を生じ，脳浮腫が発生するというメカニズムが推定されている．
COX：シクロオキシゲナーゼ，CVVHF：持続血液濾過，MPT：ミトコンドリア膜透過性遷移，RNOS：活性窒素・酸素種，TCA：トリカルボン酸．
（Bernal W, et al. J Hepatol 2015；62：S112-20[10]）を参考に作成）

b ― 人工肝補助療法：肝性脳症の進展抑制

▶人工肝補助療法については2章「2-2 急性肝不全に対する人工肝補助療法（ALS）」(p.63)参照

- 肝性脳症の進展に影響する脳浮腫の発症機序として，高アンモニア血症→グルタミン合成系によるアンモニア代謝→脳内のグルタミン増加→浸透圧調節の破綻→アストログリア腫脹→脳浮腫，というメカニズムが推定されており[10]（図2），グルタミンやいわゆる「脳症惹起物質」除去のために血液浄化を行う．
- 血液濾過透析（hemodiafiltration：HDF）による人工肝補助療法（artificial liver support：ALS）は，肝性脳症の進展を抑制して不可逆的な中枢神経系障害を抑えるために広く用いられており，肝移植へ持ち込むためのブリッジ療法としても有望視されている．
- 従来用いられてきた持続血液透析濾過（continuous hemodiafiltration：CHDF）と比較して，透析液・補充液の流量を大幅に増加させたhigh-flow CHDFあるいは透析液を清浄化して補充液として用いるon-line HDFは脳症の改善効果に優れており，厚生労働省研究班のワーキンググループもその両者の施行を推進する提言を行っている[11]．
- 血液浄化法の一つである血漿交換（plasma exchange：PE）も多くの症例で

ここがポイント
CHDFと比較してhigh-flow CHDFあるいはon-line HDFは脳症改善効果に優れる

用いられているが，その目的は凝固因子をはじめとする肝合成タンパクの補充とタンパク結合性物質の除去である．

C―全身管理：合併症の予防

- 合併症（**表8**）が増えるにつれ救命率は低下し，また合併症によって肝移植の適応から外れる可能性もあるため，その予防・管理が重要である．
- 意識障害が進行する場合には，誤嚥を防ぐために気管挿管による呼吸管理を開始する．
- 循環障害に対しては，輸液・輸血による血管内容量の適正化を図る．肝不全に伴う血管拡張により低血圧が遷延する場合には，ノルアドレナリン投与により臓器灌流圧の維持を図る[12]．
- 感染対策として予防的抗菌薬投与を考慮する．
- 消化管出血予防として抗潰瘍薬の投与を行う．
- 昏睡型急性肝不全（劇症肝炎）・LOHFに対して有効性が確立している治療法は，肝移植のみである．脳症出現時には移植の可能性を念頭におき，早期から移植施設と連絡を取る必要がある．また，肝移植適応ガイドラインのス

> **ここがポイント**
> 脳症出現時には，肝移植の可能性を考慮し，移植可能施設と連絡を取ることが必要

表8 劇症肝炎・LOHF症例の合併症（全国調査2004〜2009年：488例）（%）

	劇症肝炎：全体 ($n=460$)	劇症肝炎：急性型 ($n=227$)	劇症肝炎：亜急性型 ($n=233$)	LOHF ($n=28$)
●昏睡出現時の合併症の割合				
感染	34.8	32.9	36.7	51.9
脳浮腫	18.5	24.1	13.0	22.7
消化管出血	13.2	11.0	15.4	20.0
腎不全	38.9	40.9	37.0	39.3
DIC	34.6	35.7	33.6	53.8
心不全	7.3	8.9	5.6	12.0

LOHF：遅発性肝不全，DIC：播種性血管内凝固症候群．

（Oketani M, et al. Hepatol Res 2013；43：97-105[9] より）

表9 肝移植適応ガイドラインのスコアリングシステム

点数	0	1	2
発症〜昏睡（日）	0〜5	6〜10	11〜
PT（%）	20<	5< ≦20	≦5
T. Bil（mg/dL）	<10	10< ≦14.9	15≦
D. Bil/T. Bil	0.7≦	0.5≦ <0.7	<0.5
血小板（万）	10<	5< ≦10	≦5
肝萎縮	なし	あり	

5点以上を死亡予測として，移植適応とする．
PT：プロトロンビン時間，T. Bil：総ビリルビン，D. Bil：直接ビリルビン．

（Naiki T, et al. Hepatol Res 2012；42：68-75[13] より）

コアリングシステム[13]（**表9**）に基づき，内科的治療の限界を判断し，遅滞なく肝移植を決断する必要がある．
- 従来行われていた生体肝移植だけでなく，制度改正に伴い脳死肝移植も増加傾向にある[★3]．

（徳田賢太郎）

★3
2017年4月現在，脳死肝移植実施可能施設は全国で25施設．

文献

1) 持田　智．急性肝不全―概念，診断基準と我が国における実態．日消誌 2015；112：813-21．
2) 厚生労働省「難治性の肝・胆道疾患に関する調査研究」班，編．劇症肝炎の診療ガイド．東京：文光堂；2010．p.2-8．
3) 日本肝臓学会　肝炎診療ガイドライン作成委員会，編．B型肝炎治療ガイドライン．第2.2版．東京：日本肝臓学会；2016．p.62-5．https://www.jsh.or.jp/files/uploads/HBV_GL_ver2.2_May30.pdf
4) 持田　智．我が国における急性肝不全および遅発性肝不全（LOHF）の実態（2014年）―平成27年度全国調査．厚生労働科学研究費補助金（難治性疾患等政策研究事業）難治性の肝・胆道疾患に関する調査研究班．分担研究報告書．2016．p.116-35．
5) 持田　智．我が国における急性肝不全および遅発性肝不全（LOHF）の実態（2013年）―平成26年度全国調査．厚生労働科学研究費補助金（難治性疾患等政策研究事業）難治性の肝・胆道疾患に関する調査研究班．分担研究報告書．2015．p.92-109．
6) 持田　智．劇症肝炎に関する研究．厚生労働科学研究費補助金（難治性疾患等政策研究事業）難治性の肝・胆道疾患に関する調査研究班．総合研究報告書．2014．p.29-44．
7) 持田　智．急性肝不全の病態と治療．臨牀と研究 2017；94：56-60．
8) 古藤和浩，高柳涼一．ステロイド動注療法を用いた劇症肝炎の新たな治療戦略．福岡医誌 2010；101：109-18．
9) Oketani M, et al. Etiology and prognosis of fulminant hepatitis and late-onset hepatic failure in Japan：Summary of the annual nationwide survey between 2004 and 2009. Hepatol Res 2013；43：97-105.
10) Bernal W, et al. Acute liver failure：A curable disease by 2024？ J Hepatol 2015；62：S112-20.
11) 藤原慶一，ほか．急性肝不全に対する人工肝補助療法についての提言：high-flow CHDF on-line HDFによる覚醒率向上の認識とその全国標準化の必要性．肝臓 2014；55：79-81．
12) Bernal W, Wendon J. Acute Liver Failure. N Engl J Med 2013；369：2525-34.
13) Naiki T, et al. Novel scoring system as a useful model to predict the outcome of patients with acute liver failure：Application to indication criteria for liver transplantation. Eepatol Res 2012；42：68-75.

1-2 ウイルス性肝炎

はじめに

- 急性ウイルス性肝炎は肝炎ウイルスが肝細胞で特異的に増殖し，肝の急性炎症を生じる病態である．現在，肝炎ウイルスはA型（hepatitis A virus：HAV），B型（HBV），C型（HCV），D型（HDV），そしてE型（HEV）の5種類が確認されている．また，肝炎ウイルスに分類されないものの，全身性感染の中で強い肝障害をきたすウイルスがある．代表的なものとして，Epstein-Barrウイルス（EBV），サイトメガロウイルス（CMV），単純ヘルペスウイルス（HSV）などがあげられる．その他，わが国では経験されないか，きわめてまれな黄熱ウイルスやエボラ出血熱などの出血熱ウイルス感染も重篤な肝機能障害を発症することが知られている[1]．
- 急性ウイルス性肝炎は，不顕性感染のまま経過し軽度の肝機能異常のみで黄疸を生じないものから，意識障害を生じ，劇症肝炎に重症化するものまで病状は幅広い．また，肝機能障害のみならず，造血機能障害や急性腎機能障害などの多彩かつ重篤な肝外合併症を併発することがあり，全身状態の把握が重要である．昏睡状態を生じ劇症化を疑う場合，すみやかに肝移植を視野に入れ，移植施設との連携を図ることが必要である[2]．

▶CMV：
cytomegalovirus

▶HSV：
herpes simplex virus

1 ウイルス性肝炎の疫学

- 過去には輸血，血液製剤や医療器具の汚染による肝炎ウイルス感染が重要な位置を占めていたが，各種検査方法の進歩，制度の進展により，これらの感染経路はほぼ根絶された．輸血用血液製剤では核酸増幅検査（nucleic acid amplification test：NAT）がHBV，HCV，ヒト免疫不全ウイルス（human immunodeficiency virus：HIV）について施行され，感染していても血清学的検査にて陽性とならない"ウインドウピリオド"の短縮が図られている．
- 現在，薬物乱用者，医療従事者の針刺し事故，輸入感染や地域の特性による散発例が中心となりつつある．肝炎ウイルス感染は経口感染と非経口感染に分けられる．非経口感染は血液による媒介が主であるが，他の体液によることもあり，とくに精液や膣分泌物を介する性交渉によっても感染が成立することは知っておかねばならない（**表1**）．
- 血液製剤の使用と関連のない散発性急性肝炎の年間を通じての発生頻度をみると，A型肝炎（hepatitis A：HA）は冬から春（1〜5月）にかけて多発し，B型肝炎とC型肝炎はとくに季節性はない．発症年齢では，A型肝炎ならびにB型肝炎は50歳以下で多発し，とくにB型肝炎は若年である傾向がある．A型肝炎は，HA抗体保有率が若年層では低く，50歳以上では70％以上が陽性

> **Column** B型肝炎の位置づけ
>
> 　厚生労働省難治性疾患政策研究事業　難治性の肝・胆道疾患に関する調査研究班による急性肝不全（劇症肝炎・LOHF）全国調査集計によれば，2010～2015年のあいだに，非昏睡型，急性型，亜急性型，LOHFすべてを合わせて1,282例の診断基準を満たす症例の報告があり，そのうち463例（36％）がウイルス性と報告されている．
>
> 　このうち，A型，B型，C型，E型はそれぞれ，103例（22％），302例（65％），12例（3％），23例（5％）であり，その他が23例であった．B型では302例のうち，176例（58％）が急性肝炎であった．
>
> 　非昏睡型を除いた639例では，224例（35％）がウイルス性と報告され，A型，B型，C型，E型はそれぞれ，24例（11％），173例（77％），8例（4％），5例（2％）であり，その他が14例であった．B型では173例のうち，86例（50％）が急性肝炎であった[3]．
>
> 　B型肝炎は頻度，重症度の両観点から未だ重要である．

▶LOHF：
late onset hepatic failure
（遅発性肝不全）

表1　急性肝炎の原因ウイルス

	A型	B型	C型	D型	E型
ウイルス核酸	RNA	DNA	RNA	RNA	RNA
主たる感染経路	経口	血液	血液	血液	経口
母児感染	無	有	有	有	無
流行発生	有	無	無	無	有
潜伏期間（月）	1～2	1～6	1～3	1～6	1～2
好発年齢（歳）	50以下	青年	不定	青年	不定
急性肝炎に占める頻度（％）	50	20～30	10	まれ	まれ
慢性化率（％）	0	数％	70～80	まれ	まれ

（荒瀬康司，熊田博光．内科学書．改訂第8版．4 消化管・腹膜疾患　肝・胆道・膵疾患．中山書店；2013．p.250[1]より）

であるのに対し，30歳以下では10％以下である．C型肝炎は各年齢に一様に分布している．

2　ウイルス性肝炎の診断

- 急性ウイルス性肝炎の診断はウイルス抗原抗体系の血清学的検査ないしはウイルス核酸の確認による（**表2**）．
- 障害の主体は肝細胞にあり，病理学組織学的には急激な肝細胞壊死と種々の程度の肝細胞再生像，細胞索の乱れや核の大小不同，門脈域の浮腫状拡大，細胞浸潤が典型的である．マクロ像では，極期には肝腫大ならびに肝辺縁の鈍化，および肝表面はびまん性の赤色調を呈する．回復期以降では，肝表面は白色調の混濁を呈し，壊死の範囲に相当する陥没が散見されるようにな

表2 ウイルスマーカーからの診断

ウイルス	診断
A型	IgM型HA抗体陽性化
B型	IgM型HBc抗体陽性化，HBV DNAの陽性化
C型	HCV抗体，HCV RNAの陽性化
D型	HDV抗体，HDV RNAの陽性化，IgM型HDV抗体陽性化
E型	HEV抗体，HEV RNAの陽性化

（荒瀬康司，熊田博光．内科学書．改訂第8版．4 消化管・腹膜疾患 肝・胆道・膵疾患．中山書店；2013．p.254[1]より）

る．重症化，劇症化した場合はさらに肝全体の萎縮が目立つようになる．
- 近年，ウイルス学的診断方法や，各種臨床検査の発展により病理学的検索自体が確定診断に必要なことは少なくなったが，重症化し，肝移植を考慮する際に組織学的肝再生像や肝萎縮の程度の評価は重要な所見となる．

3 ウイルス性肝炎の臨床症状

- ウイルスに接触後，潜伏期間を経て急性肝炎を発症する．多くの場合，一過性の感染例であり，2〜4か月程度の経過で治癒する．しかしながら，肝炎ウイルスによっては急性肝炎発症後に感染が慢性化することがある．治療にステロイドや免疫抑制薬を使用した例において，しばしば慢性化が報告される．
- 前駆期の臨床症状として食欲不振，悪心・嘔吐，全身倦怠感，そして熱発があげられるが，筋肉痛，関節痛，頭痛や咽頭痛といった一般的な感冒様症状が先行し，肝炎の診断に至るのに迷うことも珍しくない．肝腫大により右季肋部の圧痛や叩打痛を認める場合もある．
- 黄疸期には眼球結膜の黄染，濃厚尿，皮膚掻痒感が出現し，黄疸の急速な増強を認め，トランスアミナーゼ（ALT，AST）のピークから1〜2週間遅れて黄疸のピークをみる．前駆期の症状はこの時点までで消失していることが多い．黄疸のピークをみた後，徐々に軽快し，回復期に向かう．A型，B型急性肝炎では感冒様症状，消化器症状，黄疸が80％に認められるのに対し，C型急性肝炎では軽症が多く，これらの症状がみられるのは50％以下である．
- しかしながら，いずれの肝炎ウイルスにおいても幅広い臨床症状から重篤な状態になることはあり，とくに妊婦，高齢者の血液透析患者，免疫抑制下ないしは免疫不全状態にある患者の場合は注意が必要である．
- 劇症化の頻度は急性肝炎の1％以下であるとされるが，黄疸の遷延，意識障害の出現をみるときは劇症化の可能性があり，まずは劇症化を疑いつつ，積極的な治療介入を行うべきである．劇症化はB型肝炎，D型急性肝炎に多く，次いでA型肝炎で認められるが，C型肝炎ではまれである．
- 重症化に伴い肝機能以外の臓器障害を併発することがあり，予後に影響するため全身状態の把握が重要である．比較的よくみられる急性腎機能障害，腎不全の他，再生不良性貧血，赤芽球癆，溶血性貧血などの造血機能障害，骨

アドバイス
黄疸の遷延，意識障害の出現があれば劇症化の可能性がある

髄機能障害をきたすことがある．その他，頻度は高くないもののGuillain-Barré症候群，膵炎，胸膜炎，関節炎，多発性動脈炎の合併が知られている．

4 臨床検査

▶血液生化学検査
- 血清ビリルビン値と凝固機能検査が増悪と重症度の判断に最も重要である．直接型ビリルビンの増加が主体であり，血清ビリルビン値は5〜30 mg/dLの上昇を示し，発症後1〜3週間程度でピーク値を示す．トランスアミナーゼより遅れて上昇し，回復時も遅れて低下する．1〜3か月後に正常化することが多い．肝細胞の障害程度に応じて凝固機能の低下が検査上認められ，プロトロンビン時間の短縮は重要な所見である．
- 血清トランスアミナーゼは早期から上昇するが，肝細胞障害の程度や重症度とのあいだに必ずしも相関はない．上昇の幅はさまざまであり，発症後1〜2週間で数百から2,000 IU/L程度までの値を示す．C型急性肝炎では，一般にA型，B型急性肝炎に比べてトランスアミナーゼの上昇が軽度であることが多い．

▶画像検査
- 急性期には胆石症，急性胆嚢炎，胆管炎などとの鑑別に有用であり，症状が遷延・増悪し，重症化が疑われる際には肝の萎縮と肝表面の不整，腹水の有無の評価が必要である．

5 鑑別診断

- 血清学的，ウイルス学的検査のタイミングや，一般的な感冒様症状に始まる多彩で幅の広い臨床像，そして地域によっては国際化に伴う非定形的な輸入素因などから，確定診断に逡巡する場合が少なくない．とくに，黄疸と意識障害を認め，急速に増悪する場合，治療方針を左右する鑑別診断を念頭におき，診断治療戦略を考えることが大切である．
- 胆石症，急性胆嚢炎や胆管炎，ショック肝，右心不全のように比較的容易に鑑別できるものの他，薬物性肝障害，アルコール性肝機能障害，そして肝炎ウイルス以外のウイルス感染症による肝機能障害の可能性は念頭におく必要がある．

6 治療

- 発症後急性期は診断確定の各種検査を施行し，急性肝不全に対する標準的な治療を行い，肝庇護に努める．診断確定後，肝炎ウイルスの種別により適切な抗ウイルス療法を考慮する．起炎ウイルス量が多いと肝細胞破壊が遷延化し，重症化する可能性が高く，ウイルス量の制御は有効である．
- 保存的加療を経て症状が改善せず，血清ビリルビン値の上昇，プロトロンビン時間の短縮，意識障害の出現をみる場合，重症化ないしは劇症化の恐れがあり，きわめて注意深い観察が必要となる．とくに，プロトロンビン時間が

> **Column** 急性ウイルス性肝炎に対する肝移植
>
> 　日本肝移植研究会による肝移植症例登録報告では，2015年までの累積初回生体肝移植7,862例のうち，762例が急性肝炎・肝不全に対するものであり，ウイルス性肝炎を原因とするものではB型肝炎が最も多く158例，その他のウイルスによる肝炎が30例であった．5年生存率はそれぞれ73.3%，ならびに62.5%であった．脳死肝移植は，欧米諸国に比べ少ないものの，現在まで急性B型肝炎20例に対して施行されており，5年生存率は71.1%であった[4]．
>
> 　日本では脳死肝移植はドナーがきわめて少ないため，待機期間が予測できず，間に合わない可能性が高い．劇症化し，肝性昏睡が進行する中で救命を考慮し，生体肝移植を優先する施設が多い．

40%以下，肝性昏睡出現が認められるときは救命のためすみやかにステロイド投与をはじめとする積極的な介入を考慮する．
- 劇症化した場合は血液濾過透析療法，肝移植を含め検討すべきである．肝移植を考慮する場合，移植後の感染制御の一環としてステロイド投与は移植施設との連携により調整する必要がある．

> **アドバイス**
> 肝性昏睡の出現があれば積極的な介入を

7 肝炎ウイルス感染による肝炎

a — A型肝炎

▶疫学
- 経口感染．感染者のいる不衛生な環境下での食品調理や，不衛生な水域で採取された貝類や甲殻類の生食が原因となる．感染者の糞便が下水を通じて河川などを汚染し，貝類などを摂取した後に人が生食することにより感染し，発症するのが典型である．保育所や介護施設などで感染者の汚物の処理対策が不十分で感染が拡大することがある．
- 経口感染のみならず，発症直前や直後であればウイルスは血中にも存在し，非経口的感染が成立することはありうる．
- 開発途上国では汚染された水による流行があり，滞在者の現地での感染・発症のみならず渡航者が帰国後発症すること（輸入肝炎）もあるので注意が必要である．

> **ここに注意**
> 渡航者からの輸入肝炎にも注意する

▶臨床症状
- 急性肝炎を発症し典型的な症状をきたすこともあるが，多くの場合，特段の症状がなく不顕性感染のまま終わる．経口感染した後，約1か月の潜伏期を経て発症する．70〜80%で38℃以上の熱発をみる．劇症化する場合を除けばA型肝炎ウイルスによる急性肝炎は完全に治癒する．
- 劇症化する例はB型肝炎よりまれであるが，高齢者では注意する必要がある．

> **ここがポイント**
> A型肝炎は劇症化しにくく慢性化しないが，高齢者では注意が必要

- 感染後，慢性肝炎に移行しない．肝炎ウイルスの中では肝外症状が多いとされている．血液学的異常として再生不良性貧血，赤芽球癆，溶血性貧血，血小板減少症の報告がある．

▶ 診断
- A型急性肝炎の診断は血清中のIgM型HA抗体の検出による．ただし，発症直後は陰性であることがあり，注意を要する．発症後1週間では10〜20％で陰性である．強く疑われる場合は発症後2週以降の再検査が勧められる．IgM型HA抗体は発症後3〜4か月にわたって検出される．IgG型抗体は発症後4週以降に陽性となり，中和抗体として長く検出される．

▶ 予防と治療
- 積極的予防策としてA型肝炎ワクチンの接種が有効である．滞在地域の感染リスクが高い場合などでは，接種は必須である．抗ウイルス薬はなく，発症した場合は一般的な急性肝炎の治療に準じる．

b — B型肝炎

▶ 疫学
- 非経口感染がほとんどであり，血液，体液により感染する．過去には母児感染，輸血，ワクチン接種の際の注射針の共用による感染が典型例であった．諸制度の整備によりこれらは減少した．精液や唾液などの体液からも感染し，異性間，同性間の性交渉によっても感染は成立する．この他，近年，HBV再活性化とde novo B型肝炎が脚光を浴びている．HBVキャリア（HBs抗原持続陽性者）に免疫抑制療法，化学療法を実施するとHBVが急激に増殖，再活性化され，致死的な重症肝炎が発生することがある．
- 臨床的に既感染すなわち治癒状態と考えられていたHBs抗原陰性でHBc抗体ないしHBs抗体陽性例で，免疫抑制療法，化学療法後にHBVが再活性化されることがあり，de novo肝炎という．いずれも劇症化のリスクは高く，劇症化した場合の死亡率はきわめて高い．造血幹細胞移植，臓器移植後の免疫抑制薬使用，あるいは血液悪性腫瘍に対する分子標的薬を含む強力な化学療法は高リスクファクターであり，HBV感染のスクリーニングが重要である[2]．

▶ 臨床症状
- 他の肝炎ウイルスと比較し重症化しやすい．とくに高齢者では注意が必要である．年少者の場合，慢性化する可能性は増大する．また，わが国での主体であるgenotype B，genotype Cは慢性化することはまれであるとされるが，近年，欧米やアフリカで多くみられているgenotype Aの罹患が20〜40％と増加しており，本genotypeの感染による場合は，急性肝炎発症後に慢性化する例が珍しくないことが明らかになっている．

▶ 診断
- B型急性肝炎は一般にはHBs抗原陽性，IgM型HBc抗体陽性で診断されるが，10％はHBs抗原が検出されないことがある．とくに発症早期では，HBs抗原陰性であってもHBV感染は否定されず，B型肝炎が疑われる場合

▶ Ig：
immunoglobulin（免疫グロブリン）

▶ HBs：
hepatitis B surface

ここに注意
HBVキャリアへの免疫抑制療法/化学療法によるHBV再活性化に注意

▶ HBc：
hepatitis B core

にはHBV DNAを確認し診断を確定するべきである．

予防と治療
- 積極的な感染予防策として受動免疫による抗HBsヒト免疫グロブリンの投与と，能動免疫によるワクチンの投与がある．ワクチンでほぼ感染の防止が可能であるため，医療従事者をはじめ，高リスク環境の従業者にとって接種は必須である．ワクチン接種は透析者や免疫抑制下もしくは疾病により免疫機能が阻害されている場合，十分な効果を発揮しないことがある．
- B型肝炎ウイルスに曝露された場合はすみやかに抗HBsヒト免疫グロブリンを投与し，ウイルスが肝で増殖する前に中和排除されることを期待し，さらに能動免疫効果を得るためワクチン接種を行う．
- 発症した場合は一般的な急性肝炎の治療に準じ，さらに核酸アナログ製剤の投与，ステロイド投与を検討する．重症化する場合，劇症化を念頭に肝移植も視野に治療計画を立てるべきである．

c ― C型肝炎

疫学
- 非経口感染で成立し，血液を介することがほとんどである．日本では過去の輸血，医療従事者の針刺し事故が典型である．世界的には薬物乱用による汚染注射針の共用，管理不十分な施術者による刺青などが広く原因となっている．まれであるが性行為によっても感染し，急性肝炎を惹起しうる．わが国ではHCV genotype 1bが約7割を占める．

臨床症状
- 初期のころは無症状に経過する不顕性感染である．感染者の約30％は急性の経過で治癒し，急性肝炎は約15％に生じるとされる．一般に臨床症状はA型肝炎，B型肝炎に比べ軽度であり，慢性化が60〜70％で認められる．
- 感染者の1/3程度は長期的には肝硬変に至り，一部は肝細胞癌へと進行する．B型肝炎同様，キャリアや慢性肝炎からの急性増悪として急性肝炎像を呈することがある．

診断
- C型急性肝炎の診断は，医療者の針刺し事故のように肝炎発症前にHCV抗体陰性が確認できている場合，HCV抗体陽性化で診断できる．第三世代抗体検査では発症後1か月の時点で70％が陽性化する．早期の診断，ないし肝炎発症以前のHCV抗体が不明の場合，HCV RNAの検出，増加の確認が有効である．

予防と治療
- A型肝炎，B型肝炎と異なり有効なワクチンはなく，また，受動免疫を期待できる抗体製剤も市販されていない．近年，慢性C型肝炎に対しては従来のインターフェロン療法に代わり，直接作用型抗ウイルス薬（direct acting antivirals：DAA）による治療が導入され，きわめて高い治癒率を得ている．臓器移植後の免疫抑制下の再感染やHIV感染者における急性C型肝炎事例

においてDAA使用の知見が集積されつつある．

d ― D型肝炎

▶疫学
- 非経口感染．主に血液や体液の媒介による感染で成立する．HBs抗原が増殖に必要であり，HDVのみでの単独感染は成立しない．B型肝炎と同時感染，ないしはB型肝炎ウイルスキャリアへの重複感染として認められる．世界的にはHBVキャリアの5～6%がHDV重複感染者と推定される．
- 感染力はHBVより強く，欧米では薬物中毒者による注射針の共用がリスク因子とされている．しかしながら日本での陽性率は低く，沖縄地方の一部例外的な地域などを除き，HDV抗体陽性率はHBs抗原陽性者のうち1%未満と考えられている．

> **ここがポイント**
> HBVキャリアの5～6%がHDV重複感染者と推定

▶臨床症状
- D型肝炎は，B型肝炎との重複感染時に，まずD型肝炎，続いてB型肝炎が発症し，重症化することがある．また，B型肝炎患者でHBV DNAが低値で推移しているにもかかわらずトランスアミナーゼが高値で推移する場合や，進行の早いB型慢性肝炎患者ではHDV感染の確認を考慮する必要がある．

▶診断
- HDV RNAの検出が早期診断に有用である．同時感染ならびに重複感染とも血清HBs抗原陽性，HDV抗体陽性であるが，同時感染ではIgM型抗HBc抗体陽性，IgG型HBc抗体陰性または低力価陽性であり，血清HDV抗体は発症早期は低力価である．
- 一方，重複感染では血清IgM型抗HBc抗体陰性，IgG型HBc抗体高力価陽性であり，血清HDV抗体は発症早期から高力価となる傾向にある．疑われる場合，血清動態を勘案した測定が大切である．

▶予防と治療
- 感染予防として，同時感染に対してはB型肝炎感染の予防策であるB型肝炎ワクチンの接種，抗HBsヒト免疫グロブリンの投与はD型肝炎の予防にも有効である．しかし重複感染に対しては効果がない．特別な抗ウイルス薬はなく，曝露後発症した場合は一般的な急性肝炎の治療に準じる．

e ― E型肝炎

▶疫学
- 経口感染が主であり，汚染された食物や飲み水から感染する．発展途上国などでの劣悪な衛生環境下での水系感染による流行が知られている．世界的にはこれまでにアジアやアフリカなどで流行の報告があるが，欧米先進国で大規模な報告はない．
- 水系感染以外では肉の生食のリスクが高いとされる．ブタ，ヒツジ，シカ，齧歯類が原因として報告されており，人畜共通感染症である．日本では輸入感染症として位置づけられてきたが，近年，北海道で野生のシカ肉やブタ肉

の生食後の国内感染例の報告があり，各種調査により高侵淫地域であることが確認された．
- A型肝炎同様，急性期には血中にウイルスが存在するため，その時期に非経口感染は成立しうる．輸血での感染も報告されている．

臨床症状
- E型肝炎の臨床症状はA型肝炎に近い．潜伏期間は2～9週間で，黄疸を伴う発熱，全身倦怠感，食欲不振が2週間ほど継続した後，発症後約1か月経過してから治癒に至る．高齢男性，妊婦で重症化しやすく，とくに妊婦に発症すると約20％で重症化が認められ，劇症化をきたすと予後はきわめて不良であり，生存率は20～40％である．慢性肝炎には進行しない．

診断
- E型急性肝炎は，HEV抗体の検出あるいはHEV RNAの確認により診断する．

予防と治療
- 特別な抗ウイルス薬はなく，曝露後発症した場合は一般的な急性肝炎の治療に準じる．

8 肝炎ウイルス以外のウイルス感染による肝機能障害

a — EBV感染

疫学
- EBVはヘルペス科に属するDNAウイルスであり，感染後，終生感染が持続する．成人では既感染者が多い．日本では2歳までに60～70％がEBNA抗体陽性となり，成人では90％が陽性である．急性感染症と慢性感染症に分けられる．小児期の感染は無症状であることが多いが，小児の急性ウイルス肝炎・肝不全の原因としてHBVに次いでEBVは頻度が高いことは知っておきたい．思春期以降では伝染性単核症を発症する．感染は口腔内や唾液に存在するため，関連部位の接触や飛沫感染により成立する．

> **ここがポイント**
> 小児の急性ウイルス肝炎・肝不全の原因としてEBVは頻度が高い

臨床症状
- 伝染性単核症の潜伏期は1～2か月弱であり，前駆症状として発熱，頭痛，全身倦怠感などの感冒様症状を示す．半数で脾腫が認められ，約5％で黄疸を生じる．肝機能障害自体は軽度であり，トランスアミナーゼは基準値上限の5倍以下であることが多い．肝機能異常は通常，1～2か月で消退し，検査値は正常化する．肝細胞への持続感染は成立しないため慢性肝炎の原因になることはない．まれに経過中に重篤化し，肝不全をきたし致死的な転帰をとることがある．
- 慢性感染例ではBurkittリンパ腫などの悪性腫瘍の原因となり，臓器移植後などの免疫低下状態では潜伏感染していたウイルスが再活性化し，リンパ増殖性疾患を発症することがある．慢性活動性EBV感染症となった場合，リ

ンパ系腫瘍や肝不全を含む重篤な合併症を伴う経過を取り予後不良である．また，著明な赤血球貪食を伴う組織球の過形成を伴うウイルス関連血球貪食症候群（virus-associated hemophagocytic syndrome：VAHS）を発症することがあり，同様に予後不良である．

▶ 診断
- 末梢血液像でリンパ球の絶対的，相対的増加が認められる．確定診断はEBV関連抗原に対する抗体の測定による．初感染時の診断にはIgM-VCA抗体陽性，IgG-VCA抗体が4倍以上の増加，IgG-VCA抗体のみが陽性でIgG-EBNA抗体が急性期に陰性から遅れて陽性になる所見が認められる．日本ではEBV抗体陽性は高く，臨床所見と併せて種々の抗体検査の組み合わせで評価することになる．EBV DNAの定量的評価も診断に応用できる．

▶VCA：
viral capsid antigen（ウイルスカプシド抗原）

▶ 治療
- EBV感染症に対する特異的治療法はない．免疫低下状態であれば適宜原疾患に対する治療を行い，免疫抑制薬使用下であれば血中濃度の調整ないしは投与中止が選択肢となる．

b — CMV感染

▶ 疫学
- CMV抗体は成人では60～70％で陽性であり，既感染者が多い．ウイルスはリンパ球，単核球の他，さまざまな細胞に感染し，母乳，唾液，性器分泌物などに排泄され，感染源となる．妊婦の初感染による先天性感染，後天性感染の他，造血細胞や臓器移植後などの免疫抑制下，あるいは疾患による免疫不全状態での日和見感染がある．

▶ 臨床症状
- 先天性CMV感染症では，肝脾腫，黄疸，小頭症，脈絡網膜炎を呈し，トランスアミナーゼ，ビリルビン値の上昇を認める．健常者のCMV初感染により伝染性単核症様症状をみることがあるが，リンパ節腫脹や咽頭痛などのEBVウイルス感染に特徴的な症状は少なく，倦怠感，持続的発熱，筋肉痛が主たる自覚症状である．
- 肝機能障害は通常軽度で，トランスアミナーゼの上昇は正常値の3倍以内であることが多い．2～3週間で回復し，慢性化はしない．しかしながら，免疫不全状態が背景にある場合，典型的な経過にとどまることを期待するべきではなく，全身CMV感染症への進展，肝炎の重篤化に伴う劇症化も念頭に対処する必要がある．

▶ ここがポイント
免疫不全状態にある場合，全身CMV感染症への進展や劇症化も念頭におく

▶ 診断
- 初感染ではIgM-CMV抗体陽性，IgG-CMV抗体ではペア血清で4倍以上の上昇が診断に役立つと考えられているが，既感染者が多い日本では検体採取のタイミングなどで判断に迷うことも少なくない．CMVないしはCMV感染細胞の検出がきわめて有用である．CMV抗原に対するモノクローナル抗体を用いたCMV抗原血症検査（CMVアンチゲネミア法）が一般的である．

治療

- ガンシクロビル，ホスカルネットなどの抗ウイルス薬が有効であり，抗CMV免疫グロブリンの使用も考慮できる．

C─HSV感染

疫学

- HSV-1とHSV-2のいずれによっても肝炎は惹起されうる．新生児から感染し，成人では80％以上が抗体を有している．初感染後は知覚神経節に潜伏し，免疫低下状態で再活性化し，発症する．再活性化の場合，HSV-1で重症化しやすく，HSV-2は無症候のことが多い．まれではあるが脳炎などもみられ，臨床症状は多彩である．
- 肝炎は，初感染であっても再活性後であっても生じる．新生児では全身性感染症をきたしやすく，肝炎を伴うこともある．一般の成人ではまれであるが，免疫不全状態にある場合，重篤な肝炎に至ることがあるので注意が必要である．

臨床症状

- 肝炎発症前に1週間程度の非特異的身体症状が出現する．肝以外の臓器症状は少なく，発熱，軽度の黄疸，トランスアミナーゼ上昇，白血球減少，血小板減少，凝固異常を認める．肝は腫大し，圧痛を認めることもある．トランスアミナーゼの上昇が1,000を超えて著明に上昇する場合でも，ビリルビンの上昇は軽度であることが多い．
- 免疫不全患者の場合，播種性血管内凝固（DIC）を伴う発熱性重症肝炎あるいは劇症肝炎に至ることがあり，前述の主な肝炎ウイルスが否定された場合，HSV肝炎を積極的に考える．VAHS発症例の報告もあり，治療の遅れは予後に影響を与える．

▶DIC：disseminated intravascular coagulation

> **Column** グローバル化時代のリスク
>
> 　訪日者，渡航者は増加の一途をたどり，疾病もグローバル化している．日本では比較的一般的な本文中で紹介されたウイルス感染の他，世界的には重度の肝機能障害をきたすさまざまな感染症があり，注意が必要である．
> 　中国を中心にアウトブレイクをきたしたSARS（severe acute respiratory syndrome：重症急性呼吸器症候群）はコロナウイルスが原因であるが，死亡の原因となった重度の呼吸器障害の他，7割程度に肝機能障害が認められ，トランスアミナーゼの高値はSARSの重症度と相関したという．
> 　この他，現在，わが国ではきわめてまれか，報告例はないが，出血熱ウイルスでの重篤な肝機能障害も念頭におく必要がある．流行地への渡航，あるいは渡航者との接触などが疑われた場合は，すみやかに確認する必要がある．エボラ出血熱，マールブルグウイルス，ラッサウイルス，チクングニアウイルス，デングウイルス，黄熱ウイルスなどへの感染は肝炎を含む重症な転帰をとる[1]．

▶ **診断**
- 早期診断がきわめて重要であり，HSV DNA を PCR 法や肝生検検体の免疫染色により検出するのが最も迅速かつ有用である．IgM 抗体陽性，IgG 抗体ではペア血清で 4 倍以上の上昇が参考になることは他のウイルス感染と同様であるが，免疫不全患者では所見が得られず，確定には迷うことが多い．

▶ **治療**
- アシクロビル，ビダラビンなどの抗ウイルス薬が有効であり，早期の診断で投与を開始することが重要である．

d ― その他のウイルス感染と肝機能障害

- 上述のウイルス感染の他に，水痘・帯状疱疹ウイルス，ヒトヘルペスウイルス 6，アデノウイルス，麻疹ウイルスなどでの重篤な肝機能障害，重症肝炎の報告がある．
- 小児，妊婦，高齢者，あるいは免疫不全状態ないしは造血細胞・臓器移植後で免疫抑制薬使用下においては非定型的な要因による重篤な転帰に至ることがあり，これらの患者では肝炎ウイルスが否定された後であっても重症化が否定できない場合，種々の可能性を念頭に診断治療に努める必要がある．

〈田村純人〉

文 献

1) 荒瀬康司，熊田博光．急性ウイルス性肝炎．小川 聡，総編集．内科学書．改訂第 8 版．4 消化管・腹膜疾患 肝・胆道・膵疾患．東京：中山書店：2013．p.250-7．
2) 厚生労働省「難治性の肝・胆道疾患に関する調査研究」班，編．劇症肝炎の診療ガイド．東京：文光堂；2010．
3) 持田 智．厚生労働省「難治性の肝・胆道疾患に関する調査研究」班．急性肝不全（劇症肝炎・LOHF）全国調査集計結果（2010～2015 年）．研究報告書．2017．
4) 日本肝移植研究会．肝移植症例登録報告．移植 2016；51：145-59．

1-3 薬物性肝障害

はじめに

- 薬物性肝障害（drug-induced liver injury）は，薬物療法を継続する過程において発現する副作用である．薬物性肝障害の臨床像は多彩であり，他の肝疾患を除外したうえで被疑薬の検索を行う必要があるため，確定診断が難しい．そのため，一部の症例では発見の遅れや個体差により重篤化し，治療に難渋することがあるので注意を要する．
- 薬物性肝障害を起こす危険性のある薬物を使用せざるをえない場合は，肝機能に十分注意しながら投薬する必要がある．また，薬物性肝障害の重篤化や劇症肝炎による死亡例も報告されているため，薬物性肝障害を発症したときの対応が重要である．

> **ここがポイント**
> 薬物が何であれ薬物性肝障害を起こす危険性がある．肝機能に注意しながら投薬する必要がある

1 薬物性肝障害の起因薬物

- 最近，薬物を使用する頻度や種類が増加するに伴い，本疾患は増加している．起因する薬物も変化してきた（**表1**）．
- 以前からペニシリンなどの抗菌薬が起因薬物として最も多く，解熱・鎮痛・抗炎症薬も原因として特定される場合が多い．とくにアメリカでは，アセトアミノフェンによる薬物性肝障害が39％と高頻度であることが報告されている[1]．
- 最近では，抗悪性腫瘍薬などによるものも増えてきており，漢方薬やビタミ

表1 薬効分類別にみた薬物性肝障害の起因薬物の頻度割合

起因薬物	1997〜2006年（％）	1989〜1998年（％）
抗菌薬	14.3	22.0
精神科・神経科用薬	10.1	7.8
健康食品	10.0	0.7
解熱・鎮痛・抗炎症薬	9.9	11.9
循環器用薬	7.5	6.5
漢方薬	7.1	4.7
消化器用薬	6.1	7.4
一般市販薬	5.5	5.8
ホルモン製剤	3.6	4.6
抗アレルギー薬	3.2	3.7
その他	8.1	7.2

（堀池典生，ほか．薬物性肝障害の実態．中外医学社；2008[2]より）

ン剤などの一般市販薬や健康食品も薬物性肝障害の原因となりうるため問題となっている[2]．
- 高齢者では基礎疾患が多いため併用薬の種類が多く，薬物使用期間が長い場合も多いため，薬物性肝障害が増えており，その対応が必要とされている[3]．

> **ここに注意**
> 高齢者では併用薬の種類が多く，薬物性肝障害が増えている

2 薬物性肝障害の発症機序

- 発症機序には大きく，①中毒性と，②アレルギー性の2種類がある．

a — 中毒性

- 中毒性は，薬物自体またはその代謝産物が用量依存性に直接肝障害をきたす．アセトアミノフェンによる薬物性肝障害がその代表である．アセトアミノフェンはチトクロムP450で酸化され，肝障害作用をきたすアセトアミドキノンとなるが，グルタチオン抱合により無毒化される．アセトアミノフェンの大量服用では肝細胞内のグルタチオンが枯渇し，アセトアミドキノンが肝細胞内に蓄積する．その場合タンパク質や核酸と結合し，肝細胞を障害する．

b — アレルギー性

- アレルギー性は「アレルギー性特異体質」によるものと「代謝性特異体質」によるものに分類され，薬物性肝障害の多くはこれに属する．しかし，薬物の1日投与量と特異体質による薬物性肝障害の発症頻度との関連を示唆する報告もあり[4]，複合的な要因と機序により薬物性肝障害が引き起こされていると考えられる[5]．
- 多くの症例は，早期に肝障害を見つけて薬物投与を中止すると，すみやかに回復することができる．発見が遅れた場合や，特異体質により惹起する反応が非常に強い場合は重篤化し，治療に難渋することがあるので注意を要する．
- 特定の薬剤により起こる特殊な肝病態として，タモキシフェンやアミオダロン，副腎皮質ステロイドにより脂肪肝や非アルコール性脂肪肝炎をきたす場合，カルバマゼピンやフェニトインなどの抗てんかん薬で起こる場合が多い薬物性過敏症症候群，避妊薬による肝細胞腺腫，塩化ビニル曝露による肝線維症や肝血管肉腫，動注化学療法の抗悪性腫瘍薬での硬化性胆管炎様病変などが報告されている．

> **ここがポイント**
> 発症機序にかかわらず，早期に肝障害を見つけて薬物投与を中止すると，すみやかに回復することが多い

3 薬物性肝障害の診断

a — 診断のポイント

- 薬物性肝障害の診断には，薬物服用開始や変更と肝障害の経過とが時間的に関連することから，薬物，健康食品，自然食品などの服用の詳細な問診が大切である．とりわけ肝障害の前2か月以内に初めて服用した薬で起こることが多いので，そのような薬物がないか，とくに注目する．自覚症状を呈する場合は多くないが，全身倦怠感や食欲不振，眼球や皮膚の黄染，かゆみなど

> **アドバイス**
> 2か月以内に初めて服用した薬がないか，とくに注目する

の急性肝障害時の症状や，発熱や皮疹などのアレルギー症状の有無を聴取する．

b ― 鑑別診断

- 他に肝障害の原因がないことも確認する必要がある．鑑別すべき疾患は急性ウイルス性肝炎，アルコール性肝障害，脂肪肝，胆石症，閉塞性黄疸，自己免疫性肝炎，原発性胆汁性胆管炎，原発性硬化性胆管炎，ショック肝などである．
- 急性ウイルス性肝炎については，海外渡航歴，生ものの摂取，不特定との性行為，違法薬物使用歴，肝疾患家族歴などを問診する．
- IgM HA抗体，HBs抗原，IgM HBc抗体，HCV抗体，HCV RNA，IgA HEVの測定を行う．とくにB型肝炎やC型肝炎の早期診断のためにはIgM HBc抗体とHCV RNAを測定することが望ましい．
- サイトメガロウイルス（Cytomegalovirus：CMV）やEpstein-Barr（EB）ウイルスによる急性肝炎については，IgM CMV抗体やIgM EB VCA抗体を測定する．自己免疫性肝疾患に関係してIgGやIgM，抗核抗体，抗ミトコンドリア抗体を測定する．また，腹部超音波検査などで画像診断を合わせて行う必要がある．

c ― 診断基準

- 薬物性肝障害の診断基準としては**表2**に示す「DDW-J 2004薬物性肝障害ワークショップのスコアリング」と，その使用マニュアル（**表3**）[6]が現在広く用いられ，その有用性のコンセンサスが得られている．また，厚生労働省の重篤副作用疾患別対応マニュアルの薬物性肝障害[7]は，薬物性肝障害の病態診断治療や患者説明文書も含めて総括されており適宜参照されたい．

d ― 確定診断

- **表2**の診断基準を用いて薬物性肝障害の診断を行った後，併用薬の中でどれが疑わしいかは，発症までの期間や経過，過去の肝障害の報告，薬剤によるリンパ球刺激試験（DLST）の結果から推定する．DLSTはアレルギー性発症機序の場合に陽性となるが，代謝性特異体質に基づく肝障害では陰性となるため，DLSTが陽性でなくても起因薬物を判断する場合もある．

4 薬物性肝障害の病理所見

a ― 肝生検のポイント

- 薬物性肝障害の病理所見を肝細胞障害が主体の肝細胞障害型，肝内胆汁うっ滞が主体の胆汁うっ滞型，両者が混在する混合型に分類すると，ALT値やALP値など臨床的な検査結果と相関する[1]．
- 薬物性肝障害ではあらゆる肝障害の組織所見を呈しうるとされ，同じ薬物でも個体により異なった組織像を示す場合がある．そのため，現在汎用されて

▶Ig：
immunoglobulin（免疫グロブリン）

▶HA：
hepatitis A（A型肝炎）

▶HBs：
hepatitis B surface

▶HBc：
hepatitis B core

▶HCV：
hepatitis C virus（C型肝炎ウイルス）

▶HEV：
hepatitis E virus（E型肝炎ウイルス）

▶VCA：
viral capsid antigen（ウイルスカプシド抗原）

▶DLST：
drug-induced lymphocyte stimulation test

表2 DDW-J 2004薬物性肝障害ワークショップのスコアリング

		肝細胞障害型		胆汁うっ滞または混合型		スコア
		初回投与	再投与	初回投与	再投与	
1. 発症までの期間[*1]						
a. 投与中の発症の場合						
	投与開始からの日数	5〜90日	1〜15日	5〜90日	1〜90日	+2
		<5日, >90日	>15日	<5日, >90日	>90日	+1
b. 投与中止後の発症の場合						
	投与中止後の日数	15日以内	15日以内	30日以内	30日以内	+1
		>15日	>15日	>30日	>30日	0
2. 経過		ALTのピーク値と正常上限との差		ALPのピーク値と正常上限との差		
投与中止後のデータ		8日以内に50%以上の減少		(該当なし)		+3
		30日以内に50%以上の減少		180日以内に50%以上の減少		+2
		(該当なし)		180日以内に50%未満の減少		+1
		不明または30日以内に50%未満の減少		不変，上昇，不明		0
		30日後も50%未満の減少か再上昇		(該当なし)		−2
投与続行および不明						0
3. 危険因子		肝細胞障害型		胆汁うっ滞または混合型		
		飲酒あり		飲酒または妊娠あり		+1
		飲酒なし		飲酒，妊娠なし		0
4. 薬物以外の原因の有無[*2]		カテゴリー1, 2がすべて除外				+2
		カテゴリー1で6項目すべて除外				+1
		カテゴリー1で4つか5つが除外				0
		カテゴリー1の除外が3つ以下				−2
		薬物以外の原因が濃厚				−3
5. 過去の肝障害の報告		過去の報告あり，もしくは添付文書に記載				+1
		なし				0
6. 好酸球増多 (6%以上)		あり				+1
		なし				0
7. DLST		陽性				+2
		擬陽性				+1
		陰性および未施行				0
8. 偶然の再投与が行われた時の反応		肝細胞障害型		胆汁うっ滞または混合型		
単独再投与		ALT倍増		ALP (T. Bil) 倍増		+3
初回肝障害時の併用薬と共に再投与		ALT倍増		ALP (T. Bil) 倍増		+1
初回肝障害時と同じ条件で再投与		ALT増加するも正常域		ALP (T. Bil) 増加するも正常域		−2
偶然の再投与なし，または判断不能						0
					総スコア	

[*1]: 薬物投与前に発症した場合は「関係なし」，発症までの経過が不明の場合は「記載不十分」と判断して，スコアリングの対象としない．
投与中の発症か，投与中止後の発症かにより，aまたはbどちらかのスコアを使用する．

[*2]: カテゴリー1：HAV, HBV, HCV, 胆道疾患 (US), アルコール，ショック肝．カテゴリー2：CMV, EBV．ウイルスはIgM HA 抗体，HBs 抗原，HCV 抗体，IgM CMV 抗体，IgM EB VCA 抗体で判断する．
判定基準：総スコア2点以下：可能性が低い，3, 4点：可能性あり，5点以上：可能性が高い．

(滝川 一，ほか．肝臓 2005；46：85-90[6] より)

表3 薬物性肝障害診断基準の使用マニュアル

1) 肝障害をみた場合は薬物性肝障害の可能性を念頭に置き，民間薬や健康食品を含めたあらゆる薬物服用歴を問診すべきである．
2) この診断基準は，あくまで肝臓専門医以外の利用を目的としたもので，個々の症例での判断には，肝臓専門医の判断が優先するものである．
3) この基準で扱う薬物性肝障害は肝細胞障害型，胆汁うっ滞型もしくは混合型の肝障害であり，ALTが正常上限の2倍，もしくはALPが正常上限を超える症例と定義する．
 ALTおよびALP値から次のタイプ分類を行い，これに基づきスコアリングする．
  肝細胞障害型　ALT＞2N ＋ ALP≦N または ALT比/ALP比≧5
  胆汁うっ滞型　ALT≦N ＋ ALP＞2N または ALT比/ALP比≦2
  混合型　　　　ALT＞2N ＋ ALP＞N かつ 2＜ALT比/ALP比＜5
 N：正常上限，ALT比＝ALT値/N，ALP比＝ALP値/N
4) 重症例では早急に専門医に相談すること（スコアが低くなる場合がある）．
5) 自己免疫性肝炎との鑑別が困難な場合（抗核抗体陽性の場合など）は，肝生検所見や副腎皮質ステロイド薬への反応性から肝臓専門医が鑑別すべきである．
6) 併用薬がある場合は，その中で最も疑わしい薬を選んでスコアリングを行う．薬物性肝障害の診断を行った後，併用薬の中でどれが疑わしいかは，1. 発症までの期間，2. 経過，5. 過去の肝障害の報告，7. DLSTの項目から推定する．
7) 項目4. 薬物以外の原因の有無で，経過からウイルス肝炎が疑わしい場合は，鑑別診断のためにはIgM HBc抗体，HCV-RNA定性の測定が必須である．
8) DLSTが偽陽性になる薬物がある（肝臓専門医の判断）．DLSTは別記の施行要領に基づいて行うことが望ましい．アレルギー症状として，皮疹の存在も参考になる．
9) 項目8. 偶然の再投与が行われた時の反応は，あくまで偶然，再投与された場合にスコアを加えるためのものであり，診断目的に行ってはならない．倫理的観点から原則，禁忌である．なお，代謝性の特異体質による薬物性肝障害では，再投与によりすぐに肝障害が起こらないことがあり，このような薬物ではスコアを減点しないように考慮する．
10) 急性期（発症より7日目まで）における診断では，薬物中止後の経過が不明のため，2. の経過を除いたスコアリングを行い，1点以下を可能性が少ない，2点以上を可能性ありと判断する．その後のデータ集積により，通常のスコアリングを行う．

DLST：薬剤によるリンパ球刺激試験．

（滝川　一，ほか．肝臓2005；46：85-90[6]）より）

いる薬物性肝障害の診断基準（**表2**）には肝生検の項目は含まれていない．自己免疫性肝炎など他疾患との鑑別が必要な場合には，肝生検組織所見が重要である．

b―肝細胞障害型

- 肝細胞障害型では，炎症反応の乏しい肝細胞壊死をきたす場合と炎症反応を伴う急性肝炎類似の場合とがあり，とくに急性肝炎に類似するものの頻度が高い．肝細胞壊死は小葉中心性に小葉周辺，中間帯に分布し，壊死の程度も巣状から帯状，架橋状，時に亜広汎性，広汎性となる．また，肝細胞の風船様変性や巣状壊死，好酸体，色素貪食細胞の出現，Kupffer細胞の腫大やclustering，門脈域の炎症などの所見も認める場合がある．

- 門脈域のリンパ球や形質細胞浸潤，インターフェイス肝炎がみられ自己免疫性肝炎に類似する病理像を呈する場合もある．打ち抜き状の肝細胞壊死や好酸球，好中球浸潤，類上皮細胞肉芽腫などの存在は薬物性肝障害の可能性を示唆する．

c ― 胆汁うっ滞型

- 胆汁うっ滞型では胆汁うっ滞を小葉中心性に認めることが多く，肝細胞や Kupffer 細胞内に胆汁色素，毛細胆管に胆汁栓を認める．胆汁うっ滞が高度の症例では汎小葉性となり，肝細胞の羽毛変性も出現する．
- 胆管障害や胆管減少，消失をきたす胆管消失症候群（vanishing bile duct syndrome）もみられることがあり，細胆管内胆汁うっ滞を生じる場合は敗血症などで出現する胆汁うっ滞との鑑別を要する．

d ― その他の組織型

- 肝細胞へ大滴性や小滴性の脂肪沈着を認める場合が多く，小滴性脂肪沈着はミトコンドリア障害と関連することがある．薬物による脂肪肝炎では非アルコール性脂肪肝炎の病理像と類似し，脂肪肉芽腫をしばしば認める．肉芽腫形成が組織所見の主体である場合は肉芽腫性肝炎とよぶことが多いが，感染症やサルコイドーシス，原発性胆汁性胆管炎などが鑑別疾患となる．
- 血管病変として類洞拡張やペリオーシス，静脈血栓症（Budd-Chiari 症候群）をきたす場合もある．また，抗悪性腫瘍薬による肝静脈閉塞性疾患（sinusoidal obstruction syndrome）の原因となる場合もある．

5 薬物性肝障害の治療

a ― 治療のポイント

- 原因となる薬物をすみやかに同定し，早期に中止する．
- 肝障害が軽度の場合は自然に改善するので薬物療法を必要としない場合が多い．中等度以上の肝細胞障害の場合と黄疸が遷延する場合，また劇症化が疑われる場合は薬物療法が必要となる．
- 劇症化した場合には肝移植が必要となる．

> **アドバイス**
> 原因薬物をすみやかに同定し早期に中止する

b ― 入院治療

- 医薬品などの副作用の重篤度分類のグレード B 以上で，とくに ALT 300 IU/L 以上，総ビリルビン 5 mg/dL 以上などの中等度以上の肝細胞障害や黄疸を呈する場合は，入院加療を行う．
- 一般的な急性肝障害の治療に準じ，安静臥床での経過観察と低脂肪食（脂肪を 1 日 30～40 g に制限）を中心とした食事療法，薬物療法を行う．食事ができない場合，5～10％ブドウ糖 500～1,000 mL を基本に輸液を施行する．

> **アドバイス**
> ALT 300 IU/L 以上，総ビリルビン 5 mg/dL 以上の場合は入院治療を行う

c ― 薬物療法

▶肝細胞障害型

- 強力ネオミノファーゲンシーの静注（1 回 20～100 mL）とウルソデオキシコール酸の経口投与を行い，ALT 100 IU/L 以下に低下させるべく努める．

- 劇症肝炎に陥ったときは，IVHでの栄養管理と人工肝補助療法（血漿交換，血液透析）を用いる．難治性の肝・胆道疾患に関する調査研究班が作成した「スコアリングシステム（2009年）」[8]を参考に肝移植を考える．

胆汁うっ滞型

- 食事は脂肪の吸収不良防止のため低脂肪食とする．
- 総ビリルビン10 mg/dL以上の高度黄疸遷延例では，脂溶性ビタミン不足が生ずるため，ビタミンA（10万単位）やビタミンK（10 mg）を4週ごとに筋注する．
- 薬物療法としては，利胆作用のあるウルソデオキシコール酸が第一選択薬である．
- 遷延化がみられる場合，副腎皮質ステロイド（プレドニゾロン）を使用する．開始後1週間で改善がみられない場合，漸減中止とする．
- フェノバルビタールやタウリン（アミノエチルスルホン酸）を使用することもある．

（池田房雄）

文献

1) Lewis JH, Kleiner D. Hepatic injury due to drugs, herbal compounds, chemicals and toxins. In：Burt AD, et al, eds. MacSween's Pathology of the Liver. 6th ed. Philadelphia：Elsevier, Churchill Livingstone；2012. p.645-760.
2) 堀池典生，ほか．薬物性肝障害の実態―全国集計．恩地森一，監修．薬物性肝障害の実態．東京：中外医学社；2008. p.1-10.
3) Onji M, et al. Clinical characteristics of drug-induced liver injury in the elderly. Hepatol Res 2009；39：546-52.
4) Lammert C, et al. Relationship between daily dose of oral medications and idiosyncratic drug-induced liver injury：Search for signals. Hepatology 2008；47：2003-9.
5) Russmann S, et al. Current concepts of mechanisms in drug-induced hepatotoxicity. Curr Med Chem 2009；16：3041-53.
6) 滝川 一，ほか．DDW-J 2004ワークショップ薬物性肝障害診断基準の提案．肝臓 2005；46（2）：85-90．https：//www.jsh.or.jp/doc/guidelines/dil05.pdf
7) 厚生労働省．重篤副作用疾患別対応マニュアル．薬物性肝障害（肝細胞障害型薬物性肝障害，胆汁うっ滞型薬物性肝障害，混合型薬物性肝障害，急性肝不全，薬物起因の他の肝疾患）．平成20年4月．http：//www.mhlw.go.jp/topics/2006/11/dl/tp1122-1i01.pdf
8) 厚生労働省．「難治性の肝・胆道疾患に関する調査研究」班：2009年．劇症肝炎の肝移植適応ガイドライン：スコアリングシステム．http：//www.hepatobiliary.jp/uploads/files/表4%281%29.pdf

1-4 術後肝不全

はじめに

- 肝切除は肝癌や胆道癌の治療において最も根治性の期待できる治療法である．近年の手術手技および周術期管理の発達により，日本における肝切除術後30日死亡率は1.1〜2.0％と報告され，肝切除術の安全性は高いといえる[1,2]．しかし，肝硬変など肝障害を有する症例や，肝葉切除以上の大量肝切除を必要とする症例において，術後肝不全（postoperative hepatic failure）はいまだに遭遇することがあり，一度発症すると手術後在院死亡の主要な原因となりえる最も重篤な合併症の一つである．
- 他の消化器癌では癌腫の広がりによって切除範囲やリンパ節郭清範囲が決定され，臓器機能の低下が術式選択に影響を与えることはない．しかし，肝切除では腫瘍因子だけで術式が決定されるのではなく，術後肝不全を避けるために，肝予備能因子を考慮する必要がある．術式選択における肝予備能因子の関与が他の消化器癌との決定的な相違である．

> **ここがポイント**
> 術後肝不全は，障害肝に対する肝切除や大量肝切除後に発症することがあり，手術後在院死亡の原因となりえる

1 術後肝不全の病態

- 本来，肝臓は予備能の大きな臓器であり，肝機能が正常な症例であれば，全体の約2/3を切除しても，残された1/3の肝臓の機能だけで肝不全を発症することなく，その再生能力で耐術しうる[3]．しかし，障害肝の場合には，それよりもはるかに少ない肝切除量であっても，残肝容積不足となって術後肝不全に陥り，生命に危険を及ぼすことがある．したがって，個々の肝予備能に配慮しつつ，至適な術式を選択する必要がある．

a ― 臨床所見

- 術後肝不全の典型的な臨床所見は，凝固異常，高ビリルビン血症，肝性脳症（hepatic encephalopathy）である．肝切除後の症例であれば，血液検査上の肝機能障害を数日間認めることは珍しくはないが，通常は術後1週間ごろまでに改善する．この時期に肝機能障害が改善傾向を示さない場合，術後肝不全の徴候と考えるべきである．
- 肝障害が進行すると，タンパク合成能の障害に由来する全身浮腫や大量腹水，出血傾向，易感染性などが出現する．さらに重篤化すると，循環不全や呼吸不全，腎障害など多臓器不全や意識障害を呈する．また，敗血症を合併することも多く，集中治療室での管理を必要とする．

> **ここがポイント**
> 術後肝不全に，凝固異常・高ビリルビン血症・肝性脳症が典型的所見である

1章 急性肝不全の病態

b ― 術後肝不全に関連する因子

- 肝臓は他の臓器に比べて，非常に高い再生能力をもつことが知られているが，肝切除術後に生体の機能を維持するための十分な残肝容量があれば，肝再生の有無は術後経過に大きな影響を与えないと考えられる．
- 一方で，許容される肝切除量が限界に近い場合には，肝再生の欠如は術後肝不全発症に大きく関与する．

肝細胞数の減少と肝再生

- 肝切除の施行により肝容量が減ることから，それに比例して肝細胞数も減少する．また，肝切除は，肝細胞のアポトーシスを誘導するとされ，このことも術後肝細胞数を減少させる一因となっている[4]．
- 一方で肝再生を低下させる因子として，年齢や胆汁うっ滞，肝硬変など患者個々に併存する因子の他に，肝切除術中の血圧の低下，Pringle 法 ★1 に伴う肝虚血などの関与があげられる[5]．また，術後感染症に伴う敗血症や血圧低下も肝再生に悪影響を及ぼす．肝切除術後に訪れる肝細胞数の減少と肝再生とのバランスの崩れが，潜在的に術後肝不全に至る重要な因子となっている（図1）．

障害肝に対する肝切除

1．肝細胞癌

- 第19回全国原発性肝癌追跡調査報告[6]によると，わが国の肝細胞癌（hepato-

★1 **Pringle法**

肝切離時の出血量を減少させるために，肝十二指腸間膜をクランプして肝動脈と門脈血流を一時的に遮断する方法．通常，10～15分間肝十二指腸間膜の血流を遮断，5分間開放を繰り返す方法がとられる．

ここがポイント

肝切除術の際には，患者因子・術後因子・手術因子による肝細胞数の減少と肝再生とのバランス不均衡が，術後肝不全の原因となる

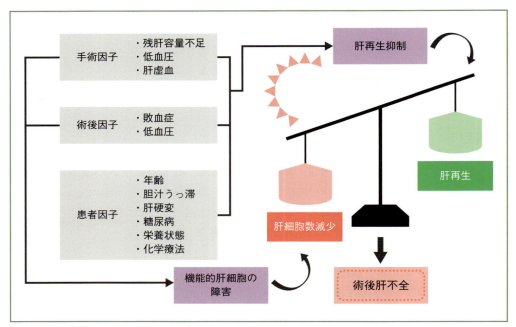

図1 手術因子，術後因子，患者因子による術後肝不全発症のメカニズム
肝切除術後には，各種因子による肝細胞数の減少と肝再生とのバランスの崩れが，術後肝不全の原因となる．

（Garcea G, et al. J Hepatobiliary Pancreat Surg 2009；16：145-55[5] より）

cellular carcinoma）切除症例の非癌部所見は，正常肝9.9％，慢性肝炎あるいは肝線維症48.5％，肝硬変41.6％であった．すなわち，肝細胞癌に対して手術を実施する場合，約90％の症例にはなんらかの肝障害があることになる．
- 正常肝であれば，肝細胞の再生が早い段階で進み，肝機能は代償されて低下することはないが，肝の線維化が進行すると肝再生は十分に起こらず，切除した分だけ肝予備能は低下することになる．

2. 胆道癌

- 胆道癌（biliary tract carcinoma）では，多くの症例で閉塞性黄疸が併存するが，肝不全の予防に術前の減黄処置が有用である．Belghitiらの報告では，黄疸肝の肝切除後在院死亡率は21％であり，正常肝や硬変肝と比較して有意に高率であった[7]．
- 閉塞性黄疸症例では，減黄治療後にも一部の領域に胆管閉塞が遺残することが多い．したがって，肝予備能は正常肝とまったく同一として扱うべきではない．
- 右葉切除や左右3区域切除といった大量肝切除を要する症例においては，残肝容量は極端に減少し，術後肝不全を発症するリスクは高いと考えられる．このため，門脈塞栓術（後述）の適応を含め，術前に，より厳格な肝予備能と残肝容量の評価が必要となる．

2 術後肝不全の定義

a ― "50-50 criteria"[8]

- 術後肝不全とは，肝切除を契機に至る肝不全状態を意味するが，最近までその判断基準に一定の見解はなかった．2005年にBalzanらは術後5日目の血液検査成績から術後肝不全死を予測する"50-50 criteria"を提唱した．これは術後肝不全の定義を，「術後5日目のPT値＜50％かつ総ビリルビン値＞50 μmol/L（2.9 mg/dL）」としており，このcriteriaに合致する場合，50％以上の確率で肝不全死が予測されることを報告したものである．
- この定義は，術後早期のPT値，総ビリルビン値といったどの施設でも日常臨床で容易に測定できる検査値を用いて，肝不全予測が簡便に可能であることから，多くの論文で引用されている．

b ― ISGLS（International Study Group of Liver Surgery）定義[9]

- 2011年にはISGLSが肝切除後肝不全を「術後5日目またはそれ以降の総ビリルビン値の上昇およびPT-INR値の延長」とさらに簡略化して定義し，その重症度（Grade）を臨床的な治療の必要性の相違により分類した（**表1**）．
- 具体的には，Grade Aでは血液検査上，総ビリルビン値の上昇とPT-INR値の延長を認めるが治療を要さないもの，Grade Bは通常の術後管理から逸脱した治療を要するが侵襲的な治療を必要としないもの，Grade Cは侵襲的な

ここがポイント
術後肝不全の予防に術前の減黄処置が有用である

▶PT：
prothrombin time（プロトロンビン時間）

▶PT-INR：
PT-international normalized ratio（プロトロンビン時間-国際標準比）

表1 ISGLS定義による術後肝不全の重症度分類

重症度	Grade A	Grade B	Grade C
治療	経過観察	新鮮凍結血漿 アルブミン製剤 利尿薬 非侵襲的補助換気 HCU/ICUへの移送	ICUへの移送 循環作動薬 血液浄化療法 気管挿管・人工呼吸管理 体外式肝補助 rescue hepatectomy/肝移植
肝機能	PT-INR＜1.5 神経症状なし	1.5≦PT-INR＜2.0 神経症状の始まり (傾眠, 混乱など)	2.0≦PT-INR 深刻な神経症状 肝性脳症
腎機能	尿流量良好 (≧0.5 mL/kg/時) BUN＜150 mg/dL 尿毒症症状なし	尿流量減少 (≦0.5 mL/kg/時) BUN＜150 mg/dL 尿毒症症状なし	利尿薬での管理が困難 BUN≧150 mg/dL 尿毒症症状あり
呼吸機能	SpO_2＞90%	SpO_2＜90% (カニューレまたはマスクでの酸素投与下)	高度の低酸素血症 SpO_2≦85%(酸素吸入下)
追加検査	不要	腹部超音波あるいはCT 胸部X線写真 喀痰・血液・尿培養 頭部CT	腹部超音波あるいはCT 胸部X線写真 喀痰・血液・尿培養 頭部CT 頭蓋内圧測定装置

PT-INR:プロトロンビン時間-国際標準比.

(Rahbari NN, et al. Surgery 2011;149:713-24[9] より)

治療を必要とするものを指す. ここでの非侵襲的治療は新鮮凍結血漿やアルブミン製剤, 利尿薬の投与, 非侵襲的補助換気 (noninvasive ventilation: NIV) などで, 侵襲的治療とはICUでの管理や循環作動薬, 血液浄化療法, 気管挿管・人工呼吸管理, 体外式肝補助, 肝移植[★2] などが含まれる.
- また, この重症度分類 (表1) による死亡率はGrade Aで0%, Grade Bで5%, Grade Cで54%と報告されている[9].

3 術後肝不全を予防する対策

a— 術前肝予備能検査

- 術後肝不全を避けるために重要となることは, 患者の肝予備能の的確な評価と, これに見合った肝切除範囲をあらかじめ設定しておくことである. 肝切除を施行するにあたっては, 肝予備能検査に関する十分な知識を有することが要求される.

■ Child-Pugh分類[10], 肝障害度[10]

- 術前肝予備能評価法として, Child-Pugh分類は世界的に汎用されている. この分類は, 基本的な臨床症状と血液検査から得られる5項目を点数化して半定量的に肝予備能を評価・分類できる点で優れている (表2). 欧米ではChild-Pugh分類B, Cの症例は手術適応としないのが一般的であり, Child-

★2 肝移植
肝不全に対する唯一の根治的治療法. 日本では, 過去に肝切除後肝不全に対する数例の生体肝移植術施行例があるものの (生体肝提供術後の肝不全を含む), 脳死肝移植適応疾患には含まれていない. 2章「2-3 急性肝不全に対する肝移植」(p.69) も参照.

ここがポイント❗
ISGLS定義の術後肝不全重症度Grade Cでは死亡率は約50%となる

ここがポイント❗
術式選択において, 肝予備能因子を考慮した肝切除範囲の設定が必要である

表2 Child-Pugh分類

項目 \ ポイント	1点	2点	3点
脳症	ない	軽度	ときどき昏睡
腹水	ない	少量	中等量
血清ビリルビン値(mg/dL)	2.0未満	2.0〜3.0	3.0超
血清アルブミン値(mg/dL)	3.5超	2.8〜3.5	2.8未満
プロトロンビン活性値(%)	70超	40〜70	40未満

各項目のポイントを加算しその合計点で分類する.

Child-Pugh分類	
A	5〜6点
B	7〜9点
C	10〜15点

(日本肝癌研究会, 編. 臨床・病理 原発性肝癌取扱い規約. 第6版. 金原出版;2015. p.15[10] より)

表3 肝障害度 (liver damage)

項目 \ 肝障害度	A	B	C
腹水	ない	治療効果あり	治療効果少ない
血清ビリルビン値(mg/dL)	2.0未満	2.0〜3.0	3.0超
血清アルブミン値(mg/dL)	3.5超	3.0〜3.5	3.0未満
ICG R_{15} (%)	15未満	15〜40	40超
プロトロンビン活性値(%)	80超	50〜80	50未満

註:2項目以上の項目に該当した肝障害度が2か所に生じる場合には高い方の肝障害度をとる.たとえば, 肝障害度Bが3項目, 肝障害度Cが2項目の場合には肝障害度Cとする.
$ICGR_{15}$:ICG15分血中停滞率.

(日本肝癌研究会編. 臨床・病理 原発性肝癌取扱い規約. 第6版. 金原出版;2015. p.15[10] より)

- Pugh分類Aであっても, 門脈圧亢進症を併存する場合は肝切除の適応外とする基準もある.
- 日本における2013年版「科学的根拠に基づく肝癌診療ガイドライン」[11]では, 「術前肝機能評価としては, 一般肝機能評価法に加えICG 15分停滞率(ICG R_{15})を測定することが望ましい」とされている. 肝障害度はChild-Pugh分類の5項目のうち, 脳症をICG R_{15}に置き換えたものである(表3). Child-Pugh分類と同様にA〜Cの3段階で, 2項目以上が当てはまる肝障害度に分類する. 肝癌診療ガイドラインでは, 肝障害度Aと一部の肝障害度Bの症例を外科的切除の対象としている.

ICG試験

- インドシアニングリーン(ICG)試験は体内で分解されることなく肝臓のみで代謝され, 胆汁中に排泄される. ICG試験はミトコンドリアのATP産生能を間接的に反映することが, 肝予備能指標となりえる根拠とされている.
- 肝切除範囲に関して, 日本で広く用いられているいわゆる「幕内基準」は, ICG R_{15}値によって許容肝切除術式を規定するもので, 1980年代中ごろに提唱された[12](図2).

▶ICG R_{15}:
indocyanine green retention rate at 15 minutes
(インドシアニングリーン15分血中停滞率)

▶ATP:
adenosine triphosphate
(アデノシン三リン酸)

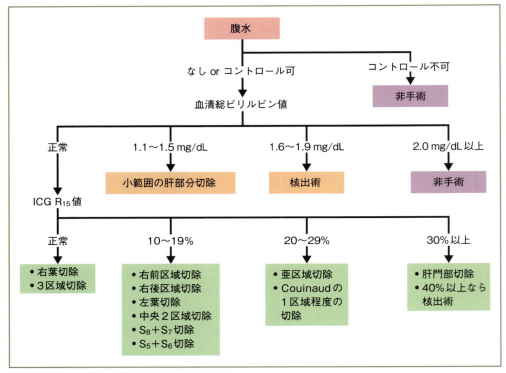

図2 肝切除の適応と術式の決定：幕内基準
幕内基準では，腹水がない，もしくはコントロール可能・血清総ビリルビン値2.0 mg/dL未満を手術適応とし，ICG R_{15}値により肝切除範囲を決定する．
ICGR_{15}：ICG15分血中停滞率．

(幕内雅敏，ほか．外科診療 1987；29：1530-6[12] より)

- ICGを用いて，肝切除率を計算に入れた肝予備能評価法として，残肝ICGK値（ICG消失率〈K値〉×予定残肝の全肝に対する体積比）がある．この方法は非常に簡便でありながら，残肝容積と肝予備能を統合して評価が可能である．一般的に，残肝ICGK値≧0.05が安全に肝切除を施行できるcut off値として用いられている[13]．
- ICG試験の問題点は，採血時間によるばらつきや，減黄不良や肝内シャントにより実際より高い値が得られる点，ICGの代謝異常を有する症例が存在し，他の肝予備能評価項目と乖離することがある点である．

99mTc-GSAシンチグラフィ（アシアロシンチグラフィ）

- アシアロシンチグラフィも近年，肝予備能の評価に広く用いられており，黄疸やシャントの影響を受けにくいという利点がある．この肝予備能評価法は，アシアロ糖タンパクと特異的に結合するアシアロ糖タンパク受容体（asialoglycoprotein receptor：ASGPR）が生体中の肝細胞にのみ存在することと，ASGPRが機能的な肝細胞数に比例するため，肝障害の程度によってASGPRが減少することを利用している．
- 評価指標は主にLHL15とHH15が使用されるが（Advice「HH15，LHL15」参

> **アドバイス**
> 残肝ICGK値≧0.05が安全に肝切除を施行できるcut off値として用いられている

▶99mTc-GSA：
99mTc-galactosyl human serum albumin

1-4 術後肝不全

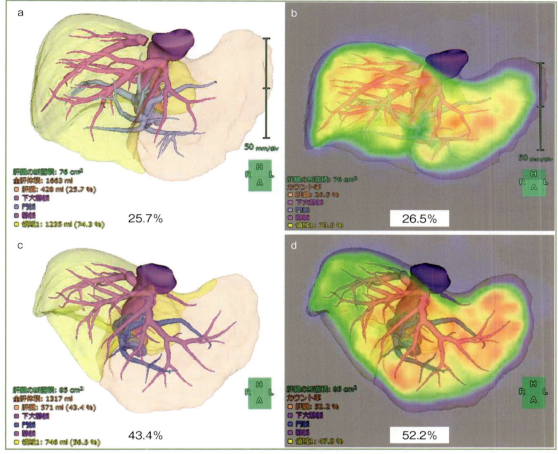

図3 門脈塞栓術前後におけるシミュレーション画像（右3区域切除）
a：経皮経肝アプローチ（PTPE）の前．
b：PTPE前のアシアロシンチグラフィとのSPECT fusion画像．
c：PTPE後．
d：PTPE後のアシアロシンチグラフィとのSPECT fusion画像．
PTPE施行により，右3区域切除後の残肝容量は25.7％から43.4％に増加している．さらに，アシアロシンチグラフィSPECT fusion画像では，52.2％と残肝容量以上の機能的肝容量を示していることがわかる．

照），最近ではアシアロシンチグラフィとSPECT fusion画像を用いた機能的肝容量の計算が有用であるとの報告もみられる[14]．
- ICGを用いた検査法では肝機能が肝内で均一であることが前提となるため，胆管拡張を伴う症例や門脈塞栓術に伴う肝機能の肝内での偏りを加味できないという問題点があるが，アシアロシンチグラフィとSPECT fusion画像では，肝機能の偏りにかかわらず，機能的肝容量を評価することが可能となる（図3b，d）．

▶SPECT：
single photon emission computed tomography

1章 急性肝不全の病態

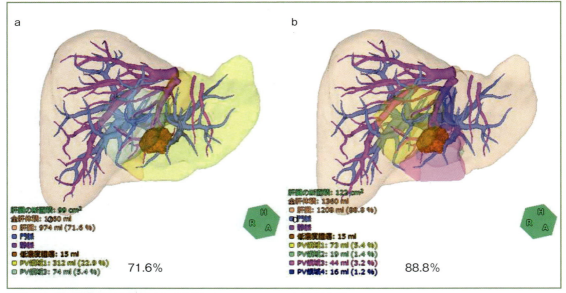

図4 S₄の肝細胞癌症例における術前シミュレーションと残肝容量
肝左葉切除を予定術式とすると，残肝容量は71.6％となる（a）．術式を肝内側区域切除とすると，残肝容量は88.8％となる（b）．

b ─ 術前3D画像による肝容量測定

- MDCTの普及に伴い，肝切除術前検査としての造影CTと肝臓解析のアプリケーションソフトウェアによる3D構築術前シミュレーションは必須の検査といえる．
- 部分切除から3区域切除まで，あらゆる切除シミュレーションに対応し，個々の症例の正確な肝の脈管分岐形態，肝切除量を予測することが可能であることから，腫瘍因子と肝予備能因子の両方を考慮した肝切除術式を決定する手助けとなる．
- 肝細胞癌では，門脈を介した転移様式をとることから，肝切除は基本的に腫瘍支配門脈枝を同定したうえで，その領域を切除する形式となる（系統的肝切除）．3D構築画像では，肝臓内腫瘍支配領域が3D上で描出され，予定肝切離容量（および残肝容量）が計算される（図4）．
- 胆道癌症例においては，葉切除や3区域切除を行ううえで，残肝容量の把握により，門脈塞栓術の適応を判断する．
- 図3は肝門部領域胆管癌の症例で，肝右3区域切除による術前シミュレーションを行ったが，残肝容量が25.7％であった（図3a）．術後肝不全のリスクが高いと判断し，門脈塞栓術を施行して残肝容量の増加を促した．門脈塞栓術施行3週間後に再び施行した術前3D-CTによる解析画像を図3cに示す．残肝容量は43.4％と増加していることがわかる．さらに，アシアロシンチグラフィとのSPECT fusion画像では，門脈塞栓に伴う片側の機能低下を

▶MDCT：
multi-detector-row computed tomography

受け，52.2％と残肝容積以上の機能的肝容量を示している（図3d）．

c ― 門脈塞栓術

- 門脈塞栓術は予定肝切除部位の門脈枝を塞栓して予定肝切除部位を萎縮させることで，代償的に残肝として予定する部位を肥大させ，大量肝切除術後の肝不全を予防するための術前処置として広く普及している．とくに胆道癌で，右側の肝葉切除以上，もしくは左右3区域切除を要する症例で用いられることが多い．
- 門脈塞栓術の方法として，超音波ガイド下に肝内門脈枝を穿刺して行う経皮経肝アプローチ（percutaneous transhepatic portal vein embolization：PTPE〈経皮経肝的門脈塞栓術〉）と全身麻酔下に小開腹して行う回結腸静脈アプローチ（transileocolic portal vein embolization：TIPE〈経回結腸静脈門脈塞栓術〉）の2種類が行われている．
- どのような症例を門脈塞栓術の適応とするかは諸説あるが，残肝容量が正常肝では20〜30％，黄疸や慢性肝炎などの障害肝では40％程度とする報告が多い[13,15]．
- 門脈塞栓術後，3週間程度の待機後に約30％程度の残肝容積の増加を期待することができる．

> **ここがポイント**
> 門脈塞栓術は残肝容量を増加させ術後肝不全を予防するための術前処置

4 術後肝不全に対する治療

- 術後肝不全に対する確立された治療法は現在まで存在しない．したがって，感染症など肝障害を増悪させる因子を除去しつつ，呼吸・循環管理を中心に，栄養管理も含めた全身管理の維持・改善に努め，肝再生を促すことが治療の基本となる．
- これらの治療法が奏効せずに肝不全が増悪し，脳浮腫やDIC，消化管出血，腎不全などが合併すると救命率は著しく低下する．

> **ここがポイント**
> 術後肝不全に対しては，対症療法を行いながら，肝再生を促すことが基本となる
>
> ▶DIC：disseminated intravascular coagulation（播種性血管内凝固症候群）

a ― 感染症に対する治療

- 術後感染症に伴う敗血症やそれによる血圧の低下は肝再生能を低下させるため，感染症に対する厳重な管理が必要となる．
- 発熱や炎症反応の亢進など，感染症を疑う徴候があれば，超音波やCT検査を行って感染源の検索を行うと同時に，ドレーン排液や血液，喀痰，尿などの各種培養検体を提出する．
- 肝切除後腹腔内感染症の原因として，胆汁漏などを原因とする腹腔内膿瘍や肝膿瘍がある．臨床徴候を伴ったドレナージ不良域が画像診断で判明した場合には，早期に超音波またはCTガイド下に穿刺ドレナージを行う．
- 抗菌薬の使用に関して，2010年の米国感染症学会（Infectious Diseases Society of America：IDSA）のガイドライン[16]によると，医療関連腹腔内感染に対する経験的抗菌薬治療は，通性グラム陰性桿菌に対して広域の活性をもつ薬剤を含む多剤併用療法が必要になりうる．これらにはカルバペネム系薬，

> **ここがポイント**
> 術後感染症や血圧の低下は肝再生能を低下させる
>
> **アドバイス**
> 感染症を疑う徴候があれば，直ちに感染源の検索を行う

ピペラシリン/タゾバクタム，メトロニダゾールにセフタジジムやセフェピムの併用が含まれ，アミノグリコシド系薬やコリスチン[★3]の使用も示唆される．

- 広域抗菌薬治療は各種培養で得られた結果に応じて，適宜de-escalation[★4]すべきである．また，培養結果によっては，メチシリン耐性黄色ブドウ球菌（methicillin-resistant *Staphylococcus aureus*：MRSA）や腸球菌（Enterococcus），カンジダに対する抗菌薬・抗真菌薬治療も考慮する必要がある．

b ― 消化管出血予防

- 周術期の消化管出血は，術後肝不全の危険因子となる．肝硬変など障害肝症例では，門脈圧亢進症の合併が多く，胃食道静脈瘤からの出血に注意を要する．
- 術前の上部消化管内視鏡での評価は必須であり，静脈瘤がF2以上，RC sign陽性例では肝切除術に先行して内視鏡的静脈瘤結紮術などの処置を施行しておくべきである．
- 背景に慢性肝疾患を有する症例では，胃粘膜障害が高頻度に存在するため，術後はH_2受容体拮抗薬またはプロトンポンプ阻害薬（proton pump inhibitor：PPI）を予防的に投与する．

c ― 血液浄化療法

- 死亡率の高い肝不全に対して，血漿交換と血液濾過透析の併用療法が広く行われている．この方法は，肝不全により肝で合成できない血漿タンパクや凝固因子の補充による生体恒常性の維持に加えて，各種炎症性サイトカインなど肝障害や臓器不全の進行に関与する病因物質除去や，血漿交換に伴う大量の新鮮凍結血漿使用による電解質異常と代謝性アルカローシスの補正，および過剰な水分の除去を目的とする．
- 直接的に肝細胞の再生を促す治療法ではないため，その治療効果には限界があり，ビリルビン値の低下傾向や肝性脳症の改善がない場合の救命率は低い．

d ― 糖質コルチコイド

- 肝不全の病態には過剰な炎症性サイトカインや好中球の活性化が認められるため，抗炎症作用に期待して糖質コルチコイドが用いられる．
- 長期間の投与は感染症や消化管出血のリスクを高めるため，近年では短期間のステロイドパルス療法を用いることが多い．

e ― 高圧酸素治療（HBOT）

- 高圧酸素治療（hyperbaric oxygen therapy：HBOT）は高気圧環境下で患者に高濃度酸素を呼吸させて病態の改善を図る治療法であり，溶解型酸素が増加するため，血中酸素分圧の上昇と末梢組織への酸素供給の増加が得られる[17]．
- HBOTがなぜ高ビリルビン血症に有効であるか詳細はよくわかっていない

★3 コリスチン

ポリペプチド系抗菌薬であり，わが国でもかつて臨床使用されていたが，副作用の問題と他の抗菌薬の開発とともに使用頻度が減少し，注射剤の発売は中止されていた．近年，既存の薬剤で効果が期待できない多剤耐性緑膿菌，多剤耐性アシネトバクター属による院内感染症の発現が社会的問題となり，これらに対する有効な治療薬の一つとして，再評価を受けている．日本では，2015年3月に製造販売が承認された．

★4 de-escalation

デ・エスカレーション．経験的抗菌薬治療（抗菌薬のスペクトラムは広域になることが多い）に次いで，後日判明した培養検査と抗菌薬感受性試験の結果をふまえ，最善かつ狭域な抗菌薬へ変更を行うこと．

ここがポイント

HBOTにより肝細胞への酸素供給が増加し肝再生が促進される

> **Advice** HH15, LHL15
>
> アシアロシンチグラフィによる定量的な肝予備能の指標には，^{99m}Tc-GSAの血中消失率の指標であるHH15と肝集積の指標であるLHL15がある．
>
> 　心臓（H）および肝臓（L）に関心領域を設定し，3分および15分の測定値から以下の指標を計算することにより肝予備能を評価する．
> 　H3：投与3分後に心臓（H）から測定されたカウント値
> 　H15：投与15分後に心臓（H）から測定されたカウント値
> 　L15：投与15分後に肝臓（L）から測定されたカウント値
> 　HH15（血中消失率の指標）＝H15/H3
> 　LHL15（肝集積の指標）＝L15/（L15＋H15）

が，肝不全の病態として微小循環障害による肝細胞への酸素供給能低下があり，HBOTによる酸素分圧の上昇により肝細胞への酸素供給が増加し，肝エネルギー産生能と肝再生が促進されて，ビリルビン抱合能と排泄能が改善するためと考えられている．

おわりに

- 肝切除では，疾患や症例により病態や提案される術式が異なる．術前に個々の肝予備能や予測残肝容量を正確に評価し，腫瘍因子と肝予備能因子に配慮した至適な術式を選択することが，現時点における術後肝不全の予防策として，最も重要と思われる．
- これまで統一された基準が存在しなかった術後肝不全の定義だが，2011年にISGLS定義が提唱され，重症度がGrade A～Cの3つのカテゴリーに分類された．施設間で術後肝不全の定義が異なるのではなく，今後は国際的な肝不全の定義として，術後肝不全に関する臨床研究で広く用いられていくものと考えられる．

〈永山　稔，竹政伊知朗〉

文献

1) Kenjo A, et al. Risk stratification of 7,732 hepatectomy cases in 2011 from the National Clinical Database for Japan. J Am Coll Surg 2014；218：412-22.
2) Yasunaga H, et al. Relationship between hospital volume and operative mortality for liver resection：Data from the Japanese Diagnosis Procedure Combination database. Hepatol Res 2012；42：1073-80.
3) Abulkhir A, et al. Preoperative portal vein embolization for major liver resection：A meta-analysis. Ann Surg 2008；247：49-57.
4) Sakamoto T, et al. Mitosis and apoptosis in the liver of interleukin-6-deficient mice after partial hepatectomy. Hepatology 1999；29：403-11.
5) Garcea G, Maddern GJ. Liver failure after major hepatic resection. J Hepatobiliary Pancreat Surg 2009；16：145-55.
6) 日本肝癌研究会追跡調査委員，編．第19回全国原発性肝癌追跡調査報告（2006～2007）．

肝臓 2016；57：45-73.
7) Belghiti J, et al. Seven hundred forty-seven hepatectomies in the 1990s：An update to evaluate the actual risk of liver resection. J Am Coll Surg 2000；191：38-46.
8) Balzan S, et al. The "50-50 Criteria" on postoperative day 5：An accurate predictor of liver failure and death after hepatectomy. Ann Surg 2005；242：824-8.
9) Rahbari NN, et al. Posthepatectomy liver failure：A definition and grading by the International Study Group of Liver Surgery (ISGLS). Surgery 2011；149：713-24.
10) 日本肝癌研究会，編．臨床・病理 原発性肝癌取扱い規約．第6版．東京：金原出版；2015．p.15.
11) 日本肝臓学会，編．科学的根拠に基づく肝癌診療ガイドライン 2013年版．第3版．東京：金原出版；2013．p. 76-8.
12) 幕内雅敏，ほか．肝硬変合併肝癌治療のStrategy．外科診療 1987；29：1530-6.
13) Nagino M, et al. Two hundred forty consecutive portal vein embolizations before extended hepatectomy for biliary cancer：Surgical outcome and long-term follow-up. Ann Surg 2006；243：364-72.
14) Tsuruga Y, et al. Significance of functional hepatic resection rate calculated using 3D CT/(99m) Tc-galactosyl human serum albumin single-photon emission computed tomography fusion imaging. World J Gastroenterol 2016；22：4373-9.
15) Kishi Y, et al. Three hundred and one consecutive extended right hepatectomies：Evaluation of outcome based on systematic liver volumetry. Ann Surg 2009；250：540-48.
16) Solomkin JS, et al. Diagnosis and management of complicated intra-abdominal infection in adults and children：Guidelines by the Surgical Infection Society and the Infectious Diseases Society of America. Clin Infect Dis 2010；50：133-64.
17) Boerema I, et al. Life without blood. A study of the influence of high atmospheric pressure and hypothermia on dilution of the blood. J Cardiovasc Surg 1960；1：133-46.

1-5 肝機能評価

はじめに

- 肝機能評価には，血液検査，画像評価など多種の検査が存在する．
- 複数の検査項目を組み合わせた肝機能，肝予備能評価法も用いられている．
- 急性肝不全については，肝機能検査やその他の項目から予後予測がなされ，肝移植の適応やタイミング決定に用いられている．

1 肝機能に関連する血液検査

a ――一般的血液検査

- 肝機能に関連する血液マーカーは多数存在する．血液検査で肝機能を知ることができ簡便であるが，その意義はマーカーによって異なる．

AST と ALT

- 肝細胞から逸脱するAST，ALTは肝障害の指標として検診をはじめ広く用いられている．ASTは肝臓をはじめ，心臓，腎臓，赤血球，骨格筋にも局在しており，肝疾患以外にも影響を受けることに留意すべきであるが，ALTはほとんどが肝臓に分布する．
- ASTやALTの臓器特異性や半減期を考慮し，AST/ALT比をもってさらなる病態把握に迫ることができる．ALTは肝臓の細胞質内に存在しているので，肝臓に特異的であり，軽度の肝障害で肝細胞膜の透過性が高まっただけでも血中に簡単に逸脱する．それに対し，ASTは主にミトコンドリア内に存在するので，肝臓以外でも逸脱し，さらに肝臓に限っていえば，より重い肝障害で逸脱する傾向がある．
- 急性肝炎の自然経過においては，肝細胞壊死が強いあいだは，細胞内の絶対量が多いASTが優位になり，炎症の波及が落ち着いてくると，半減期の長いALTが優位になるとされる[1]．

ALP と γ-GTP

- 胆道系酵素としては，ALPとγ-GTPが汎用されるが，ALPは肝以外の各種臓器で産生されうるため，由来臓器を特定するには分画を確認する必要がある．一方，γ-GTPは飲酒によく反応する酵素であり，アルコール性肝障害の指標としてよく知られている．

総ビリルビン

- 総ビリルビン（total bilirubin：T-Bil）は，間接ビリルビンと直接ビリルビンの和であるが，直接ビリルビンは，間接ビリルビンが肝臓においてグルクロン酸抱合されたもので，傷害肝では抱合能が低下し，直接型ビリルビン/総ビ

▶AST：
aspartate aminotransferase
（アスパラギン酸アミノトランスフェラーゼ）

▶ALT：
alanine aminotransferase
（アラニンアミノトランスフェラーゼ）

▶ALP：
alkaline phosphatase（アルカリホスファターゼ）

▶γ-GTP：
gamma-glutamyl trans-peptidase（ガンマグルタミルトランスペプチダーゼ）

リルビン比が低下するとされている.

アルブミン
- アルブミン（Alb）は肝で合成されるため，肝合成能の指標として理解されるが，栄養不良，ネフローゼやタンパク漏出性胃腸症，高度炎症によるタンパク合成抑制時などでも低値を示すため注意が必要である.

プロトロンビン時間
- 同様に外因系の凝固因子も肝臓で合成されるため，プロトロンビン（第Ⅱ因子）時間も重要な肝予備能検査の一つとして利用されているが，ワルファリン服用中の患者での評価には注意が必要である.

血小板
- 血小板は門脈亢進症における脾機能亢進で低下するが，血小板が低下する病態は各種あり，病態の正確な把握が必要である.

その他
- ヒアルロン酸，Ⅳ型コラーゲン（7S）なども肝線維化マーカーとして利用されている[2]．

b ― インドシアニングリーン（ICG）負荷試験

- インドシアニングリーン（indocyanine green：ICG）は，血中に投与されると血清タンパクと結合し，肝臓で抱合を受けずに胆汁中に排泄される色素であり，副作用もほとんど認めず，腸肝循環や腎臓から尿への排泄はほとんどない[3]．このため，ICG負荷試験は，肝予備能を知るための検査として臨床で広く用いられている.
- 一般的なICG検査法には，血漿消失率（K値），15分血中停滞率（R_{15}），最大除去率（R_{max}）の3種類があるが，日常検査にはICG R_{15}がよく用いられている[4]．
- 本試験は2回の採血とICG投与という手間が必要であるものの，1987年に幕内らが，Child-Pugh分類に含まれる指標である腹水，血清総ビリルビン値に，ICG負荷試験を加えた肝予備能評価法を考案し，肝機能ごとの切除許容範囲の基準（幕内基準）[5]を提唱して以来，日本で広く使用されている.

2 肝機能評価に用いられる画像検査

a ― アシアロシンチグラフィ

- ICG負荷試験は，肝予備能評価法として日本で広く行われているものの，閉塞性黄疸のための傷害肝や著明な門脈-大循環シャントを有する症例においては実際の肝予備能を評価することが困難である[6]．近年ではアシアロシンチグラフィが肝予備能の評価に用いられるようになってきた.
- ^{99m}Tc-galactosyl human serum albumin（^{99m}Tc-GSA）は，肝細胞表面に存在するアシアロ糖タンパク受容体に特異的に結合し，肝細胞内に取り込まれるため，その肝集積はアシアロ糖タンパク受容体の量に規定され，肝疾患の

> **ここがポイント**
> ICG負荷試験による肝予備能評価が広く行われている

1-5 肝機能評価

病態により減少する[7-9].

- 99mTc-GSAシンチグラフィは，この放射線医薬品の組織親和性を利用し，リガンドの肝摂取状態を画像化することによって，アシアロ糖タンパク受容体の量と分布を評価するものである[10,11]．本法は，急性肝炎，慢性肝炎，肝硬変における重症度評価や肝切除シミュレーションのための局所肝機能評価などに用いられている[12,13]．

b─EOB-MRI

- gadolinium ethoxybenzyl diethylenetriamine pentaacetic acid（Gd-EOB-DTPA）は，2007年に国内で承認され，今や肝腫瘍の検出向上や質的診断に一般的に使用されているMR造影剤である．近年，Gd-EOB-DTPA造影剤を用いたMRI（EOB-MRI）が肝予備能評価のモダリティとして活用され始めている[6]．
- EOB-MRIはICG負荷試験やアシアロシンチグラフィと相関を有すること[14,15]や，アシアロシンチグラフィは肝左葉の予備能を過小評価することが指摘されており[16]，肝機能を考慮した肝容積，すなわち分肝機能を評価できる可能性が検討されている．

3 肝予備能評価法

a─Child-Pugh分類

- 肝臓の代謝能を肝性脳症で，肝線維化，門脈圧亢進の程度を腹水量で，胆汁産生能を血清中T-Bil濃度で，合成能をAlb濃度やPTで評価する．5〜6点をA，7〜9点をB，10〜15点をCと3つに分類している．
- 1964年にChildらによって提唱され[17]，1972年にPughによって改変された後[18]，多様な肝機能の評価法として世界的に普及している．

▶Child-Pugh分類については本章「1-4 術後肝不全」表2（p.35）参照

ここがポイント

多様な肝機能の評価法としてChild-Pugh分類は世界的に普及している

b─肝障害度[19]

- 肝切除を想定し，主に日本で用いられている．Child-Pugh分類の肝性脳症の項目の代わりにICG停滞率を組み込みこんでいるのが特徴である．

▶肝障害度については本章「1-4 術後肝不全」表3（p.35）参照

c─model for end-stage liver disease（MELD）スコア[20]

- 肝疾患患者の余命推定の数値である．下記式で算出される．

$$\text{MELD} = 3.78 \times 血清総ビリルビン（mg/dL）+ 11.2 \times \text{PT-INR} + 9.57 \times 血清クレアチニン値（mg/dL）+ 6.43$$

- MELDスコア<10，10〜14，>14で区切られることが多い．肝切除に限らず，多種の手術においてMELDスコアが手術関連死亡率と有意に相関したと報告されている[21,22]．

▶PT-INR：prothrombin time-international normalized ratio（プロトロンビン時間-国際標準比）

4 慢性・急性肝不全別の肝機能評価

a ─ 慢性肝炎，肝硬変

- 前述の「一般的血液検査」は，検診目的から，内科的肝機能検査，術前精査まで広く行われている．血液検査でも「ICG負荷試験」は主に肝切除術前の検査として行われることが多い．ICGによる評価が困難な際などにアシアロシンチグラフィ，さらに特殊な目的でEOB-MRIが行われる．
- 肝硬変では，肝予備能評価目的にChild-Pugh分類やMELDスコアが用いられ，とくに日本の肝移植の適応評価もこれらの方法で行われることが多い．本法の脳死肝移植の非代償性肝硬変患者の登録基準は，Child-Pugh C（10点以上）が条件であり，医学的緊急性6点とされる．Child-Pugh C（13点以上）かつMELDスコア25点となると，医学的緊急性8点とされ，優先度が高まるシステムとなっている．

> **アドバイス**
> 肝移植の適応評価にChild-Pugh分類やMELDスコアを用いている
>
> ▶登録基準については2章「2-3 急性肝不全に対する肝移植」表2（p.71）参照

b ─ 慢性肝炎の急性増悪 （acute-on-chronic liver failure：ACLF）

- 慢性肝炎の急性増悪（ACLF）はさまざまな急性の傷害によって，既存の慢性肝疾患が急性に悪化する病態をいう．アジア太平洋肝臓病会議（APASL）では「慢性肝疾患症例がウイルス感染，薬物性肝障害，飲酒，感染症，出血などが原因で総ビリルビンが5.0mg/dL以上，プロトロンビン時間40％未満ないしINRが1.5以上を呈し，4週以内に腹水，肝性脳症などの肝不全症候を呈する病態」と定義した[23]．
- 欧州肝臓病会議（EASL）の慢性肝不全協議会（EASL-CLIF）は，肝硬変患者が急性に非代償化した場合と臓器不全を併発した場合を分けて考え，後者をACLFとしている[24]．
- 臓器不全をchronic liver failure-sequential organ failure assessment（CLIF-SOFA）（表1）で定義し，28日死亡率を予測できるとしているが，ACLFに対する肝機能評価，予後予測，さらに肝移植適応基準などは定められていない．本法の脳死肝移植の登録基準においても，ACLFのための優先分配制度はなく，上記非代償性肝硬変患者の登録基準が適用されることとなっている．

▶APASL：
Asian Pacific Association for the Study of the Liver

▶EASL：
European Association for the Study of the Liver

▶EASL-CLIF：
EASL-Chronic Liver Failure

c ─ 急性肝不全，劇症肝炎

- 正常肝ないし肝予備能が正常と考えられる肝に肝障害が生じ，初発症状出現から8週以内に，高度の肝機能障害に基づいてプロトロンビン時間が40％以下ないしはINR値1.5以上を示すものを「急性肝不全」と定義している[25]．
- 急性肝不全は，肝性脳症が認められない，ないし昏睡度がⅠ度までの「非昏睡型」と，昏睡Ⅱ度以上の肝性脳症を呈する「昏睡型」に分類する．また，「昏睡型急性肝不全」は初発症状出現から昏睡Ⅱ度以上の肝性脳症が出現するまでの期間が10日以内の「急性型」と，11日以降56日以内の「亜急性型」に

表1 chronic liver failure-sequential organ failure assessment (CLIF-SOFA) スコア

器官系	0	1	2	3	4
肝（ビリルビン，mg/dL）	<1.2	≧1.2〜≦2.0	≧2.0〜<6.0	≧6.0〜<12.0	≧12.0
腎（クレアチニン，mg/dL）	<1.2	≧1.2〜<2.0	≧2.0〜<3.5	≧3.5〜<5.0 or 腎代替治療法の適応	≧5.0
脳（HE grade）	No HE	I	II	III	IV
凝固（INR）	<1.1	≧1.1〜<1.25	≧1.25〜<1.5	≧1.5〜<2.5	≧2.5 or 血小板数 ≦20×10^9/L
循環器系（平均動脈圧，mmHg）	≧70	<70	ドパミン≦5 or ドブタミン or terlipressin	ドパミン>5 or E≦0.1 or NE≦0.1	ドパミン>15 or E>0.1 or NE>0.1
肺 PaO$_2$/FiO$_2$ or SpO$_2$/FiO$_2$	>400 >512	>300〜≦400 >357〜≦512	>200〜≦300 >214〜≦357	>100〜≦200 >89〜≦214	≦100 ≦89

太字は臓器不全に該当することを示している．
HE：肝性脳症，INR：国際標準比，E：エピネフリン，NE：ノルエピネフリン，FiO$_2$：吸入酸素濃度，SpO$_2$：経皮的動脈血酸素飽和度．

(Moreau R, et al. Gastroenterology 2013；144：1426-37[24]より)

表2 急性肝不全，遅発性肝不全（LOHF）の救命率（2010〜2012年，785例，厚生労働省班研究）

肝炎	非昏睡型 (n=297)	急性型 (n=177)	亜急性型 (n=143)	LOHF (n=27)
内科治療	89.3 (259/290)	43.8 (64/146)	24.3 (26/107)	0 (0/21)
肝移植	100.0 (7/7)	67.7 (21/31)	72.2 (26/36)	83.3 (5/6)
全体	89.6 (266/297)	48.0 (85/177)	36.4 (52/143)	18.5 (5/27)

肝炎以外	非昏睡型 (n=88)	急性型 (n=41)	亜急性型 (n=11)	LOHF (n=1)
内科治療	57.7 (49/85)	22.5 (9/40)	20.0 (2/10)	0 (0/1)
肝移植	100 (3/3)	100 (1/1)	0 (0/1)	―
全体	59.1 (52/88)	24.4 (10/41)	18.2 (2/11)	0 (0/1)

(持田　智．劇症肝炎に関する研究．厚生労働省科学研究費補助金〈難治性疾患克服研究事業〉「難治性の肝・胆道疾患に関する調査研究」班，平成23-25年度総合報告書．2014．p.29-44[26]より)

分類する．表2に示すとおり亜急性型の内科的治療の救命率が低いとされる[26]★1．

- 肝移植の適応とタイミングはきわめて重要である．1996年に日本急性肝不全研究会が作成した肝移植適応ガイドライン（表3）[27]はII度以上の肝性昏睡

★1
急性肝不全と診断された際には，急性肝不全の内科的治療の救命率が十分とはいえないことを念頭におき，すみやかに肝移植施設と情報共有し，肝移植の準備をすることが肝要である．

表3 劇症肝炎における肝移植適応の旧ガイドライン(第22回日本急性肝不全研究会,1996年)

I) 脳症発現時に次の5項目のうち2項目を満たす場合は死亡と予測して肝移植の登録を行う
  1. 年齢:≧45歳
  2. 初発症状から脳症発現までの日数:≧11日(すなわち亜急性型)
  3. プロトロンビン時間:<10%
  4. 血清総ビリルビン濃度:≧18.0 mg/dL
  5. 直接/総ビリルビン比:≦0.67
II) 治療開始(脳症発現)から5日後における予後の再予測
  1. 脳症がI度以内に覚醒,あるいは,昏睡度でII度以上の改善
  2. プロトロンビン時間が50%以上に改善
以上の項目のうちで,認められる項目数が
2項目の場合:生存と予測して肝移植の登録を取り消す
0または1項目の場合:死亡と予測して肝移植の登録を継続する

(杉原潤一,ほか.肝臓 2001;42:543-57[27]より)

Column レシピエントの新適応基準

　脳死肝移植適応評価委員会,日本肝臓学会肝移植委員会では,脳死肝移植レシピエント適応基準の見直しを進めている[28].新適応基準では,急性肝不全昏睡型,遅発性肝不全(late onset hepatic failure:LOHF)はI群に分類され,従来の医学的緊急度10点相当の優先的臓器分配を受けることが想定されている.ただし,昏睡II度以上を認める症例,肝移植適応ガイドラインで4点以上が望ましい,登録後2週間ごとに再評価し更新を行うことなどの条件も検討されている.

が発症した時点で患者の年齢や病型,PTおよびビリルビン値など簡単な肝機能検査値を基に初回の予後予測を行い,さらに内科的治療を5日間実施できた症例では肝性脳症とPTの改善状況から予後を再予測するものであった★2.
- 2008年,内木ら(厚生労働省劇症肝炎ワーキンググループ)が中心となって1998〜2003年の劇症肝炎登録例(556例)のデータを解析,新たなガイドラインを作成し[29],現在広く使用されている(表4)[30].さらに,データマイニング手法である決定木法,radial basis function法およびback propagation法を用いて正診率を上げる試みや[30],劇症化(昏睡出現)前から劇症化を予知する試み[31]なども行われている.

5 今後の課題

- 急性肝不全の肝機能評価に,血液検査やChild-Pugh分類,MELDスコアなどの肝予備能評価法は広く用いられている.一方,アシアロシンチグラフィやEOB-MRIなど画像による肝機能評価が急性肝不全にも応用可能であるかは今後の課題である.
- ACLFの定義,肝機能評価,予後予測,肝移植適応基準は今後検討が必要な

★2
1996年の肝移植適応ガイドラインは,5日間の治療を待ってから予後を再予測するなど臨床的現実に合わないこともあった.2008年ガイドラインが広く用いられ始めたが,さらなる改良が試みられている.

表4 劇症肝炎における肝移植適応のガイドライン（1998～2003年の劇症肝炎登録例〈556例〉に基づく解析）

1. スコアリング

スコア	0	1	2
発症～昏睡（日）	0～5	6～10	11～
PT（%）	20<	5< ≦20	≦5.0
TB（mg/dL）	<10	10≦ <15	15≦
D/T（比）	0.7≦	0.5≦ <0.7	<0.5
血小板（×10^4/μL）	10<	5< ≦10	≦5
肝萎縮	なし	あり	

PT：プロトロンビン時間，TB：総ビリルビン，D/T：直接ビリルビン/総ビリルビン．

2. スコアリング別死亡率

スコア	死亡率（%）
9以上	90.0
8	96.3
7	91.3
6	85.5
5	73.8
4	56.3
3	31.6
2	20.0
1	8.7
0	0.0

（内木隆文，ほか．日腹部救急医会誌 2009；29：617-22[29] より作成）

領域である．急性肝不全（昏睡型）のより正確な予後予測方法の確立や移植実施基準についてもさらなるデータ収集とともに更新されていくことが期待される．

（篠田昌宏，黒田達夫，北川雄光）

文献

1) 菊池真大．肝疾患診療のためのスクリーニング検査．総合健診 2016；43：611-4.
2) 岡上 武，水野雅之．肝機能検査，肝障害について―健診における問題点．総合健診 2015；42：307-12.
3) 金井 泉，金井正光．臨床検査法提要．改訂34版．東京：金原出版；2015. p.35-7.
4) 垪田直美，ほか．過ヨウ素酸ナトリウムを用いた血中ICG検査法の自動分析への試み．日本臨床検査自動化学会会誌 2016；41：270-7.
5) 幕内雅敏，ほか．肝硬変合併肝癌治療のStrategy．外科診療 1987；29：1530-6.
6) 岩橋衆一，ほか．肝硬変の肝予備能評価．肝胆膵 2016；73：1038-43.
7) 長谷川大輔，ほか．^{99m}Tc-GSAシンチグラフィにおける肝予備能推定のための新しい定量指標算出の試み．日本放射線技術学会雑誌 2016；72：121-7.
8) Sawamura T, et al. Decrease of a hepatic binding protein specific for asialoglycoproteins with accumulation of serum asialoglycoproteins in galactosamine-treated rats. Gastroenterology 1981；81：527-33.
9) Sawamura T, et al. Hyperasialoglycoproteinemia in patients with chronic liver diseases and/or liver cell carcinoma. Asialoglycoprotein receptor in cirrhosis and liver cell carcinoma. Gastroenterology 1984；87：1217-21.
10) 鳥塚莞爾，ほか．新しい肝機能イメージング剤^{99m}Tc-GSAの第2相臨床試験．核医学 1992；29：85-95.
11) 鳥塚莞爾，ほか．新しい肝機能イメージング剤^{99m}Tc-GSAの第3相臨床試験―多施設による検討．核医学 1992；29：159-81.
12) Taniguchi M, et al. Hepatic clearance measured with (99m)Tc-GSA single-photon emission computed tomography to estimate liver fibrosis. World J Gastroenterol 2014；20：16714-20.

13) Kaibori M, et al. Usefulness of Tc-99m-GSA scintigraphy for liver surgery. Ann Nucl Med 2011；25：593-602.
14) Utsunomiya T, et al. Possible utility of MRI using Gd-EOB-DTPA for estimating liver functional reserve. J Gastroenterol 2012；47：470-6.
15) Nakagawa M, et al. Measuring hepatic functional reserve using T1 mapping of Gd-EOB-DTPA enhanced 3T MR imaging：A preliminary study comparing with（99m）Tc GSA scintigraphy and signal intensity based parameters. Eur J Radiol 2017；92：116-23.
16) Sumiyoshi T, et al. CT/99mTc-GSA SPECT fusion images demonstrate functional differences between the liver lobes. World J Gastroenterol 2013；19：3217-2.
17) Child CG, Turcotte JG. Surgery and portal hypertension. In：Child CG. The Liver and Portal Hypertension. Philadelphia：Saunders；1964. p.50-64.
18) Pugh RN, et al. Transection of the oesophagus for bleeding oesophageal varices. Br J Surg 1973；60：646-9.
19) 日本肝癌研究会，編．臨床・病理 原発性肝癌取扱い規約．第6版．東京：金原出版；2015.
20) Kamath PS, et al. A model to predict survival in patients with end-stage liver disease. Hepatology 2001；33：464-70.
21) 巌　康仁，ほか．肝機能障害．臨床外科 2017；72：150-6.
22) Teh SH, et al. Risk factors for mortality after surgery in patients with cirrhosis. Gastroenterology 2007；132：1261-9.
23) Sarin SK, et al；APASL ACLF Working Party. Acute-on-chronic liver failure：Consensus recommendations of the Asian Pacific Association for the Study of the Liver（APASL）2014. Hepatol Int 2014；8：453-71.
24) Moreau R, et al. Acute-on-chronic liver failure is a distinct syndrome that develops in patients with acute decompensation of cirrhosis. Gastroenterology 2013；144：1426-37.
25) 持田　智，ほか．我が国における「急性肝不全」の概念，診断基準の確立―厚生労働省科学研究費補助金（難治性疾患克服研究事業）「難治性の肝・胆道疾患に関する調査研究」班，ワーキンググループ-1，研究報告．肝臓 2011；52：393-8.
26) 持田　智．劇症肝炎に関する研究．厚生労働省科学研究費補助金（難治性疾患克服研究事業）「難治性の肝・胆道疾患に関する調査研究」班，平成23-25年度総合報告書．2014．p.29-44.
27) 杉原潤一，ほか．わが国における劇症肝炎の予後予測と肝移植の適応に関する多施設研究．肝臓 2001；42：543-57.
28) 市田隆文．脳死肝移植レシピエント適応評価基準，登録基準の変更．消化器・肝臓内科 2017；1：514-9.
29) 内木隆文，ほか．劇症肝炎における新たな肝移植ガイドライン作成の試み．日腹部救急医会誌 2009；29：617-22.
30) 中山伸朗，持田　智．肝移植適応ガイドラインの改変―高精度の予後予測システムの開発．日消誌 2015；112：840-7.
31) 滝川康裕，片岡晃二郎．急性肝障害の劇症化（昏睡発現）予知．日消誌 2015；112：822-8.

[急性肝不全]

2章

急性肝不全の治療

2-1 急性肝不全に対する薬物療法

はじめに

- 急性肝不全(acute liver failure：ALF)における臓器障害を理解し，病態に応じた薬物療法を行うことが重要である．
- 劇症肝炎においては，脳症の進行が予測できないため血漿交換や持続血液濾過透析の臓器サポートを行うと同時に，要因となっている病態の診断を行い，肝移植のタイミングを見極めることが治療をしていくうえで重要である．
- 急性肝不全は予後不良であり，薬物療法にて改善が認められない場合は肝移植が考慮される．

1 急性肝不全の分類

- 急性肝不全の病態は，急激に全身状態が増悪する"劇症肝炎(fulminant hepatitis)"と，慢性肝炎の状態からなんらかの要因で急性肝不全に至る"Acute on chronic"に分類される．
- 劇症肝炎は要因不明なことが多く，その分類は各国で異なる．イギリスの

> **ここがポイント**
> 急性肝不全は劇症肝炎とAcute on chronicに分類される

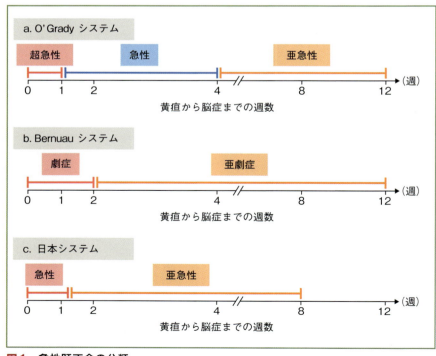

図1 急性肝不全の分類

(Bernal W, et al. N Engl J Med 2013；369：2525-34[1]より)

O'Gradyらは黄疸から肝性脳症（hepatic encephalopathy；以下，脳症）までの週数が1週間を超急性，1週から4週までを急性，4週から12週までを亜急性と分類しているが，アメリカのBernuauらは，黄疸から脳症までの週数が2週間を劇症，2週から12週までを亜劇症と分類している．日本では，黄疸から脳症までが10日までを急性と定義し，10日以降から8週までを亜急性と定義している（**図1**）[1]．

● 劇症肝炎の要因に関しては，日本では他国に比較してアセトアミノフェンによる劇症肝炎の頻度が少なく，ウイルス性肝炎が要因となっている場合が大

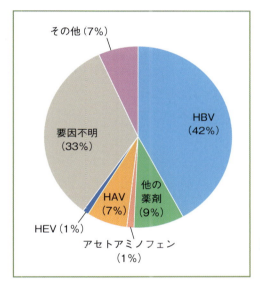

図2 日本における劇症肝炎の要因
（Sugawara K, et al. J Gastroenterol 2012；47：849-61[2] より）

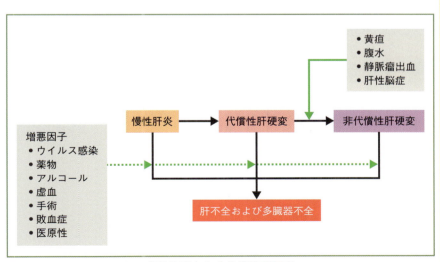

図3 Acute on chronic：慢性肝炎から非代償性肝硬変へ
肝障害のどの時期（慢性肝炎，代償性肝硬変，非代償性肝硬変）においても増悪因子（ウイルス感染，薬物，アルコール，虚血，手術，医原性，敗血症など）により肝不全へ至る．
（Bernal W, et al. Lancet 2015；386：1576-87[3] より）

部分である（HBV 42%，HAV 7%，HEV 1%）．要因不明が約1/3に認められ，その他の要因として，薬剤や代謝性疾患も要因となっている（図2）[2]．

- Acute on chronicは基礎疾患としてC型肝炎や代謝異常（Wilson病），原発性胆汁性肝硬変，原発性硬化性胆管炎が存在しており，ウイルス感染，薬物，アルコール，虚血，手術などの侵襲を契機に肝不全が進行し，全身状態が増悪する（図3）[3]．

▶HBV：hepatitis B virus（B型肝炎ウイルス）

▶HAV：hepatitis A virus（A型肝炎ウイルス）

▶HEV：hepatitis E virus（E型肝炎ウイルス）

2 急性肝不全の診断と治療

- 急性肝不全の治療アルゴリズムを図4に示す．意識レベルの低下，凝固異常（PT低下），最近の肝障害のエピソードがある場合には，急性肝不全を念頭におくことが診断のうえで重要である．意識障害の患者において，初期診断では見落とされる可能性が高いが，急性肝不全を考慮することは重要である．臨床症状は敗血症性ショックに類似するため同様に対応する必要性がある．診断において肝硬変を除外することが重要である．

- ICU入室後は，重症度を評価するとともに，肝不全の要因が何であるかについて病歴の再調査および血液検査，生化学検査，凝固検査を頻回に行い，急速に進行する病態に対応していく．

アドバイス
意識障害の患者をみたら急性肝不全を考慮する

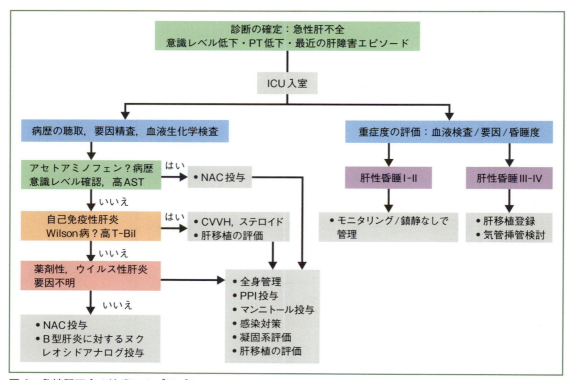

図4　急性肝不全の治療アルゴリズム
PT：プロトロンビン時間，NAC：N-アセチルシステイン，CVVH：持続的静静脈血液濾過，PPI：プロトンポンプ阻害薬．

- 意識レベルの急激な変化に備えて，鎮静薬は極力使用しない．脳症I-II度の場合はモニタリングで構わないが，脳症III-IV度の場合には誤嚥性肺炎を引き起こす可能性もあるため，鎮静薬を使用して気管挿管も検討する．要因に関して，アセトアミノフェンまたはHBV感染，他の薬物の可能性を考慮し除外を行うと同時に，N-アセチルシステイン（N-acetylcysteine：NAC）の投与を検討する．改善が認められない場合は，常に肝移植の選択肢を念頭におき，コンサルトまたは評価を行うことが重要である[4]．

3 急性肝不全における臓器別の臨床症状と対処法[2]（表1）

a—脳

- 脳症や脳浮腫，頭蓋内圧亢進が認められ，意識障害や昏睡，痙攣を生じる．
- 脳症I-II度では基本的にモニタリングを行い，体温や電解質を正常に管理する★1．可能な限り鎮静薬は最小限にして管理を行う．

★1
- Na：脳症Ⅳ度では気管挿管の検討
- $PaCO_2$：<30 mmHgまたは>45 mmHgを避ける
- 血清Na：ターゲット140〜150 mmol/L

表1 急性肝不全における臓器別の臨床症状と対処法

臓器	臨床症状	対処法
脳	肝性脳症	体温管理 低Naの対応
	脳浮腫	脳症Ⅳ度：気管挿管の検討 $PaCO_2$：<30 mmHgまたは>45 mmHgを避ける 血清Na（ターゲット140〜150 mmol/L）
	頭蓋内圧亢進	浸透圧利尿薬（マンニトールまたは高張生理食塩水） 体温管理 レスキュー（インドメタシンまたはチオペンタール投与）
肺	急性肺障害，RDS	抗菌薬投与（誤嚥性肺炎） 人工呼吸サポート
心臓	高拍出状態，潜在性心筋障害	輸液負荷/昇圧薬の使用
肝臓	代謝機能消失 糖新生低下→低血糖 乳酸クリアランス低下→乳酸アシドーシス アンモニアクリアランス低下→高アンモニア血症 合成能低下→凝固異常	凝固因子補充，アルブミン透析
膵臓	膵炎（アセトアミノフェン中毒関連は高頻度）	
副腎	低血圧関連のグルココルチコイド産生低下	相対的副腎不全に対する少量ステロイド
腎臓	肝腎症候群に伴う機能低下	透析サポート
骨髄	機能低下（ウイルス感染では高頻度）	
白血球	免疫抑制に伴う機能低下	
門脈圧亢進	亜急性肝不全または慢性肝障害患者（Acute on chronic）で高頻度	
全身の炎症反応	高エネルギー消費または嫌気性代謝の亢進	

RDS：呼吸促迫症候群．

- 脳症III-IV度では気管挿管を検討する．鎮静薬に関しては短時間作用性のプロポフォール，または鎮痛薬としてフェンタニル投与を検討する．どの鎮痛・鎮静薬が優れているかに関してエビデンスは存在していない．

b — 肺機能

- 脳症が進行した場合には誤嚥性肺炎を疑い，予防的抗菌薬の投与を考慮する．炎症による呼吸促迫症候群（respiratory distress syndrome：RDS）を生じることもあり，酸素化増悪の際には注意が必要である．脳症に対しては，人工呼吸器による呼吸サポートを行い，$SpO_2 < 94$の低酸素血症を回避し，$PaCO_2$は< 30 mmHgまたは> 45 mmHgを避ける．

> **アドバイス**
> $SpO_2 < 94$の低酸素血症を回避し，$PaCO_2 < 30$ mmHgまたは> 45 mmHgを避ける

c — 心臓

- 脳症に対して過度の高血圧や低血圧は避ける．敗血症性ショックの循環動態と類似し高心拍出量を呈するため，昇圧薬が必要な場合はノルアドレナリン投与を検討する．
- 低アルブミン血症や血管透過性が亢進した状態で高心拍出量を生じていることが知られているが，低血圧の場合の第一選択は血管収縮薬である．ノルアドレナリンは高用量になると臓器血流を増悪させ腸管血流を低下させて壊死に陥る可能性が報告されている．ノルアドレナリン不応性の場合は，バソプレシンを少量（0.01〜0.04単位/kg/時）投与することを検討する．
- 輸液管理では過度の脱水を避ける．血管内脱水を示唆することが多いが，過度の輸液も呼吸不全や心不全を起こしやすいため注意が必要である．

> **ここがポイント**
> 低血圧の第一選択は血管収縮薬

d — 肝臓

- 代謝機能消失から糖新生低下による低血糖を生じるため，急性期には頻回に血糖検査を行い，低血糖を回避する．
- 乳酸クリアランス低下も生じるため，乳酸アシドーシスを呈するとともに，アンモニアクリアランス低下から高アンモニア血症を併発し意識障害を引き起こす．対応として持続血液透析濾過やアルブミン透析を検討する．
- タンパク合成能低下から凝固異常が引き起こされ，容易に出血系合併症を併発するので，凝固因子の補充が必要とされる．

e — 腎臓

- 肝腎症候群による腎機能障害により，急性腎傷害を併発する．アシドーシスの増悪や尿量低下により溢水が生じた場合には，早期に透析サポートを検討する．
- 急性肝不全における高用量の持続血液透析濾過が，予後を改善させるというエビデンスは乏しいが，意識障害が急激に増悪した場合にはサポートを検討する[5]．

f ― 膵臓

- アセトアミノフェンやA型肝炎による肝不全で，急性膵炎の合併が報告されているが，治療法に関しては対症療法が中心で，蛋白分解酵素阻害薬の併用が予後を改善するというエビデンスは存在していない[6]．

4 劇症肝炎の薬物療法：病態からのアプローチ

a ― アセトアミノフェンによる劇症肝炎

- アセトアミノフェンが肝臓に蓄積することにより肝細胞の破壊が生じて肝不全が発生すると報告されており，血中濃度の測定が重要である．N-アセチルシステイン（NAC）がアセトアミノフェンの解毒薬として使用されている．イギリスのKings大学が肝移植の適応に関する基準を作成しており，治療薬としてのNACは重要な役割を果たしている．

■ N-アセチルシステイン（NAC）

- NACはグルタチオンの前駆物質で，抗酸化作用を示すアミノ酸である．1979年にアセトアミノフェン過量投与による肝障害に対して有効であることが報告され，有効かつ安全な治療法の一つとして使用されてきた．
- 薬理作用：①肝臓におけるグルタチオン酸を再活性化し，障害された肝細胞において酸素運搬や消費のバランスを改善させる．また，②抗酸化作用として，肝障害に伴うミトコンドリア由来のフリーラジカルによる酸化ストレスが発生することによる障害から保護する働きや，③血管平滑筋の拡張や，血管の硝酸耐容性を回復させることで，酸素運搬や血行動態の改善をもたらすことが知られている．④白血球走化性を抑制することによる抗炎症作用も報告されている．
- 用法：肝障害の診断が明らかになり次第早期に投与したほうがよいとされているが，診断が遅れた場合も投与の適応は考慮されるべきである．投与期間は3〜7日間で，初期投与量は1時間以上かけて150 mg/kg投与し，次の4時間で12.5 mg/kgを投与して，その後は6.25 mg/kg/時で維持する[7]．
- 適応：アセトアミノフェン中毒による肝障害だけでなく，その他の薬剤に伴う肝障害においても，肝移植なしでの生存率や臓器障害の程度，病院滞在日数を改善する可能性が報告されており，適応は拡大傾向にある．

> **ここがポイント**
> アセトアミノフェンによる劇症肝炎にはN-アセチルシステインが有効

b ― 自己免疫性肝炎による劇症肝炎

- 頻度としては多く認められないが，要因不明の劇症肝炎において，抗核抗体など自己抗体が陽性になった場合に考慮すべき疾患の一つである．診断には肝生検が有用であるが，肝不全を呈した場合には診断が困難であるのが現状である．
- ステロイドが有用な治療法であることが知られており，急性増悪時にはパルス療法（メチルプレドニゾロン10〜20 mg/kg/日）が施行されることもある

> **ここがポイント**
> 自己免疫性肝炎による劇症肝炎ではステロイドが有用な治療法

- がエビデンスは乏しい．
- 免疫抑制薬のアザチオプリン併用の有効性に関して，症例報告レベルでは散見するが，前向き比較研究は存在していない[8]．

c ― B型肝炎による劇症肝炎

- 近年は減少傾向であるが，急激に肝不全を呈した場合に考慮すべき疾患の一つである．診断と同時に抗ウイルス薬の投与を施行する[9]．

▶ B型肝炎に対する核酸系逆転写酵素阻害薬（エンテカビル〈バラクルード®〉）

- アジア諸国やアメリカでは，B型肝炎による急性肝不全の頻度は多く，考慮すべき疾患の一つである．免疫抑制中や抗悪性腫瘍薬による治療中にB型肝炎の活性化が生じると予後が不良であることが知られている．B型肝炎に対する核酸系逆転写酵素阻害薬エンテカビル（バラクルード®）が治療薬として使用されているが，予防薬としての使用に関するエビデンスは乏しい．

d ― 薬剤による急性肝不全

- アセトアミノフェン以外の薬剤による肝障害に対して，ステロイドとウルソデオキシコール酸を併用することにより，急性期における肝酵素やビリルビンの低下を促進することが報告されている[10]．

▶ ウルソデオキシコール酸（ウルソ®）

- ウルソ®は腸内微生物に代謝された二次胆汁酸であり，胆汁の流出を促進し肝機能を改善する特徴が知られている．急性肝不全における使用は，エビデンスは低いものの，急性期における薬物性肝障害に対して安全に使用され，肝酵素やビリルビンの低下が報告されている．

5 急性肝不全の薬物療法：臓器障害の観点から

a ― 肝性脳症の薬物療法

- 脳症は，血清アンモニア濃度上昇や代謝異常に伴う薬物代謝遅延および有毒物質（尿素窒素）貯留による脳浮腫が要因とされている．羽ばたき振戦，せん妄，痙攣，昏睡などを示し，意識状態が増悪していく．せん妄状態の際に鎮静薬が必要となることがあるが，脳波の適正な評価や肝移植適応の判定基準に意識レベルが重要な役割を果たすため，鎮静薬は最小限に使用すべきである．
- 脳浮腫や頭蓋内圧亢進は急性肝不全における致命的な合併症として知られている．

▶ 脳浮腫

- 脳浮腫の要因は星細胞腫脹による細胞壊死が引き金となって発生し，血中および脳内のアンモニア濃度の上昇が関与していることが報告されている．急性肝不全においては，急性炎症の要因も加わり星細胞の腫脹および脳浮腫に関与することも考慮に入れるべきである．

> **ここに注意**
> 肝移植適応の判定基準に意識レベルが重要なので鎮静薬は最小限に使用

- アンモニア濃度の上昇により，酸化/ニトロ化のシグナル伝達やミトコンドリア透過性遷移のシグナル伝達，NF-κB（nuclear factor-κB）活性化のシグナル伝達が活性化することで，星細胞の腫脹が引き起こされることが報告されている．これらのシグナルが，Na^+やK^+，Cl^-，スルホニルウレア受容体1やアクアポリン4のイオントランスポーターに作用して，細胞イオンや水分恒常性の攪動を引き起こし，星細胞の腫脹から脳浮腫に至る[11]．

頭蓋内圧亢進

- 急激に血清アンモニアレベルの上昇150〜200 μmol/L（255〜344 μg/dL）が認められた場合に頭蓋内圧亢進および脳症の増悪が認められる．慢性肝障害では代償機構が機能しているので，同様の数値では意識障害は認められないが，急性肝不全では血清アンモニアレベルと意識レベルに相関関係が指摘されている．
- したがって血中アンモニア濃度を下げる治療として，ネオマイシンのような非吸収性の抗生物質使用に関するエビデンスは乏しい．
- L-オルニチン-L-アスパラギン酸はアンモニアを筋肉内のグルタミンへ解毒する作用をもつことが知られているが，大規模前向き研究で血中のアンモニア濃度を下げず，脳症の改善も認められないという結果が得られ，使用に関するエビデンスは乏しいのが現状である．
- 重度の脳症を有する患者において，鎮静薬の使用や予防的浸透圧の低下作用が，頭蓋内圧を下げる有効な方法として知られているが，高張食塩水は頭蓋内圧亢進を遅らせることが報告されている[12]．

体温管理，利尿管理

- 高度脳症に対する34℃の予防的低体温管理に関するエビデンスは乏しいが，高熱を避けて35〜36℃の通常体温で管理をすることが望ましいとされている．
- 免疫維持や筋肉の崩壊を防ぐ目的で栄養管理が重要であるが，血清アンモニア濃度上昇や頭蓋内圧亢進に注意して短期間1.0〜1.5 g/kgのタンパク制限食を行い，タンパク負荷を最小限にする．

脳症に対する薬物療法のまとめ

1. 高アンモニア血症→ラクツロース
- 腸管の動きを促進することで，腸内細菌叢から産出されたアンモニアを体外へ排出させる．

2. 意識障害→分枝鎖アミノ酸投与
- 芳香族アミノ酸が代謝異常により蓄積し，肝性脳症増悪の要因となるため分枝鎖アミノ酸投与により改善が見込まれる．

3. 脳浮腫対策→グリセオール，マンニトール，ステロイド
- 浸透圧利尿薬であるグリセオールまたはマンニトールが使用されるが，投与量には注意が必要である．ステロイドも脳浮腫を軽減させる可能性が報告されているが，エビデンスは乏しい．

4. 脳保護作用→チオペンタール
- 肝性昏睡で脳症IV度を呈する場合に，脳代謝抑制作用のあるチオペンター

> **アドバイス**
> 鎮静薬，高張食塩水が頭蓋内圧亢進を改善する

> **Topics** 脳症に対する新たな治療戦略
>
> 動物実験で脳症に対する有効性が報告されている薬物療法をあげる．
> 1. ミノサイクリン（ALFラットモデル）
>   リポポリサッカライドにより神経の炎症を抑制することで，脳のミクログリア細胞活性化を抑制して，脳症や脳浮腫の進行を抑える[13]．
> 2. NMDA受容体拮抗薬（ALFラットモデル）
>   高アンモニア血症における障害で，酸化ストレスの活性化を制御することにより，活性酸素種（reactive oxygen species：ROS）の産出を低下させ，脳波の活動性や頭蓋内圧を制御する[14]．
> 3. エンドトキシン除去（ブタALFモデル）
>   アルブミン置換透析によりエンドトキシンを除去することで，生存率や頭蓋内圧の低下による改善が認められたことが報告されているが，ヒトでの実績は報告されていない[15]．
> 4. 新たな抗炎症薬
>   炎症の抑制は脳のアンモニアに対する感受性を低下させ，脳浮腫を軽減する可能性が指摘されているが，同時に肝細胞再生の初期段階における炎症促進作用を抑制する可能性も指摘されており，使用に関しては現在も結論が出ていない．免疫機能に関与する顆粒球コロニー刺激因子（G-CSF）の使用（好中球の食細胞機能の改善）や，TLRをターゲットにした抗炎症薬の急性肝不全における脳症予防への有用性が検討されているが，現在も結論は出ていない[16]．

▶NMDA：
N-methyl-D-aspartate

▶G-CSF：
granulocyte-colony stimulating factor

▶TLR：
Toll-like receptor（Toll様受容体）

ル（ラボナール®）が使用されてきたが，蓄積作用の問題があり有害である可能性も報告され，現在では使用されていない．

5. 頭蓋内圧亢進→インドメタシン（NSAIDs）

- 脳浮腫に対して高張食塩水またはマンニトールを使用しても効果が乏しいときに考慮される．血管内皮細胞のシクロオキシゲナーゼ活性を抑制することで脳血管収縮を誘導し，体温や細胞外のpHに作用して頭蓋内圧を下げることが報告されているが，副作用★2も多いため使用には注意が必要である[17]．

★2
腎毒性，胃腸障害，血小板機能低下などの副作用がある．

b ― 門脈圧亢進に伴う胸水・腹水増加に対する薬物療法

■ 門脈圧を下げる作用→β遮断薬

- 門脈圧亢進に伴う症状として，消化管出血や胸腹水の貯留があげられるが，門脈圧を下げる薬物として，β遮断薬が有用であることが報告されている．急性増悪時の使用に関してエビデンスは低いが，消化管再出血の予防に使用することの有用性が報告されている[18]．

ここがポイント
消化管出血/胸水貯留にβ遮断薬が有用

■ 消化管出血の予防→H_2遮断薬，PPI

- 肝不全における消化管出血の予防やストレス潰瘍予防のプロトンポンプ阻害薬（PPI）またはH_2遮断薬の使用エビデンスは乏しい．

▶PPI：
proton pump inhibitor

c ― 肝不全における予防的抗菌薬の使用

- 急性肝不全の病態は敗血症性ショックに類似しており，全身の炎症から脳症の増悪につながることから，予防的に広域抗菌薬および抗真菌薬を投与することが検討されるが，エビデンスレベルは高くない[19]．感染によるAcute on chronicで状態不良になった場合はとくに予防的抗菌薬投与は推奨されるが，使用する場合も肝腎機能が低下しているため投与量には注意が必要である．

> アドバイス
> 予防的広域抗菌薬，抗真菌薬の投与では投与量に注意

d ― 肝腎症候群に伴う腎保護戦略

ドパミン，ハンプ®の使用

- 少量のドパミンは，腎血流を確保することで尿量を増加させる作用が報告されているが，肝腎症候群に伴う腎保護に関するエビデンスは存在していない．
- カルペリチド（ハンプ®）は，輸入細動脈を拡張することで腎血流を保つことが報告されているが，肝不全に伴う腎機能保護作用に関するエビデンスは存在しない[20]．

（松﨑　孝，森松博史）

文献

1) Bernal W, Wendon J. Acute liver failure. N Engl J Med 2013；369：2525-34.
2) Sugawara K, et al. Acute liver failure in Japan：Definition, classification, and prediction of the outcome. J Gastroenterol 2012；47：849-61.
3) Bernal W, et al. Acute-on-chronic liver failure. Lancet 2015；386：1576-87.
4) Lee WM. Recent developments in acute liver failure. Best Pract Res Clin Gastroenterol 2012；26：3-16.
5) Shinozaki K, et al. Blood purification in fulminant hepatic failure. Contrib Nephrol 2010；166：64-72.
6) Haffar S, et al. Frequency and prognosis of acute pancreatitis associated with fulminant or non-fulminant acute hepatitis A：A systematic review. Pancreatology 2017；17：166-175.
7) Chughlay MF, et al. N-acetylcysteine for non-paracetamol drug-induced liver injury：A systematic review. Br J Clin Pharmacol 2016；81：1021-9.
8) Liberal R, et al. Autoimmune hepatitis：From mechanisms to therapy. Rev Clin Esp 2016；216：372-83.
9) Lee WM. Recent developments in acute liver failure. Best Pract Res Clin Gastroenterol 2012；26：3-16.
10) Wree A, et al. Steroid and ursodesoxycholic Acid combination therapy in severe drug-induced liver injury. Digestion 2011；84：54-9.
11) Rama Rao KV, et al. Brain edema in acute liver failure：Mechanisms and concepts. Metab Brain Dis 2014；29：927-36.
12) Murphy N, et al. The effect of hypertonic sodium chloride on intracranial pressure in patients with acute liver failure. Hepatology 2004；39：464-70.
13) Jiang W, et al. Minocycline attenuates oxidative/nitrosative stress and cerebral complications of acute liver failure in rats. Neurochem Int 2009；55：601-5.
14) Kosenko E, et al. Blocking NMDA receptors prevents the oxidative stress induced by

acute ammonia intoxication. Free Radic Biol Med 1999 ; 26 : 1369-74.
15) Lee KC, et al. A reproducible, clinically relevant, intensively managed, pig model of acute liver failure for testing of therapies aimed to prolong survival. Liver Int 2013 ; 33 : 544-51.
16) Manakkat Vijay GK, et al. Neutrophil toll-like receptor 9 expression and the systemic inflammatory response in acetaminophen-induced acute liver failure. Crit Care Med 2016 ; 44 : 43-53.
17) Shawcross DL, Wendon JA. The neurological manifestations of acute liver failure. Neurochem Int 2012 ; 60 : 662-71.
18) Ilyas JA, Kanwal F. Primary prophylaxis of variceal bleeding. Gastroenterol Clin North Am 2014 ; 43 : 783-94.
19) Scott TR, et al. Pathophysiology of cerebral oedema in acute liver failure. World J Gastroenterol 2013 ; 19 : 9240-55.
20) Kiser TH, et al. Treatment of hepatorenal syndrome. Pharmacotherapy 2009 ; 29 : 1196-211.

2-2 急性肝不全に対する人工肝補助療法（ALS）

はじめに

- 肝臓は，腸管から吸収した栄養物の代謝のほか，凝固因子を含めたタンパク合成と，薬物や有害物質の代謝・解毒・排泄をつかさどっている．
- ウイルスや薬剤などが原因で急激かつ広範に肝細胞が破壊される急性肝不全（acute liver failure：ALF）では，肝性昏睡/脳浮腫や出血をきたし死に至る．
- ALFは，十分な肝再生が起こらない限り，肝移植以外有効な治療法はない．
- 人工肝補助療法（artificial liver support：ALS）で脳症を改善させ，凝固因子を補充する治療は，肝再生まで，または肝移植までの橋渡し治療となる．
- 本項では，ALSの目的とその実際について解説する．

1 ALSの目的（表1）

- 脳症を伴うALFの最も信頼性の高い治療法は肝移植である．移植先進国では肝移植が治療の第一選択となるため，ALSは移植までの比較的短期間の橋渡し治療である．一方，わが国ではまず内科的治療を開始するが，生体肝移植の占める割合が高くドナー肝を迅速に確保するのは容易ではないため，比較的長期間ALSが必要となる[1]．
- ALF全体の45％は肝再生によって回復するため，この期間をALSで維持し，救命できればこれに越したことはない．
- 予後に影響する肝機能は，解毒能とタンパク合成能であり，ALFではアンモニア≧200μg/dLや意識障害，PT-INR≧1.5を呈する．解毒障害による肝性脳症に対するALSとして，血液浄化量を大幅に増加させたオンライン血液濾過透析（on-line hemodiafiltration：on-line HDF）[2,3]もしくは高流量持続血液濾過透析（high flow continuous hemodiafiltration：HF-CHDF）を行い，凝固因子は新鮮凍結血漿（fresh frozen plasma：FFP）投与か血漿交換（plasma exchange：PE）で補充する．

ここがポイント ALSは生体肝移植までの比較的長期間の橋渡し治療

ここがポイント 45％で肝再生が起こるため，ALSは肝再生までの橋渡し治療

▶PT-INR： prothrombin time-international ratio（プロトロンビン時間-国際標準比）

ここがポイント ALSの主体はon-line HDF/HF-CHDF

表1 急性肝不全（ALF）に対するALSのポイント

①ALSの目的は，解毒障害による肝性脳症の改善である
②ALSとして，浄化量を大幅に増加させたオンライン血液濾過透析（on-line HDF）や高流量持続血液濾過透析（HF-CHDF）が肝性脳症の改善に有効である
③凝固因子の補充は，新鮮凍結血漿の投与，または血漿交換で行う
④ただし，ALSには限界があるので，肝性脳症例においてはALS開始と同時に移植の準備を進める

2 on-line HDF，high flow CHDFの役割

- 1979年フランスのOpolon[4]は肝性昏睡症例にPAN膜を用いた血液濾過（HF）を施行したところ覚醒した．さらに1996年Yoshibaら[2]は中分子量物質までの除去効率が高いhigh performance membraneを用いたHDFを行い，約90％と高い覚醒効果が得られ，肝性昏睡物質は中枢神経系毒性の強い水溶性の中分子量物質と考えられてきた．
- その後，透析液流量の大幅増大でも覚醒が得られた[5]ことから，小分子量物質（脳浮腫増悪因子であるアンモニアやグルタミンなど神経伝達物質）の関与も考えられている．
- 血液浄化量を飛躍的に増加させたon-line HDFやHF-CHDFにより，肝性脳症が改善し覚醒することが明らかになってきた[6]．ただし，保険収載されている15L/日の血液浄化量ではあまりに少なく，肝性昏睡物質の除去を十分には行えない．
- 血液浄化膜には物質の選択性がないため，浄化量を増加させると生体にとって有益な物質も除去される．低リン血症や低マグネシウム血症，低カリウム血症など電解質異常に注意が必要である．

▶PAN：polyacrylonitrile（ポリアクリロニトリル）

ここがポイント❗ 肝性昏睡物質は小〜中分子量物質も考えられる

ここがポイント❗ 浄化量を大幅増加したon-line HDFやHF-CHDFは覚醒効果が高い

ここに注意❗ 浄化量増大による電解質異常に要注意

3 血漿交換（PE）の役割

- 凝固因子の補充にはFFP輸注が効果的である．PEでは投与したFFPの一部が破棄血漿に含まれるため，置換液量の割には補充効果は少ない．
- 通常PEは40単位約3.2LのFFPを用い，ビリルビンや胆汁酸，中・短鎖脂肪酸などアルブミン結合毒素（albumin binding toxin：ABT）を除去するが，血液浄化量が少ないため，肝性昏睡物質の除去効率は悪く，覚醒目的にPEを行うことは薦められない．
- FFP使用に伴う合併症として，FFPに添加されているクエン酸ナトリウム負荷による高ナトリウム血症や低カルシウム血症，代謝性アルカローシスがあげられる．
- PEは通常2時間程度で行うが，上記の合併症軽減と血管外プールの大きなABTの除去効率増加目的で24時間かけて行う方法（持続血漿交換：continuous PE：CPE）もある[7]．凝固因子活性は解凍後3時間で著しく低下するため，CPEを施行する場合，計画的にFFPを解凍し使用する．
- PT-INR補正にFFPの大量輸注を必要とし，血漿タンパク濃度が著高する場合は，PEによる調節が必要となる．

ここに注意❗ PEでは肝性昏睡からの覚醒を期待できない

4 急性肝不全に対するALSの実際

- ALSでは，脳症の改善（on-line HDF，HF-CHDF）[2,8,9]と凝固因子の補充（FFP静注，PE/CPE）を行う．脳圧が高い場合には，CPEのほうが脳圧への影響が少ない．

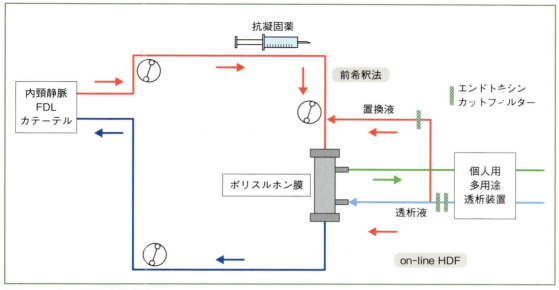

図1 on-line HDFの模式図

a―オンラインHDF[5]

- 個人用多用途透析装置を用い，透析液は2つのエンドトキシンカットフィルター（PEPA膜）を経て作製され，さらに置換液は透析液の約半量を別回路で第3のエンドトキシンカットフィルター（PEPA膜）を通して作製され，ポンプを用いて脱血側の血液回路内に前希釈法で投与する方法（図1）．通常のHDFやHF-CHDFに比べ，透析液/置換液のコストが大幅に抑えられる．
  ① ダイアライザー：高い透過性を有する高性能膜であるポリスルホン膜
  ② 透析液/置換液：透析液（AK-ソリタ®FL，もしくはカーボスター®）
  ③ 初期設定：血液流量（Q_B）＝300 mL/分，透析液流量（Q_D）＝450 mL/分，置換液流量（前希釈法，Q_S）＝250 mL/分
  ④ 1回浄化量：覚醒を得るまで体液量の3倍（実体重〈g〉×0.6×3 mL，例：50 kgで90 L），良好な覚醒が得られれば浄化量を2/3に減じ，意識清明が維持可能なら隔日施行し，施行間隔を広げALSなしで意識清明，PT-INR＜2.0が維持されれば離脱する．
  ⑤ 施行時間：6時間
  ⑥ 抗凝固薬：ナファモスタットメシル酸塩，プライミング量：30 mg，維持量：20〜40 mg/時
  ⑦ 注意点：Naの目標濃度；142〜154 mEq/L，140 mEq/L未満にならないようにする．浄化量を増加させると生体にとって有益な物質も除去される．低リン血症や低マグネシウム血症，低カリウム血症などの電解質異常に注意が必要である．

▶Q_B：blood flow rate
▶Q_D：dialysate flow rate
▶Q_S：substitution flow rate

⑧ メリット：① 大量の置換液を用いることで肝性脳症の原因とされる中分子量物質の除去効率がきわめて高い，② 透析液から置換液を作製することでコストが抑えられる，③ 前希釈法を用いることで，ダイアライザーの劣化や血液凝固による治療中の回路交換の頻度が低く，施行手技が簡便となった．

b―HF-CHDF

- 透析液/置換液として，on-line HDFとは異なり，市販の重炭酸緩衝液を透析濾過前/後の血液回路内に投与する前/後希釈法．透析液/置換液の費用が膨大にかかる．
  ① フィルター：ポリスルホン膜，PES（polyethersulfone）膜
  ② 透析液/置換液：重炭酸緩衝液（サブパック®-Bi，サブラッド®BSG），前希釈：3〜6L/時
  ③ 初期設定：$Q_B = 150\,mL/分$，$Q_D = 1.5\,L/時$，$Q_S = 1.5\,L/時$（浄化量：72L/日）
  覚醒しない場合，浄化量を5L/時，7.5L/時と増量する．
  ④ 抗凝固薬：ナファモスタットメシル酸塩：オンラインHDFと同量
  ⑤ 施行時間：連続施行

c―PE/FFP投与

- PEは凝固能の代償を主たる目的としてPT-INR≧2.0の場合に施行．1回40単位のFFPを使用し，治療翌日のPT-INR≧2.0の場合に再度PEを施行．
- PT-INR＜2.0の場合，PEをスキップしFFPを8〜10単位程度，輸注する．

5 ALSの限界と今後の展望

- ALSは解毒能障害に対してon-line HDF/HF-CHDFを，凝固因子はFFPの補充を行う．PEの主目的はFFPによる凝固因子の補充であって，肝性昏睡物質除去目的に効率の悪いPEを連日行うべきではない．
- RCTで予後改善の有効性が証明されたALSはないが，大量液置換のon-line HDF/HF-CHDFの覚醒効果は優れている．
- 現段階のALSは慢性腎不全に対する維持透析療法のように何十年にもわたって施行できる成熟した臓器補助療法ではない．肝再生や肝移植を待つ比較的短期間限定のため，ALS下の覚醒に囚われて肝移植のタイミングを逃さないことが重要である．
- 今後，iPS細胞などを用いて合成能と解毒能を併せもつ長期間安全に使用可能なALSの開発が待たれる．

ここに注意
ALS下の覚醒に囚われて肝移植のタイミングを逃さない

おわりに

- ALSによる救命は肝再生がみられない限り困難である．ALSは意識障害と出血傾向を改善させる対症療法であり，肝再生を待つ間，または肝移植まで

の間のbridge useとして役割を担う．適応を見極め，時期を逸することなく肝移植することも重要である．

（今泉　均）

文献

1) Inoue K, et al. Japanese-style intensive medical care improves prognosis for acute liver failure and the perioperative management of liver transplantation. Transplant Proc 2010；42：4109-12.
2) Yoshiba M, et al. Favorable effect of new artificial liver support on survival of patients with fulminant hepatic failure. Artif Organs 1996；20：1169-72.
3) Inoue K, et al. Plasma exchange in combination with online-hemodiafiltration as a promising method for purifying the blood of fulminant hepatitis patients. Hepatol Res 2008；38：S46-51.
4) Opolon P. High-permeability membrane hemodialysis and hemofiltration in acute hepatic coma：Experimental and clinical results. Artif Organs 1979；3：354-60.
5) 松田兼一，ほか．劇症肝炎と急性肝不全．一般社団法人日本アフェレシス学会，編．アフェレシスマニュアル改訂第3版．東京：学研メディカル秀潤社；2010．p.200-8.
6) 平澤博之，ほか．人工肝補助療法の現状と将来の展望―治療．肝胆膵 2001；42：485-95.
7) 今泉　均，ほか．急性肝不全に対する持続的血漿交換（CPE）の意義．集中治療 1997；7：735-42.
8) 荒田慎寿，ほか．急性肝不全に対するon-line hemodaifiltrationを用いた人工肝補助療法の確立．肝臓 2012；53：7-17.
9) 藤原慶一，ほか（厚生労働科学研究費補助金 難治性疾患克服研究事業「難治性の肝・胆道疾患に関する調査研究」班　劇症肝炎分科会　血液浄化法の有効性評価を目的としたワーキンググループ）．急性肝不全に対する人工肝補助療法についての提言―high-flow CHDF，on-line HDFによる覚醒率向上の認識とその全国標準化の必要性．肝臓 2014；55：79-81.

2-3 急性肝不全に対する肝移植

はじめに

- 急性肝不全（昏睡型）に対する肝移植は，緊急な準備，実施が必要である．
- 生体肝移植・脳死肝移植の選択肢があるが，それぞれの成立は容易とは限らない．
- 急性肝不全患者の救命には，疾患に対する十分な医学的知識，脳死肝移植登録制度に関する正しい知識が必要である．

1 急性肝不全に対する肝移植

a ― 国内の急性肝不全に対する肝移植の現況

- 日本肝移植研究会集計報告（表1）[1]によると2015年末までの国内総移植数は8,387例であり，死体移植が321例，生体移植が8,066例であった．このうち急性肝不全に対する移植は，脳死移植が67例，生体移植が762例．原因別では，脳死，生体とも不明が最多で，HBVが続いた．5年生存率は，脳死85.9％，生体70.9％で，内科的治療に比して肝移植は格段に良好である．
- 2010年7月17日に改正臓器移植法が施行された後，脳死下臓器提供数が増加したとされるが，脳死下肝臓提供は年間50例程度であり（図1）[2]，400〜500とされる年間生体肝移植数との差は歴然としている．急性肝不全は緊急に移植を必要とする病態であるが，国内で脳死移植登録を行っても臓器提供を受けられるか不確定である．患者が急性肝不全と診断される可能性がある場合には，生体・脳死肝移植両方の選択肢を念頭に戦略を立てる必要がある．

b ― 急性肝不全に対する生体肝移植

- 生体肝移植の実現には，生体ドナーが必要である．生体ドナーの適格基準は施設ごとに異なるものの，年齢，肝容積（レシピエントに必要な肝容積とドナー残肝容積），親族関係，健康状態などがあり，とくに自発的な臓器提供意思の表明が重要である（図2）．
- 緊急の状況下で，要件を満たす生体ドナーが存在するとは限らない．親族は突然容態を悪化させた患者の状態に平静を失っていることも少なくなく，ドナー術前検査を受けるか冷静に決断できる状態か慎重に見極める必要がある．レシピエント，ドナーの術前検査・評価を緊急に行える病院の体制があることも重要である．

▶HBV：
hepatitis B virus（B型肝炎ウイルス）

ここがポイント
肝移植の5年生存率は内科的治療より格段に良好

表1 国内で急性肝不全に対して行われた肝移植数と成績（初回移植，2015年末まで）

a) 肝移植数

	レシピエントの年齢		総数
	＜18歳	≧18歳	
● 死体肝移植			
急性肝不全	6	61	67
B型肝炎	1	19	20
薬剤性肝炎	0	9	9
自己免疫性肝炎	0	8	8
ウイルス性（非B型）肝炎	1	1	2
新生児ヘモクロマトーシス	1	0	1
不明	3	24	27
● 生体肝移植			
急性肝不全	245	517	762
B型肝炎	9	149	158
自己免疫性肝炎	2	37	39
薬剤性肝炎	2	38	40
ウイルス性（非B型）肝炎	13	17	30
新生児ヘモクロマトーシス	11	0	11
不明	206	271	477
その他	2	5	7

b) 生存率

	n	累積生存率（%）				
		1年	3年	5年	10年	15年
● 死体肝移植						
急性肝不全	67	90.9	89.2	85.9	85.9	
B型肝炎	20	80.0	80.0	71.1	71.1	
不明	27	100.0	96.2	96.2		
● 生体肝移植						
急性肝不全	762	75.9	72.4	70.9	68.4	66.9
B型肝炎	158	78.8	74.7	73.3	72.5	72.5
薬剤性肝炎	40	74.9	74.9	71.9	68.5	68.5
自己免疫性肝炎	39	74.4	74.4	74.4	74.4	63.7
ウイルス性（非B型）肝炎	30	62.5	62.5	62.5	62.5	62.5
新生児ヘモクロマトーシス	11	90.9	90.9	90.9	90.9	
不明	477	75.1	71.2	69.1	66.2	64.2

（日本肝移植研究会．移植 2016；51：145-59[1]）より急性肝不全に対する肝移植症例の集計を抜粋して作成）

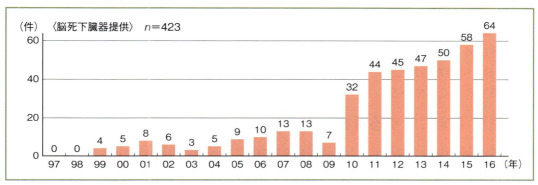

図1　国内の脳死下臓器提供件数（1997年10月16日～2016年12月31日）：肝臓以外の臓器も含む（日本臓器移植ネットワーク発表）

（日本臓器移植ネットワーク[2]より）

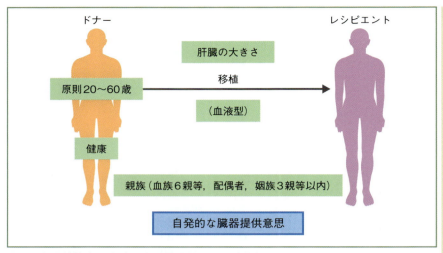

図2 慶應義塾大学病院の生体肝移植ドナー適格基準
生体ドナー基準は施設によって若干の相違がある．血液型は，緊急の肝移植においては一致もしくは適合が望ましい．

c ― 急性肝不全に対する脳死肝移植

- 脳死肝移植の実施施設は認定制であり，2017年8月現在，国内に25施設存在する（**図3**)[3]．ほぼ日本中に認定施設は存在するものの，脳死下臓器提供数は限られている（**図1**)．肝硬変患者より医学的緊急性が優先されているものの，病態の緊急性を考慮すると脳死肝移植が現実的な選択肢となるとは限らない．

- 脳死下臓器提供の優先順位を**表2**[4]に示すが，急性肝不全（昏睡型）は医学的緊急度10点に相当するとされている．緊急性が同点の場合には待機期間が考慮されるため，認定施設でのすみやかな登録が望まれる．登録に際しての肝移植適応は，新旧ガイドラインを参考とすることが多い．

- 認定施設での登録が完了しても，相当の待機期間が見込まれている．2011年10月に現在の医学的緊急度が導入されて以降，2014年5月31日までに国内で脳死肝移植を受けた106例のうち，移植までの待機期間は平均377日であった[5]．医学的緊急度別では，10点が33.3日といちばん短く，8点が468.9日，6点が1536.8日であった．2014〜2016年に限ると，10点患者の平均待機期間は20日まで短縮されたが，多数の待機患者が待機に耐えることができず待機期間中に死亡している．

▶肝移植適応の新旧ガイドラインについては1章「1-5 肝機能評価」の表3（p.48），表4（p.49）参照

 ここに注意
脳死肝移植の待機は緊急度最高の10点でも平均1か月以上となっている

d ― 急性肝不全に対する肝移植の戦略

- 急性肝不全（昏睡型）の内科的治療として免疫抑制療法，抗凝固療法，抗ウイルス療法，人工肝補助療法などによる集学的治療が行われているが，2010〜2012年の症例を対象にした厚生労働省班研究調査では，救命率は急性型で43.8％，亜急性型で24.3％，遅発性肝不全（late onset hepatic failure：

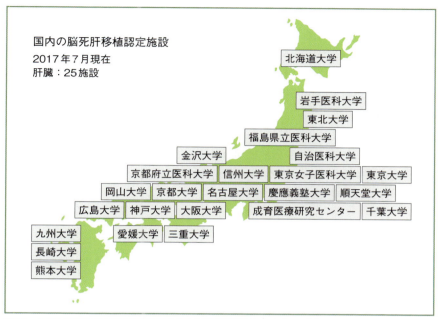

図3　国内の脳死肝移植認定施設（日本臓器移植ネットワーク）
認定施設は北海道から九州まで全国各地に存在する．
（日本臓器移植ネットワーク．移植施設一覧〈2017年06月02日現在〉[3]より）

表2　肝臓移植希望者（レシピエント）選択基準（優先順位部分抜粋）

予測余命	医学的緊急性
1か月以内	10点（急性肝不全〈昏睡型〉に相当）
1か月～3か月以内	8点（非代償性肝硬変ではChild-Pughスコア13点以上かつMELDスコア25点）
1か月～6か月以内	6点（非代償性肝硬変ではChild-Pughスコア10点以上）
6か月～1年以内	3点（現在は評価登録なし）
1年を越えるもの	1点（現在は評価登録なし）

2014年～
新規登録は6点以上が適応

急性肝不全昏睡型は医学的緊急度10点に相当するとされている．緊急性が同点の場合には待機期間が考慮される．
MELDスコア：model for end-stage liver disease score.
（日本移植学会．臓器移植ファクトブック2016[5]より．コメントを追加）

LOHF）では0％であった[6]．

- 内科的治療のなかで過量かつ長期の免疫抑制療法は移植の禁忌となる感染を発症させることにもつながる．また，人工肝補助療法を行ううえで必須となるブラッドアクセスを長期留置すると，カテーテル感染を併発することも珍しくない．効果的内科治療でありながら肝移植の禁忌事項を発生させないような管理を行うには，移植に精通した肝臓専門医が血漿交換（plasma exchange：PE）や持続血液透析濾過（continuous hemodiafiltration：CHDF）を常時行うことのできる環境で集中管理を行うことが望ましい．
- また，早期から移植医が介入し移植の成績，システム，費用，心得などを説明することも肝要である．患者自身が希望する，あるいは患者が脳症で判断

ここに注意

術前の免疫抑制療法により移植の禁忌となる感染を発症させない

できずとも家族が希望すれば，迅速に移植の準備を進めるべきである．
- 慶應義塾大学病院では，院外で急性肝不全を疑う患者発生の一報が入ると，できるだけ早い段階で患者・家族にインフォームド・コンセントを行い，移植の希望があるか確認している．希望者には，生体・脳死移植の両選択肢を提示し，生体ドナーの有無にかかわらず脳死肝移植の登録を前提にレシピエント検査を行っている．
- 自発的ドナー希望者が存在すれば早急かつ慎重なドナー検査を行い，適格となれば脳死肝移植登録が完了していても生体肝移植に切り替えることがある．高度な医学的知識と，迅速な検査・対応，患者・家族の心情をも十分に理解できる社会性の総合力が問われる究極の移植医療である．

2 肝移植の実際：症例提示

a ― 脳死肝移植にて救命した急性肝不全（昏睡型）の1例

- **症例：50代，女性**
- 発症から脳死肝移植までの時間経過を図4aに記す．発熱・嘔気・全身倦怠感などの感冒様症状を認め，市販の感冒薬を服用した．その後症状が改善しないため，1か月ほどして近医を受診，その際の血液検査でAST 1,127 IU/L，ALT 1,192 IU/Lと著明な肝機能障害を指摘され，翌日入院となった．入院後も肝機能は改善せず，プロトロンビン時間，血清アルブミン値が徐々に低下し，肝萎縮も認めたため，急性肝不全（非昏睡型）の診断で肝移植目的に当院に紹介された．前医受診35日後に当院に救急搬送された．
- 当院転院後に内科的治療を開始するとともに，肝移植の可能性を考慮して夫に生体・脳死肝移植について説明したところ，両選択肢を希望した．レシピエントは脳症Ⅱ度が出現し，急性肝不全（昏睡型）の診断となった．肝萎縮は著明で（図4b），肝移植ガイドラインのスコアリングは5点（死亡率74.7％，図4d）であった．
- 血清所見から自己免疫性肝炎の急性増悪が疑われた．夫のドナー術前検査を開始したものの，過去の手術歴により院内生体肝移植適応評価委員会からできる限り脳死肝移植による救命を目指すべきとの回答を得た．レシピエント検査の結果，明らかな禁忌事項は認めず，院内脳死肝移植適応評価委員会が適応と評価，さらに全国の脳死肝移植適応評価委員会も「適応あり，10点」（表2）と評価し，日本臓器移植ネットワークで登録が完了した．
- 慎重に全身状態を維持しながら，待機35日目にドナーが発生，脳死全肝肝移植を実施した（図4c）．手術時間451分，出血量50g，経過良好で軽快退院した．
- 前医での経過は比較的長期であったが，脳症発生前に紹介され比較的早期から移植の準備を開始できたこと，内科的な管理で脳死移植登録後35日間の待機ができたことが救命につながった．

▶スコアリングについては1章「1-5 肝機能評価」の表4（p.49）参照

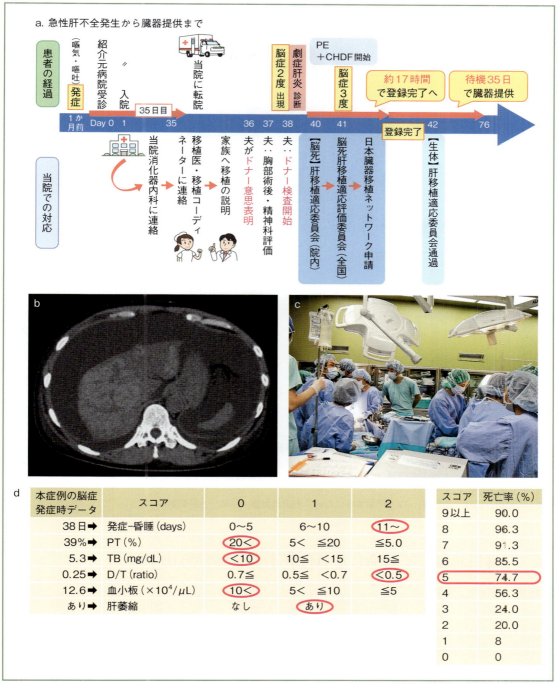

図4 脳死肝移植にて救命した急性肝不全（昏睡型）症例
a：時間経過．
b：CT上の肝萎縮．肝は地図上の所見，大量腹水，著明な肝萎縮を認める．脾腫など肝硬変を示唆する所見はない．
c：手術室の様子．提供された臓器をバックテーブル（左無影灯下）で準備しながら，レシピエント肝摘出（右無影灯下）を行う．
d：肝移植ガイドラインのスコアリング．
PE：plasma exchange，CHDF：continuous hemodiafiltration，PT：プロトロンビン時間，
TB：総ビリルビン，D/T：直接ビリルビン/総ビリルビン．

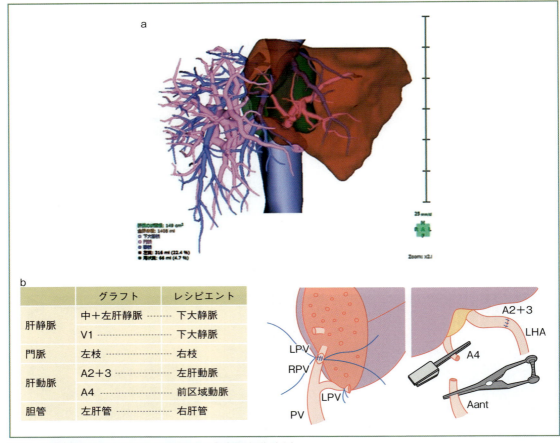

図5 生体肝移植にて救命した急性肝不全（昏睡型）症例
a：左葉グラフトの術前シミュレーション．
b：脈管吻合．レシピエントの門脈はLPV，RPVで切離．LPVは結紮．RPVとグラフトのLPVを端端吻合する．
LPV：左門脈，RPV：右門脈，PV：門脈本幹，Aant：前区域動脈，LHA：左肝動脈．

b — 生体肝移植にて救命した急性肝不全（昏睡型）の1例

▶ 症例：60代，女性

- 当院へ来院する5日前に自宅で倒れているところを発見され，近医に救急搬送された．総ビリルビン8.8mg/dL，直接ビリルビン/総ビリルビン比0.53，プロトロンビン時間測定不能などのデータから胆道感染による重症感染症を疑い外科的処置を施されたが，術後も意識障害，プロトロンビン時間の改善を認めず，肝萎縮を認めたことから急性肝不全（昏睡型，原因不明，肝移植適応新ガイドラインスコア7点）の診断に至り，当院に転院となった．
- 内科にて人工肝補助療法をはじめとする急性肝不全治療を実施．外科では肝移植の可能性を考え準備を開始した．脳死肝移植は，「肝臓移植のレシピエントの適応基準」でレシピエント年齢は60歳未満が望ましいとされている[4]★1ことから積極的に勧めなかった．血液型一致の36歳次男が自発的な

★1
不足する国内の脳死下臓器提供の現況を鑑み，「肝臓移植のレシピエントの適応基準」にはレシピエントの年齢条件が設けられている．

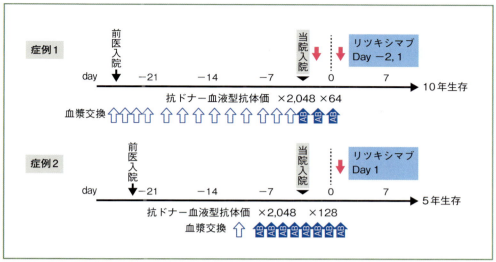

図6 生体肝移植にて救命した急性肝不全(昏睡型)の2症例
症例1(56歳,男性)は慢性B型肝炎の急性増悪であり,症例2(38歳,女性)は薬剤性肝炎症例である.2例とも前医で血漿交換を開始されていた.

臓器提供意思を示し,至急ドナー術前検査を行った.肝容積評価シミュレーション上(図5a)過小グラフト(尾状葉つき左葉グラフト,グラフト重量レシピエント体重比[★2] = 0.66)ながら院内適応委員会にて転院後6日目に適格と判断された.

- 肝は経時的に萎縮,検査所見の改善も認めなかったため,内科的救命は困難と判断し,転院後8日目に次男をドナーとする生体肝移植を施行した(図5b).手術時間1,093分,出血量3,500g,術後経過は良好で術後46日目に退院,約1年で復職した.
- 60代の症例で,当初から生体肝移植による救命を念頭に進めた.幸運にも適格生体ドナーが存在し当院へ搬送後8日目の生体肝移植が実現した.救命限界のタイミングで移植を施行しえた症例である.

3 急性肝不全に対するABO血液型不適合成人生体肝移植

- 血液型一致または適合の生体ドナーが不在,脳死下臓器提供も望めないという状況で,緊急の血液型不適合成人生体肝移植は可能なのか十分な検討はなされていない.待機的血液型不適合成人生体肝移植の成績は飛躍的に向上している[7].成績向上の鍵は,術前2〜3週に投与する必要があるとされるリツキシマブである.緊急移植では,このリツキシマブをはじめ術前の処置が不十分となる可能性があり,国内での実施例はきわめて限られている.
- 慶應義塾大学病院は,1998年から待機的血液型不適合成人生体肝移植を門脈注射(以下,門注)療法を駆使することで積極的に実施してきた経験のなかで,急性肝不全に対する緊急血液型不適合成人生体肝移植を実施した経験

★2
当施設は,グラフト重量レシピエント体重比<0.7を過小グラフトと定め,適応を慎重に決定している.ドナー年齢,レシピエント全身状態などを加味し総合的に適応を決定している.

ここがポイント
リツキシマブの導入により生体移植の成績は飛躍的に向上した

> **Column** 緊急成人血液型不適合移植
>
> 　成人血液型不適合移植は，1990年代には禁忌とされていた．レシピエントがもつ抗ドナー血液型抗体が抗体関連拒絶を引き起こし，短期間にグラフト不全におとしいれることが知られていた．血液型不適合のバリアを越えるために，1998年Tanabeらはいわゆる「門注療法」を考案した[8]．グラフト局所の激しい「single organ DIC」を制御するため，プロスタグランジンE_1，メチルプレドニゾロン，ガベキサートメシル酸塩の3剤を門脈より注入するもので，この門注療法の登場によってそれまで原則禁忌とされていた血液型不適合肝移植の成績が比較的良好となった．2003年以降，B細胞表面に発現するCD20抗原に特異的に結合し，形質細胞に分化する手前のB細胞を破壊・枯渇させることによって抗体産生能を低下させるリツキシマブが導入され，血液型不適合肝移植の成績は飛躍的に向上した[9-11]．しかし，緊急に血液型不適合移植を行うことは現在も一般的ではない．

が2例ある（図6）．
- 症例1（56歳，男性）は，慢性B型肝炎の急性増悪，症例2（38歳，女性）は，薬剤性肝炎症例である．2例とも前医で血漿交換を開始されていた．
- 症例1は，当院へ搬送時の抗ドナー血液型抗体（IgG）が2,048倍と筆者らの術前目標値である128倍を上まっていたため，−2病日にAB型新鮮凍結血漿への変更を行った．
- 症例2では，前医入院中に抗体価が2,048倍と高値だったため，紹介元病院在院中からAB型新鮮凍結血漿への変更を行った．
- これらの結果，手術直前の抗ドナー血液型抗体価を両症例においてそれぞれ，2,048→64倍，2,048→128倍と目標抗体価以下にすることができた．リツキシマブ投与は，移植の適否を見極めた後に投与した結果，症例1で−2，1病日と直前後となり，症例2では術前の投与は行えず直後（1病日）のみの投与となった．術中・術後は，両例で門注療法を含む当科血液型不適合プロトコールを通常どおり施行した．
- こうした緊急症例では，非緊急症例に比し手術時の脾臓，リンパ節中のBリ

> **Column** 韓国の脳死肝移植
>
> 　日本より人口の少ない韓国は生体・脳死肝移植数とも日本を大きくリードしている．2015年をとってみると，日本の肝移植数は448例（うち脳死移植57例）であったが，韓国の肝移植数は1,398例（うち脳死移植456例）であった[12]．韓国の特徴は，年間100例以上実施するハイボリュームセンターがソウルに集中していることである．Asan Medical Centerでは439例（うち脳死移植69例），サムスン病院では105例（うち脳死移植33例），ソウル大学病院では144例（うち脳死移植54例），延世大学病院では103例（うち脳死移植52例）を実施している．急性肝不全患者にとっては，日本は世界でも最も緊急に肝臓を獲得することが困難な国といえるかもしれない．

ンパ球の残存比率が高い傾向を認めた．しかしながら，臨床的には全例で抗体関連拒絶を認めず，それぞれ術後10年，5年と長期生存し良好な成績である．
- リツキシマブの投与が直前でも2例の長期成績が良好な原因は不明であるが，急性肝不全の治療として術前に複数回の血漿交換がなされていたこと，門注療法を採用していたことなどが成績に影響を与えた可能性を考えている．

4 今後の課題

- 急性肝不全は緊急に肝移植を必要としうる病態であるものの，国内の脳死下臓器提供数は需要を満たすには程遠い数である．根本的な解決は脳死下臓器提供数の増加であり，一部の施設では提供数増加へ向けた努力も行われている[★3]．
- 限られた臓器のなかで急性肝不全患者を救命するには，急性肝不全のより正確な予後予測式を確立し，提供数に応じた分配制度の見直しを行っていく必要がある[4][★4]．また，内科医・外科医の緊密な連携と迅速な対応，患者家族への十分なインフォームド・コンセントも心がける必要がある．

（篠田昌宏，黒田達夫，北川雄光）

★3
日本の脳死下臓器提供数は世界でもダントツに少ない．2013年の脳死下臓器提供数は世界61か国中60位である[13]．

★4
脳死肝移植適応評価委員会では，脳死肝移植レシピエント適応評価基準，登録基準の変更を検討している．

文 献

1) 日本肝移植研究会．肝移植症例登録報告．移植 2016；51：145-59．
2) 日本臓器移植ネットワーク．http://www.jotnw.or.jp/datafile/index.html
3) 日本臓器移植ネットワーク．移植施設一覧（2017年06月02日現在）．https://www.jotnw.or.jp/jotnw/facilities/04.html
4) 市田隆文，ほか．わが国における脳死肝移植医療の現状と問題点．肝臓 2015；56：79-87．
5) 日本移植学会．臓器移植ファクトブック2016．http://www.asas.or.jp/jst/pro/pro8.html
6) 持田 智．劇症肝炎に関する研究．厚生労働省科学研究費補助金（難治性疾患克服研究事業）「難治性の肝・胆道疾患に関する調査研究」班．平成23-25年度総合報告書．2014．p.29-44．
7) 江川裕人，ほか．Rituximab投与ABO血液型不適合生体肝移植における安全性と有効性に関する後方視的調査研究．移植 2015；50：62-77．
8) Tanabe M, et al. Intra-portal infusion therapy as a novel approach to adult ABO incompatible liver transplantation. Transplantation 2002；73：1959-61．
9) Monteiro I, et al. Rituximab with plasmapheresis and splenectomy in abo-incompatible liver transplantation. Transplantation 2003；76：1648-9．
10) Kawagishi N, et al. New strategy for ABO-incompatible living donor liver transplantation with anti-CD20 antibody (rituximab) and plasma exchange. Transplant Proc 2005；37：1205-6．
11) Tanabe M, et al. Current progress in ABO-incompatible liver transplantation. Eur J Clin Invest 2010；40：943-9．
12) 金 守良．韓国における脳死肝移植の現状．肝臓 2017；58：310-8．
13) International Registry in Organ Donation and Transplantation (IRODaT). Worldwide Actual Deceased Donors (PMP). 2013. http://www.irodat.org/?p=database
14) 市田隆文．脳死肝移植レシピエント適応評価基準，登録基準の変更．消化器・肝臓内科 2017；2：514-9．

[急性腎傷害]

3章

急性腎傷害の定義・診断

3-1 急性腎傷害（AKI）の定義

はじめに

- ハリソン内科学第2版によると，急性腎不全（acute renal failure：ARF）とは「急激な糸球体濾過量の低下（数時間～数日）・窒素老廃物の貯留・細胞外液や電解質，酸塩基ホメオスターシスの破綻を特徴とする症候群である」[1]と記載されている．ARFを端的によく表しており，理解するには有用であるが，この記載を用いてARFを診断することは困難である★1．
- Kellumらの報告によれば過去の臨床研究では35通りものARFの定義が使用されている[2]．その定義は血清クレアチニン（serum creatinine：sCr）のベースラインからの25％上昇という緩い基準から，腎代替療法（renal replacement therapy：RRT）を要するといった厳しい基準まで多岐にわたり，報告によってARFの発症頻度や死亡率はさまざまであった．また定義が異なるので施設ごと，原因疾患ごとの疫学の比較や，異なった治療法による効果比較などを行うことができず，ARFの臨床研究の進歩の妨げとなっていた．
- そのようななか，わずかな腎機能低下でも短期的・長期的予後が悪いことがわかってきた．腎機能がほぼ廃絶した状態である"ARF"から，より早期の，腎機能がわずかに低下した状態である"急性腎傷害（acute kidney injury：AKI）"へと研究の対象は変わっていった．
- 先進国におけるAKIの発症率は1,000人あたり2～3人であり，急性心筋梗塞と同程度である[3]．またAKIは，死亡率，入院期間や医療費などと密接に関連しており，現代社会において決して見過ごせない病態の一つであるといえるであろう．統一された定義に基づいて的確にAKIを診断・治療介入することが求められている．

★1 ARFとクラッシュ症候群

世界大戦での外傷によるクラッシュ症候群（圧挫症候群）の増加によりacute renal failure（ARF）という概念が広まり始め，1951年Homer W. Smith氏が自著 "The Kidney：Structure and Function in Disease and Health" の中でARFという語を初めて使用した（Smith HW. Oxford University Press, 1951）．

1 歴史的背景：RIFLE分類，AKIN分類，KDIGO分類

a─RIFLE分類

▶ 定義

- 2004年，（主に欧米の著名な）集中治療医と腎臓内科医の有志により構成されたAcute Dialysis Quality Initiative（ADQI）は，ARFの診断基準であるRIFLE分類を発表した（表1）[4]．
- この分類はARFをsCr値と尿量によって5つの群（Risk, Injury, Failure, Loss, End-stage kidney disease〈ESKD〉）に分けている．そのうちLossとESKDはアウトカムを表したものなので，RIFLE分類はARFを3つの群に

表1　RIFLE分類

	sCr（GFR）基準	尿量基準
Risk	1.5倍以上のsCrの上昇 or 25%以上のGFRの低下	0.5 mL/kg/時未満が6時間以上継続
Injury	2倍以上のsCrの上昇 or 50%以上のGFRの低下	0.5 mL/kg/時未満が12時間以上継続
Failure	3倍以上のsCrの上昇 or GFR低下＞75% or 現在のsCrが4.0 mg/dL以上で，0.5 mg/dL以上の急激な上昇	0.3 mL/kg/時未満が24時間以上継続，または，無尿が12時間以上継続
Loss	4週間以上の腎機能の完全な消去	
ESKD	末期腎不全（3か月以上）	

sCr：血清クレアチニン，GFR：糸球体濾過量，ESKD：End-Stage Kidney Disease.
（Bellomo R, et al；Acute Dialysis Quality Initiative workgroup. Crit Care 2004；8：R204-12[4]より）

分類しているといってよい．RIFLE分類は相対値法を採用しており，またベースラインのsCrがわからない場合は，MDRD法の推算式[5]を用いて，糸球体濾過量を75 mL/分/m^{2}と仮定し，ベースラインを算出するよう推奨されている．

- 相対値法の問題点は，慢性腎臓病において重篤な腎障害が発生しても，ARFと診断されない可能性があることである．たとえば，sCr 4.0 mg/dLが5.5 mg/dLになってもARFと診断することができない．この問題を改善するため，RIFLE分類ではFailureに「現在の血清Crが4.0 mg/dL以上で，0.5 mg/dL以上の急激な上昇」という絶対値法を一部採用している．

▶ MDRD：
Modification of Diet in Renal Disease

妥当性

- 筆者らは，オーストラリアの病院に入院した20,126例をRIFLE分類に当てはめたところ，重症度の増加とともに死亡率がほぼ直線的に増加したことを示した[6]．
- ICU症例を対象とした研究は多く，たとえばHosteらはUniversity of Pittsburgh Medical Centerにある7つのICUに入室した5,383例をRIFLE分類によって分類した．その結果，67%がARFと診断され，Injury（ハザード比1.4）とFailure（同2.7）は病院死亡の独立した因子であった．Riskは病院死亡に対して有意な因子ではなかったが，Risk症例の56%がその後Injuryもしくは Failureに進展しており，文字どおり重症ARF発症の"リスク"であった[7]．
- RIFLE分類の妥当性を評価した研究の中で最も大きなものはBagshawらにより行われた．彼らは，Australian and New Zealand Intensive Care Society Adult Patient Database（ANZICS-APD）を用い，57のICUに入室した120,123例をRIFLE分類に当てはめた．その結果，36.1%がAKIと診断され，RIFLE分類の各群は病院死亡の独立した因子であった[8]★2．
- 高齢者を対象とした研究として，Chaoらは，65歳以上の高齢者で術後ICU

★2 オッズ比

Risk 1.58, Injury 2.54, Failure 3.22

に入室した3,931例をRIFLE分類によって分類した．76歳以下ではステージが上がるにつれ病院死亡率は上昇したが，76歳より上ではその傾向はみられなかった．高齢者では筋肉量の低下，低栄養など腎臓以外の要素がsCr値に影響を与えること，慢性腎臓病（chronic kidney disease：CKD）患者が多いことから，sCrを用いた診断ではAKIを見過ごしてしまったり発見が遅れたりする可能性が示唆された[9]．

- 2004～2007年に報告された24の研究のシステマティックレビューでは，71,000人以上が検討され，RIFLE分類のステージが上がるにつれ，死亡率は上昇することがわかった[10]★3．

★3 相対危険度

Risk 2.40, Injury 4.15, Failure 6.37

問題点

- RIFLE分類を用いた研究が増えるにつれ，以下に示すさまざまな問題点が浮かび上がってきた．

1．推定糸球体濾過量（eGFR）の使用

- 糸球体濾過量（glomerular filtration rate：GFR）の評価としては，本来ならばイヌリンクリアランスやクレアチニンクリアランスを測定することになるが，簡易法として，慢性腎臓病の領域ではsCrや年齢，性別から計算される推定糸球体濾過量（estimated GFR：eGFR）が使用されている．AKIでは腎機能が日々変動するし，sCrの産生低下や水分バランスなどの影響を受ける．
- RIFLE分類にGFRの基準が含まれているが，多くの研究でeGFRが用いられており，AKIで使用することが妥当かどうか疑問である．BouchardらはProgram to Improve Care in Acute Renal Disease（PICARD）という多施設のAKIデータベースを用いてさまざまな方法でeGFRを測定し比較して，本来の腎機能を過大評価する可能性があることを示した[11]．
- 診断に用いられるsCrの基準とeGFRの基準が一致していないことも問題点の一つである．たとえば60歳の男性でsCr 1.0 mg/dL→1.5 mg/dL（50％の上昇）はMDRD法を用いたeGFRで37％の減少となり，ともにRisk群に分類されるが，sCr 1.0 mg/dL→1.3 mg/dL（30％の上昇）はeGFR 26％の低下でありsCrで算定するとnon-AKI群，eGFRで算定するとRisk群と一致しない．eGFRは腎機能が安定した状態で使うべきものであり，AKIでの使用は不適切である可能性が示唆された[12,13]．

ここに注意

eGFRはAKIでの使用は不適切との可能性が示唆された

2．ベースラインのsCrの設定

- RIFLE分類ではベースラインのsCrを要するが，多くの研究が後ろ向き研究であることもありデータが欠落しがちである．前述のとおりADQIは，ベースラインのsCrデータが不明な場合，MDRD法を用いて糸球体濾過量を75 mL/分/m^{2}と仮定して算出することを推奨しているが，それが妥当かどうかは疑問である．ベースラインのsCrの設定は研究によってさまざまであり，MDRD法を用いる方法以外に，たとえば入院時やICU入室時のsCr値を代用する方法，nadir（最低値）のsCr値を代用する方法などが用いられている．ベースラインのsCrの設定の仕方によって，死亡率は7～13.9％の差が出るとの報告もあり，AKIの発症率や予後の解釈に注意が必要である[14]．

3. 腎代替療法（RRT）の施行

- Maccariello らは腎代替療法（RRT）を要する214例のAKI患者において RIFLE分類の妥当性を評価したが，RIFLE分類と予後に関連は認められなかった．sCrや尿量に関係なく，「RRT施行」をAKIの診断基準に含めるべきであると結論づけている[15]．

▶ RIFLE 分類：まとめ

- RIFLE分類は臨床現場において簡便にAKIを診断，ステージングできるツールとして確立した．もともとRIFLE分類はAKIを診断するためにつくられたものであり，その他の多臓器不全の重症度スコアのように予後予測はできないと想定されていたが，多くの研究結果から，結果として予後予測に有用であることが判明した．

> **ここがポイント**
> RIFLE分類はAKIの診断，ステージング，予後予測に有用である

b ― AKIN 分類

▶ 定義

- RIFLE分類を作成したADQIの功績は素晴らしいものであったが，ADQIはあくまで有志による団体であり，メンバーも欧米に偏ったものであった．そこで，ADQIを母体として，集中治療系および腎臓内科系の各国の学会（アジア，南アメリカを含む）や国際学会が集まり，AKIN（Acute Kidney Injury Network）がつくられた．そして，アムステルダムで2005年9月に開催されたAKINの第1回カンファレンスで，RIFLE分類をもとにAKIN分類が作成された（**表2**）[16]．

- AKIは，「48時間以内に起こるsCrの0.3 mg/dL以上もしくは50％以上の上昇で定義される急激な腎機能の低下，または6時間以上持続する0.5 mL/kg/時以下の乏尿」と定義された[16]．これによってRIFLE分類で必要であったベースラインのsCrが不要となり，48時間以内に少なくとも2点のsCr値があれば診断できるようになった．また，これらの診断は必要に応じて十分な輸液をしたうえでなされるようにとの文言が付け足された．これは脱水などによる一時的なsCr，尿量の変化をAKIと診断しないようにするためである．わずかなsCrの上昇が予後と関連することを示した研究結果[17]をふま

> **ここがポイント**
> RIFLE分類で問題となっていたベースラインのsCr，eGFRの使用，RRTに関して，AKIN分類では改善された

表2　AKIN 分類

	sCr基準	尿量基準
Stage 1	1.5〜2.0倍の上昇 または0.3 mg/dL以上の上昇	0.5 mL/kg/時未満が6時間以上継続
Stage 2	2.0〜3.0倍のsCrの上昇	0.5 mL/kg/時未満が12時間以上継続
Stage 3	3倍以上のsCrの上昇 または現在のsCrが4.0 mg/dL以上で，0.5 mg/dL以上の急激な上昇 または腎代替療法開始	0.3 mL/kg/時未満が24時間以上継続，または無尿が12時間以上継続

sCr：血清クレアチニン．

（Mehta RL, et al. Crit Care 2007；11：R31[16] より）

え，診断期間は7日から48時間以内に狭められ，かつsCr 0.3 mg/dL以上の増加という基準が新たに加わった．さらにGFRでの分類は削除され，RIFLE分類におけるeGFRの使用の問題は解決した．
- Stageについては，Risk・Injury・FailureをStage 1～3に変更（アウトカムであるLoss，ESKDは削除された），血液浄化療法が施行されたらsCrや尿量に関係なくStage 3に分類されることとなった．

妥当性
- 多施設ICUに入室した22,303例をAKIN分類によって分類したところ，35.4%がAKIと診断され，Stageが上がるにつれICU死亡率は上昇する傾向を示したが，多変量解析ではStage 3のみが独立したICU死亡因子であった（オッズ比2.27）[18]．
- MandelbaumらはI単施設のICU患者14,524例をAKIN分類によって分類したところ，57%がAKIと診断され，病院死亡はStageが上がるにつれ上昇したが，Stage 1と2では死亡率に有意な差はなかった[19]．★4

★4
オッズ比はそれぞれ1.4，1.3，2.5．

RIFLE分類とAKIN分類の比較
- LopesらはICUに入室した662例において2つの診断基準を比較した．AKIと診断されたのは，RIFLEで43.8%，AKINでは50.4%であった（p=0.018）．AKIN分類によるAKIの増加は主にRiskよりもStage 1に分類された症例数が多いためであった（Risk 14.7%，Stage 1 21.1%）．non-AKIに対する病院死亡率のオッズ比はRIFLEが2.78，AKINが3.59であった．しかし，死亡率に対するROC下面積はそれぞれ0.733と0.750で有意差は認めなかった[20]．
- BagshawらはANZICS-APD（57のICU，120,123例）を使用してRIFLEとAKINを比較した．AKIと診断された症例はRIFLEで36.1%，AKINで37.1%とほぼ同等で，病院死亡率に対するROC下面積も0.661と0.670と差を認めなかった[21]．
- JoannidisらはSAPS 3データベース（303のICU，6,784例）を用いてRIFLEとAKINを比較した．AKIの発症率はAKINでは28.5%であったが，RIFLEに照らし合わせると35.5%であり，ともに高い病院死亡率と関連していた★5．AKIであるのにnon-AKIに分類される症例はAKINのほうが多かった（RIFLE 504例，AKIN 1,504例）[22]．

▶ROC：
receiver operating characteristic

★5
Observed/Expected (O/E) mortality ratio；RIFLE-Failure：1.23，AKIN-Stage 3：1.31

AKIN分類：まとめ
- RIFLE分類でのベースラインのsCrとGFRの問題はAKIN分類で解決され，またsCrの0.3 mg/dL以上の上昇をStage 1に追加した分，AKIN分類のほうがわずかに感度が高い傾向にあることが示された．また，脱水や尿道閉塞など簡単に解除できるAKIを除外することで，一時的なsCrの上昇や尿量低下はAKIと診断されないように工夫された．しかし，予後予測という点ではRIFLE分類より優れているとはいえない．
- AKIN分類の問題点として，診断は48時間以内で評価するが，ステージングは7日以内に設定されており混乱が生じる点，非ICU（病棟）などの毎日

ここがポイント
予後予測ではAKIN分類がREFLE分類より優れているとはいえない

sCrを計測しない場合は診断しにくい点，48時間という時間内にはおさまらない比較的緩徐なAKIは見過ごされる点があげられる．
- RRTが診断基準に盛り込まれたが，RRTの導入・終了・dose・modalityについては主治医，施設，国によってばらばらであり統一された基準がないため，診断基準として使用することで予後予測の正確性が落ちる可能性も指摘されている[14,23]．

C — KDIGO分類

定義
- 2012年，Kidney Disease Improving Global Outcomes (KDIGO) により，これまで得られたエビデンスを集約した，AKIについての包括的なガイドラインが発表された[24]．
- KDIGOによるAKIについてのガイドラインの中で，RIFLE分類，AKIN分類の2つのAKI診断基準が存在することの混乱を避けることを目的として，これらをミックスした新たな診断基準が提唱された．
- まずAKIの診断は，以下のいずれかの条件を満たす場合と定義された．「48時間以内に0.3 mg/dL以上のsCrの上昇」もしくは「7日以内にsCrがベースラインに比べ1.5倍以上の上昇」もしくは「0.5 mL/kg/時以下の乏尿が6時間以上継続」．
- ステージについては表のように分類された（表3）[23]．AKINで追加となった「Stage 1でのsCrの0.3 mg/dL以上の上昇」，「腎代替療法を施行すればStage 3」はそのまま継続となっている．RIFLE-Failure，AKIN Stage 3では「sCrが4 mg/dL以上で，かつ0.5 mg/dL以上の上昇」という基準があったが，KDIGO Stage 3では，"0.5 mg/dL以上の上昇"という部分は削除された．なお，尿量による分類については3つの診断基準で変更点はない．

> **ここがポイント**
> KDIGO ＝ RIFLE ＋ AKIN

妥当性
- Zengらは31,970例の入院患者でKDIGO分類を当てはめた．18.3％がAKIと診断され，病院死亡率はStageが上がるにつれて上昇した（p＜0.001）[★6]．多変量因子で調整したnon-AKIに対する病院死亡のオッズ比はStage 1が

★6 non-AKIで0.6％，Stage 1で5.3％，Stage 2で13.4％，Stage 3で35.4％であった．

表3 KDIGO分類

	sCr基準	尿量基準
Stage 1	1.5〜1.9倍の上昇 または0.3 mg/dL以上の上昇	0.5 mL/kg/時未満が6時間以上継続
Stage 2	2.0〜2.9倍のsCrの上昇	0.5 mL/kg/時未満が12時間以上継続
Stage 3	3.0倍のsCrの上昇 または現在のsCrが4.0 mg/dL以上 または腎代替療法開始	0.3 mL/kg/時未満が24時間以上継続，または無尿が12時間以上継続

sCr：血清クレアチニン．
(Kidney Disease : Improving Global Outcomes (KDIGO) Acute Kidney Injury Work Group. Kidney Int Suppl 2012；2：1-138[24] より)

2.0，Stage 2が3.4，Stage 3が10.1であった[25]．

RIFLE分類，AKIN分類，KDIGO分類の比較

- Luoらは30のICUに入室した3,107例で3つの分類を比較した．AKIの発症率はRIFLEで46.9％，AKINで38.4％，KDIGOで51％であり，KDIGOはRIFLEやAKINに比べて有意に高かった．病院死亡はいずれの分類でもnon-AKIに比べてAKI例で有意に高い結果であったが，RIFLEとKDIGOは同程度であった一方で，AKINは前2者に比べて病院死亡率は有意に高かった．しかし死亡率に対するROC下面積はRIFLE，AKIN，KDIGOでそれぞれ0.738，0.746，0.757であり，KDIGOはRIFLEに比べると有意に優れていたが，AKINとは有意差なしであった（$p=0.12$）[26]．
- Zengらは単施設の31,970例の入院患者で3つの分類およびクレアチニン動態（creatinine kinetics：CK）を用いた定義の計4分類で比較を行っている．AKIの発症率はRIFLEで16.1％，AKINで16.6％，KDIGOで18.3％，CKで7.0％であった．いずれの分類でもAKIはnon-AKIに比べて高い病院死亡率，医療費と関連していた．病院死亡率のオッズ比はRIFLEが2.9，AKINが2.6，KDIGOが2.8，CKが5.2であった[25]．

> **ここがポイント❗**
> 3分類においてAKIはnon-AKIに比べて高い病院死亡率，医療費と関連した

KDIGO分類：まとめ

- KDIGO分類はAKIN分類から採用された「48時間以内のsCr 0.3 mg/dL以上の上昇」に加えて，RIFLE分類で用いられていた「7日以内のベースラインsCrからの50％の上昇」も定義に復活させたため，より感度が上がった．
- KDIGO分類では主にStage 1と診断される比較的軽症例が増えたが，診断することで，水分バランスや循環動態の細やかな配慮や，腎毒性物質の使用を控えるなどといった治療方針に影響を与え，良い方向に働くのか，はたまたovertreatmentとなるのか，疑問が残る．
- 予後予測に関しては，前2分類に比べて有意に優れているという結果は得られていない．
- AKIの診断基準としてRIFLE分類，AKIN分類，KDIGO分類と3つ紹介したが，KDIGO分類が最も国際的な団体であり，かつガイドラインが複数の言語に翻訳されていることから，今後はKDIGO分類が標準的な統一された診断基準として使われるだろう．

> **アドバイス❗**
> 「AKI診療ガイドライン2016」[40]ではKDIGO分類を用いることを推奨している

2 sCrおよび尿量によるAKI定義の現状

- RIFLE分類，AKIN分類，KDIGO分類は細かい定義に差はあるものの，sCrと尿量を用いているという点は共通している．sCrおよび尿量についてさらに深く考えてみたい．

a—血清クレアチニン（sCr）について

筋肉量やクレアチニンの産生の影響

- Prowleらは，5日以上ICUに滞在し無事退院した700例でのsCrの推移について検討した．AKIを発症しなかった患者群において，入院時より退院時

のほうが有意にsCrが低かった（中央値sCr 0.61 mg/dL vs. 0.88 mg/dL, $p<0.001$）. またKDIGO Stage 3を除くすべての患者で，ベースラインのsCrよりも退院時sCrのほうが低かった．多変量解析でnon-AKI群では，入院期間はsCrの低下と関連していた．以上より，重症患者では筋肉量やクレアチニンの産生が低下するためsCr値は低く出てしまい，退院してからの慢性期管理での腎機能を過小評価してしまう可能性があることが示唆された[27]．

▶腎傷害との関係

- sCrは腎傷害（injury）のマーカーでなく機能（function）の指標である．よってsCrとAKIの関係は間接的といってよい．たとえば腎前性高窒素血症（azotemia）と急性尿細管壊死は同じようにsCrの急激な上昇を認めるが，病理や治療，予後はまったく異なる．ループス腎炎では，sCrは正常でも重度な腎実質の傷害があることはよく経験される．腎傷害の程度とsCr値が乖離する場合があることは，常に認識しておく必要がある[28]．

b ― 水分バランスとsCr，尿量の関係

- AKIにおいて水分のプラスバランスと予後が関連していることはよく知られている．さらに水分バランスとsCr，尿量は密接に関連している．つまり，輸液によりsCrは希釈され，尿量も変化しうる．

- NHLBI ARDS NetworkによるFACTT試験のサブ解析で，急性肺傷害（ALI）におけるAKIと，水分バランスの関係，予後について検討された（Topics「FACTT試験」参照）．水分バランスで補正する前のAKI発症率はconservative（輸液制限）群で高かったが（57% vs. 51%, $p=0.04$），水分バランスで調整するとliberal（輸液制限なし）群のほうが高かった（66% vs. 58%, $p=0.007$）．水分バランスで補正後にAKIと診断された群は，もともとAKIである群と同等の死亡率であった（31% vs. 38%, $p=0.18$）[29]．

▶ALI：
acute lung injury

- Mooreらは，3,207例の心臓術後患者において，AKIN分類をもとに，水分バランスで補正しAKIを3つに分け（non-AKI，補正後にのみAKI，補正前後ともにAKI），アウトカムとの関連を検討した．水分バランスで補正するとAKIは25.3%から37.2%に増加した（$p<0.001$）．水分バランスで補正後AKIに分類される群のICU死亡率は，もともとAKIである群と同等に高かった（$p=0.35$）．また，RRTの使用やICU滞在期間などは，non-AKI群と補正前後ともにAKI群の中間であった[30]．

> ### Topics　FACTT試験
>
> FACTT試験とはFluid and Catheter Treatment Trialの略で，急性肺傷害（ALI）患者1,000例で輸液制限群と制限なし群を比較したRCTである．60日死亡率に差はなかったものの，conservative（輸液制限）群のほうが人工呼吸期間やICU滞在期間は短いという結果であった[31]．このことからALIにおける輸液戦略として輸液を絞ることの重要性が示唆された．

- これらの研究からいえることは，輸液による希釈の影響で真のAKIをマスクする可能性があること，また水分バランスを補正後にAKIと診断される群は予後が悪いということは認識する必要があると思われる．
- 尿量と輸液も切っても切れない関係にある．イタリアの10のICUでの601例の研究で，AKIにおける尿量と水分バランスが予後に与える影響について検討がなされた．非生存者は平均水分バランスが多く（$p<0.001$），平均尿量が少なく（$p<0.001$），多変量解析ではそれぞれが28日死亡率の独立した因子であった[32]．

> **アドバイス**
> 水分バランスを補正後にAKIと診断されると予後は悪い

C ― 尿量について

- AKIの定義に尿量の基準を含めることは，専門家たちのあいだでも意見が分かれるところであった[16]．実際，多くの研究でsCrの定義のみが用いられており，尿量の定義は使用されていない．
- 尿量の減少は，水分バランスや利尿薬の使用，閉塞の影響も受け，腎機能だけに特異的なものではない．とくに一般病棟では正確な尿量を計測することは困難であり，実用的ではない．診断基準に使用されている尿量の閾値は根拠に基づいて設定されているわけではなく，sCrによる分類と尿量による分類が同等の重症度を反映しているという保証はない．また，後ろ向き研究では尿量のデータが得られにくい．

■ sCr定義と尿量定義の比較

1．sCr定義と尿量定義を比較した研究

- LopesらはRIFLE分類とAKIN分類を用いて，sCr定義と尿量定義を比較した．その結果，尿量定義のほうが重症度が高いために分類された症例は全体の5％程度にすぎず，また，これらの症例では最重症群（FailureまたはStage 3）を除いて病院死亡に対するオッズ比は1前後であった[20]．
- Wlodzimirowらは，ICUに入室した260例でRIFLE分類のsCr定義とsCr＋尿量両方の定義に当てはめてAKIの診断までの時間，発症率，重症度を比較した．尿量定義を用いないと，AKIの発症率を過小評価してしまい，AKIの診断が遅れることが明らかになった（$p<0.001$）．sCr定義のみを用いると，Risk，Injuryの診断が少なく，non-AKIが多くなった．軽症のAKIにおいて，sCr定義と尿量定義は一致していないことが示唆された．死亡率に関してはsCr定義のほうがsCr＋尿量定義より有意に高かった（38％ vs. 24％，$p=0.02$）[33]．
- HanらはAKIN分類のsCr定義および尿量定義を用いて，ICUに入室した1,625例でのAKI死亡率を評価した．死亡率に対するROC下面積はsCr定義で0.651，尿量定義で0.613（$p<0.001$）とsCr定義のほうが高かった．non-AKIに対する各ステージの死亡率ハザード比は尿量定義では重症度が上がるにつれて上昇した[★7]が，sCr定義ではStage 2と3で有意差は認めなかった．本研究では利尿薬の使用量に関しても検討されており，AKIの重症度が上がるにつれ，利尿薬の用量は増えていたが，利尿薬の用量は尿量の定義

★7
Stage 1：1.81，Stage 2：2.96，Stage 3：4.17

における死亡率予測に影響を及ぼさなかった[34]．
- Kellumらは，ICUに入室した32,405例における短期予後と長期予後を，KDIGO分類のsCr定義，尿量定義，sCr＋尿量定義で比較検討した．sCr定義と尿量定義の両方で診断される群のほうが，どちらかのみで診断される群よりも予後が悪かった．sCr定義のみならず尿量定義も用いて評価する必要性が示唆された[35]．

2．sCr定義と尿量定義：まとめ
- sCrが上昇するより早く乏尿になることから，尿量定義でAKIを診断することは感度が高く，より早期にAKIを診断できるというメリットがある．
- 予後予測という点ではsCr定義のほうが尿量定義よりも優れている．
- 同じステージにおいてsCr定義と尿量定義の重症度は一致していない（sCr定義＞尿量定義）．
- どの定義（sCr定義のみ，尿量定義のみ，sCr＋尿量定義）を用いているかでAKIの発症率や予後は変わるため，文献解釈に注意が必要である．

尿量定義の妥当性
- 尿量の基準はRIFLE分類，AKIN分類，KDIGO分類すべてで共通であるが，そもそも根拠に基づいた定義ではない．そのため近年，尿量の定義が妥当であるかの検証がなされている．
- Engorenらは，心臓術後のCCU患者4,195例において，乏尿の程度および持続期間と，sCrの上昇，死亡との関連について検討した．尿量が少ないほど，そしてその期間が長いほど，sCrは上昇し，死亡率は増加した．たとえば尿量が0.1 mL/kg/時と高度な乏尿であれば，2時間持続するだけでもsCrの上昇や死亡率の増加を起こす（オッズ比3.22，2.93）[36]．
- Md RalibらによるICUに入室した725例での前向き観察研究では，6時間で尿量0.3 mL/kg/時以下が院内死亡および透析と関連していた．多変量解析でも6時間で尿量0.3 mL/kg/時以下は，病院死亡，1年死亡の独立したリスクファクターであった．つまり定義に使用されている0.5 mL/kg/時という設定は緩い可能性が示唆された．また尿量の閾値は，乏尿の持続時間にも関連しており，より低い閾値を使用するならより短い期間で判断すべきであり，臨床現場においては6時間という時間設定にとらわれることなく早期介入が必要であろう[37]．
- これらの研究からわかることは，急激な尿量の低下はたとえ数時間（＜6時間）でも予後が悪く，6時間で0.5 mL/kg/時以下という尿量定義は緩すぎるということである（つまりAKIと診断する症例が増える）．尿量とその持続期間は密接に関連しており，重度の乏尿の場合は治療介入が遅れないように数時間で見極める必要性が示唆された．

3 今後の課題

a ─ 傷害（injury）の指標としてのバイオマーカーの可能性

- AKIとは急に生じた腎臓の傷害（injury）やdamageのことであるが，AKIの診断に用いられているsCrおよび尿量は，腎臓の傷害というよりもむしろ機能異常を表している．機能異常は腎臓の50％以上が失われて初めて生じるため，sCrや尿量に基づいてAKIと診断された時点でGFRは低下し始めており，治療介入が遅れることが推測される．
- AKIをより早期に診断するためには腎傷害を示唆するバイオマーカーが有用である．詳細は別項に譲るが，NGALやKIM-1，シスタチンCなどがバイオマーカーとして検証されている．
- sCrの上昇はないがバイオマーカー陽性である"subclinical AKI"という概念が提唱されており，予後が悪いことが報告されている．今後はAKIの診断にはfunctionalな基準に加えてinjuryに関する基準が追加されるべきであろう[38]．

> アドバイス
> sCrや尿量によりAKIと診断された時点でGFR低下は始まっている

▶3章「3-3 AKIのバイオマーカー」(p.105)参照

> アドバイス
> sCr上昇はないがバイオマーカー陽性のsubclinical AKIは予後が悪い

b ─ renal anginaという概念

- 最後に，「ある疾患」を診断する際のステップについて考えてみたい．まず「ある疾患」を疑う症状があることが大前提である．そしてその疾患のリスクファクターをどれぐらい持ち合わせているかを評価する．多数のリスクファクターを有している（検査前確率が高い）場合，さらに疾患特有のバイオマーカーを検査し，陽性であれば，診断は正しいと判断できる．
- たとえば狭心症（angina pectoris）の場合では，胸痛があり，冠動脈疾患の既往歴，糖尿病，高血圧症，脂質異常症などのリスクファクターがあれば，狭心症を疑う．さらにバイオマーカーであるトロポニン検査を追加して陽性であれば，その診断は正しいと判断できる．
- 同様のプロセスをAKIに当てはめようとしたのがrenal anginaという概念である．sCrのわずかな上昇，乏尿があればAKIを疑う．リスクファクターとしては年齢，CKD，敗血症などがあげられる．AKIのバイオマーカーはいくつかあるが，トロポニンほどの特異度はない[★8]．AKIを診断する際は，急性冠症候群（ACS）と同様，個人個人の臨床データ（症状，リスクファクター）を十分に評価し，検査前確率を上げたうえでバイオマーカーを用いる必要性があるだろう[39]．

（髙折佳央梨，内野滋彦）

★8
ROC下面積：トロポニン 0.89〜0.91．AKIバイオマーカー 0.65〜0.84

▶ACS：
acute coronary syndrome

文献

1) 福井次矢，黒川 清，日本語版監修．ハリソン内科学．第2版．東京：メディカル・サイエンス・インターナショナル．2006．p.1696．
2) Kellum JA, et al. Developing a consensus classification system for acute renal failure.

Curr Opin Crit Care 2002 ; 8 : 509-14.
3) Kellum JA, et al. Kidney attack. JAMA 2012 ; 307 : 2265-6.
4) Bellomo R, et al ; Acute Dialysis Quality Initiative workgroup. Acute renal failure – definition, outcome measures, animal models, fluid therapy and information technology needs : The Second International Consensus Conference of the Acute Dialysis Quality Initiative (ADQI) Group. Crit Care 2004 ; 8 : R204-12.
5) National Kidney Foundation. K/DOQI clinical practice guidelines for chronic kidney disease : Evaluation, classification, and stratification. Am J Kidney Dis 2002 ; 39 : S1-266.
6) Uchino S, et al. An assessment of the RIFLE criteria for acute renal failure in hospitalized patients. Crit Care Med 2006 ; 34 : 1913-7.
7) Hoste EA, et al. RIFLE criteria for acute kidney injury are associated with hospital mortality in critically ill patients : A cohort analysis. Crit Care 2006 ; 10 : R73.
8) Bagshaw SM, et al. A multi-centre evaluation of the RIFLE criteria for early acute kidney injury in critically ill patients. Nephrol Dial Transplant 2008 ; 23 : 1203-10.
9) Chao CT, et al. Advanced age affects the outcome-predictive power of RIFLE classification in geriatric patients with acute kidney injury. Kidney Int 2012 ; 82 : 920-7.
10) Ricci Z, et al. The RIFLE criteria and mortality in acute kidney injury : A systematic review. Kidney Int 2008 ; 73 : 538-46.
11) Bouchard J, et al. Comparison of methods for estimating glomerular filtration rate in critically ill patients with acute kidney injury. Nephrol Dial Transplant 2010 ; 25 : 102-7.
12) Englberger L, et al. RIFLE is not RIFLE : On the comparability of results. Crit Care 2009 ; 13 : 429.
13) Pickering JW, et al. GFR shot by RIFLE : Errors in staging acute kidney injury. Lancet 2009 ; 373 (9672) : 1318-9.
14) Cruz DN, et al. Clinical review : RIFLE and AKIN--time for reappraisal. Crit Care 2009 ; 13 : 211.
15) Maccariello E, et al. RIFLE classification in patients with acute kidney injury in need of renal replacement therapy. Intensive Care Med 2007 ; 33 : 597-605.
16) Mehta RL, et al. Acute Kidney Injury Network : Report of an initiative to improve outcomes in acute kidney injury. Crit Care 2007 ; 11 : R31.
17) Lassnigg A, et al. Minimal changes of serum creatinine predict prognosis in patients after cardiothoracic surgery : A prospective cohort study. J Am Soc Nephrol 2004 ; 15 : 1597-605.
18) Ostermann M, et al. Correlation between the AKI classification and outcome. Crit Care 2008 ; 12 : R144.
19) Mandelbaum T, et al. Outcome of critically ill patients with acute kidney injury using the Acute Kidney Injury Network criteria. Crit Care Med 2011 ; 39 : 2659-64.
20) Lopes JA, et al. Acute kidney injury in intensive care unit patients : A comparison between the RIFLE and the Acute Kidney Injury Network classifications. Crit Care 2008 ; 12 : R110.
21) Bagshaw SM, et al ; ANZICS Database Management Committee. A comparison of the RIFLE and AKIN criteria for acute kidney injury in critically ill patients. Nephrol Dial Transplant 2008 ; 23 : 1569-74.
22) Joannidis M, et al. Acute kidney injury in critically ill patients classified by AKIN versus RIFLE using the SAPS 3 database. Intensive Care Med 2009 ; 35 : 1692-702.
23) Lopes JA, Jorge S. The RIFLE and AKIN classifications for acute kidney injury : A critical and comprehensive review. Clin Kidney J 2013 ; 6 : 8-14.
24) Kidney Disease : Improving Global Outcomes (KDIGO) Acute Kidney Injury Work Group. KDIGO Clinical Practice Guideline for Acute Kidney Injury. Kidney Int Suppl

2012 ; 2 : 1-138.
25) Zeng X, et al. Incidence, outcomes, and comparisons across definitions of AKI in hospitalized individuals. Clin J Am Soc Nephrol 2014 ; 9 : 12-20.
26) Luo X, et al. A comparison of different diagnostic criteria of acute kidney injury in critically ill patients. Crit Care 2014 ; 18 : R144.
27) Prowle JR, et al. Serum creatinine changes associated with critical illness and detection of persistent renal dysfunction after AKI. Clin J Am Soc Nephrol 2014 ; 9 : 1015-23.
28) Waikar SS, et al. Creatinine as the gold standard for kidney injury biomarker studies ? Nephrol Dial Transplant 2009 ; 24 : 3263-65.
29) Liu KD, et al. ; National Institutes of Health National Heart, Lung, and Blood Institute Acute Respiratory Distress Syndrome Network. Acute kidney injury in patients with acute lung injury : Impact of fluid accumulation on classification of acute kidney injury and associated outcomes. Crit Care Med 2011 ; 39 : 2665-71.
30) Moore E, et al. The impact of fluid balance on the detection, classification and outcome of acute kidney injury after cardiac surgery. J Cardiothorac Vasc Anesth 2015 ; 29 : 1229-35.
31) National Heart, Lung, and Blood Institute Acute Respiratory Distress Syndrome (ARDS) Clinical Trials Network, et al. Comparison of two fluid-management strategies in acute lung injury. N Engl J Med 2006 ; 354 : 2564-75.
32) Teixeira C, et al. Fluid balance and urine volume are independent predictors of mortality in acute kidney injury. Crit Care 2013 ; 17 : R14.
33) Wlodzimirow KA, et al. A comparison of RIFLE with and without urine output criteria for acute kidney injury in critically ill patients. Crit Care 2012 ; 16 : R200.
34) Han SS, et al. Additional role of urine output criterion in defining acute kidney injury. Nephrol Dial Transplant 2012 ; 27 : 161-5.
35) Kellum JA, et al. Classifying AKI by urine output versus serum creatinine level. J Am Soc Nephrol 2015 ; 26 : 2231-8.
36) Engoren M, et al. The association between urine output, creatinine elevation, and death. Ann Thorac Surg 2017 ; 103 : 1229-37.
37) Md Ralib A, et al. The urine output definition of acute kidney injury is too liberal. Crit Care 2013 ; 17 : R112.
38) Ronco C, et al. Subclinical AKI is still AKI. Crit Care 2012 ; 16 : 313.
39) Chawla LS, et al. Renal angina : Concept and development of pretest probability assessment in acute kidney injury. Crit Care 2015 ; 19 : 93.
40) AKI（急性腎障害）診療ガイドライン作成委員会，編．AKI（急性腎障害）診療ガイドライン2016．東京：東京医学社；2016．

3-2 AKIの病因分類

はじめに

- 急性腎傷害(acute kidney injury：AKI)は集中治療領域においてcommon diseaseである．
- AKIの原因は大きく3つの分類(腎前性，腎性，腎後性)に分けられるが，必ずしも1つの病因に分類できないことが多く，複数の要因が重なっていることが多い．
- 病因がはっきりしないこともままあるが，病因によって治療方針が大きく変わることになるため，病因分類はできる限り正確に行うことを心がける必要がある．

1 AKIの病因

- AKIの病因は大きく分けて「腎前性」，「腎性」，「腎後性」の3つに分類される(図1)[1]．慢性腎臓病(chronic kidney disease：CKD)★1が基礎疾患としてある場合は，いかなる原因でもAKIのリスク因子である．臨床的には，腎前性AKIが最も多く一般的で，外来から入院した患者では7割を占め，入院中の患者では4割を占めている．入院中に発症するAKIは1つの要因で決まらないことが多く，複数の要因が重なっていることが多い．

2 腎前性AKI

- 腎血流の低下に伴う腎傷害が疑われる場合に，腎前性AKIと診断される．

★1
慢性腎臓病(CKD)とは，ここでは推算糸球体濾過量(eGFR)<60 mL/分/1.73 m^{2}が3か月以上持続している状態をいう．

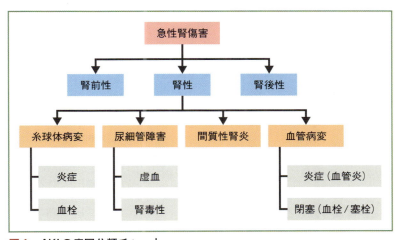

図1 AKIの病因分類チャート

(Hilton R. BMJ 2006；333：786-90[1]より)

表1 腎前性AKIの原因

原因	疾患
体液減少	消化管出血 嘔吐・下痢 利尿薬の使用
心機能低下	心不全，心筋梗塞 肺動脈塞栓症
血管拡張	降圧薬の使用 敗血症 肝硬変

(Makris K, et al. Clin Biochem Rev 2016；37：85-98[2] より)

表2 腎性AKIの原因

尿細管	虚血（ショック，出血，外傷，菌血症，膵炎，妊娠） 腎毒性薬剤の使用（抗菌薬，抗悪性腫瘍薬，造影剤，麻酔薬，重金属） 内因性（ミオグロビン，ヘモグロビン，尿酸）
糸球体	感染後糸球体腎炎，ループス腎炎，感染性心内膜炎，Goodpasture症候群，Wegener肉芽腫
間質	感染症 薬剤（NSAIDs，利尿薬，抗菌薬など）
血管	大血管障害（腎動脈狭窄症，腎静脈血栓症） 小血管障害（血管炎，悪性高血圧，塞栓症，HUS，TTP）

HUS：溶血性尿毒症症候群，TTP：血栓性血小板減少性紫斑病．

(Makris K, et al. Clin Biochem Rev 2016；37：85-98[2] より)

- 原因となる病態・疾患としては体液減少，心機能低下，薬剤などによる血管拡張などがあげられる（**表1**）[2]．
- 古典的にはナトリウム排泄分画（fractional excretion of sodium：FENa）★2 が1％以下になることが診断補助に使われるが，実臨床では腎性AKI（急性尿細管壊死〈acute tubular necrosis：ATN〉）でもFENa＜1.0％になることが多く，注意して判断する必要がある．バイオマーカーとしては尿NGALやL-FABPが腎性AKIとの鑑別に有用である．
- 原因に応じて適切な治療を行えば，2～3日以内に腎機能が回復すること（いわゆるtransient AKI）が知られており，治療介入後の臨床経過も診断の助けとなる[3]．臨床経過も含めて総合的に診断することが多い．

3 腎性AKI

- 腎臓に含まれる構造（尿細管，間質，糸球体，血管）のどれかが障害を受けることでAKIを引き起こす場合をさす．救急・集中治療領域では尿細管や間質の障害が原因と推測されることが多いが，1つの部位だけではなく，複数の部位に障害が及んでいることが推測されることもある．
- 腎性AKIの原因を**表2**にあげるが，ここでは障害部位別に各論を述べるのではなく，臨床状況別に述べていくこととする．具体的には敗血症性，術

★2
尿中クレアチニン，尿中ナトリウムをU-Cr, U-Na，血清クレアチニン，血清ナトリウムをS-Cr, S-NaとするとFENa＝(U-Na/S-Cr)/(U-Cr/S-Cr)×100で求められる．

▶NGAL：
neutrophil gelatinase-associated lipocalin（好中球ゼラチナーゼ結合性リポカリン）

▶L-FABP：
liver-type fatty acid binding protein（尿中L型脂肪酸結合タンパク）

▶NGAL, L-FABPについては，3章「3-3 AKIのバイオマーカー」(p.105)参照

表3　敗血症性AKIにおける病態

- 補体・凝固の活性化
- フリーラジカルの産生
- 炎症性サイトカインの産生（IL-1, IL-6, IL-18, TNF-α）
- 好中球の活性化
- 血管拡張に伴う糸球体濾過量（GFR）の低下
- 傍尿細管血管への血流分布の変化

IL：インターロイキン，TNF-α：腫瘍壊死因子-α.
（Doi K. J Intensive Care 2016；4：17[4]）より）

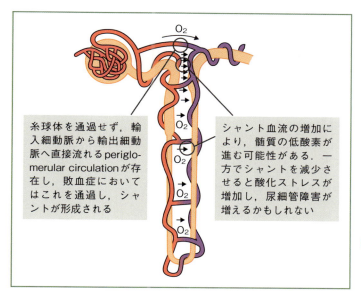

図2　敗血症性AKIにおける腎血流分布の変化
（Post EH, et al. Kidney Int 2017；91：45-60[5]）より）

後，薬剤性，造影剤，横紋筋融解，腫瘍関連によるAKIについて説明していく．

a — 敗血症性AKI

- 敗血症性AKIはSepsis-3による敗血症の診断基準[★3]とKDIGOによるAKIの診断基準の両方を満たした状態をさす．ICUに入室した敗血症患者のうち半数でAKIを生じ，4割ほどが死亡することが報告されている．敗血症性AKIの病態としては表3にあるように，炎症性サイトカインによる尿細管の障害や微小循環の破綻に伴う糸球体・尿細管への血流低下など複数の要因が絡んでいる可能性がある（図2）[4,5]．

- 敗血症性AKIは発症しないように予防することが大切であり，AKIのリスクが高い患者を認知し，早期に適切な抗菌薬の投与や体液補正，必要に応じて心血管のサポートを行う必要がある．同時に，腎毒性のある薬剤をできるだけ避けることも必要である（図3）[6]．

- AKIを発症した場合には予防のときと同じように治療を継続していく．加えてAKIが重症になった場合には，腎代替療法（renal replacement thera-

★3
Sepsis-3は2016年米国集中治療医学会が改訂した敗血症の定義・診断基準のこと．敗血症性AKIでは感染が疑われ，SOFA（Sequential Organ Failure Assessment）スコアで2点以上の上昇がみられることが定義されている．

▶KDIGO：
Kidney Disease Improving Global Outcomesの略．KDIGO分類については，3章「3-1 急性腎傷害（AKI）の定義」（p.80）を参照

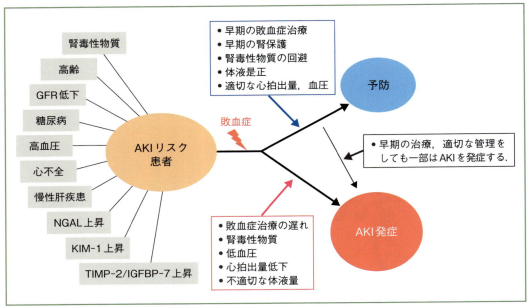

図3　敗血症性AKIに対する理想的なアプローチ
AKI：急性腎傷害，GFR：糸球体濾過量，NGAL：好中球ゼラチナーゼ結合性リポカリン，KIM-1：kidney injury molecule-1，TIMP-2：tissue inhibitor metalloproteinase inhibitor 2，IGFBP-7：insulin-like growth factor binding protein 7.

（Bellomo R, et al. Intensive Care Med 2017；43：816-28[6]）より）

py：RRT）も選択肢に入る．

b ── 術後AKI

心臓血管手術後AKI

- 心臓血管手術を受けた患者の30〜40％がAKIを発症し，1〜5％はRRTを要する[7]．心臓血管手術はICUにおけるAKI発症の最も多い原因の一つである．
- とくに弁膜症に対する手術は冠動脈バイパス術（CABG）に比較してAKIを発症しやすい．その理由としては人工心肺を使用していることがあり，人工心肺の時間が長くなるほど発症しやすくなる．
- 原因としては，人工心肺による腎臓への血流の変化が，腎臓のいちばん虚血に弱いとされている皮髄境界部の虚血を促し障害を受けることがあげられている．また，手術侵襲に伴う炎症や交感神経の亢進による血管収縮も腎虚血の原因となり，腎傷害を引き起こす可能性もある．また人工心肺の回路によって溶血を引き起こし，遊離したヘモグロビンや鉄により誘導されることがFenton反応を惹起しやすく，ヒドロキシラジカルをはじめとした酸化ストレスによる障害を助長すると考えられる（**図4**）[8]．
- リスク因子は多岐にわたり，代表的なリスク因子としては年齢，女性，高血圧，CKD，糖尿病，人工心肺の時間などがあげられる（**表4**）[7]．
- AKI発症の予防においてエビデンスの確立した方法はない．HMG-CoA還

ここがポイント
心臓血管手術はICUでのAKIの最も多い原因の一つ

▶CABG：
coronary artery bypass grafting

▶HMG-CoA還元酵素：
hydroxymethylglutaryl-CoA reductase

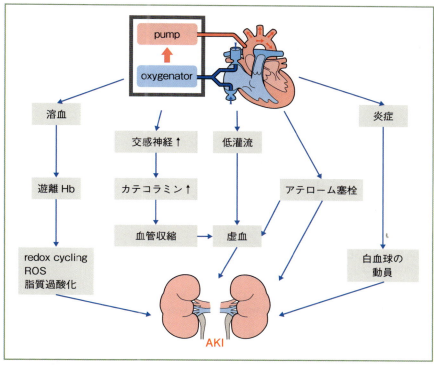

図4 心臓外科術後のAKI発症のメカニズム
人工心肺を使用することでさまざまなメカニズムにより腎臓に障害をきたすことが考えられている．機械ストレスによる溶血，人工心肺使用による交感神経亢進，低灌流，炎症の惹起が原因としてあげられる．
AKI：急性腎傷害，ROS：活性酸素種．

(O'Neal JB, et al. Crit Care 2016；20：187[8]より)

表4 心臓血管外科術後AKIのリスク因子

術前因子	術中因子	術後因子
・高齢 ・女性 ・高血圧 ・脂質異常症 ・慢性腎臓病 ・末梢性動脈疾患 ・肝疾患 ・脳血管障害の既往 ・喫煙 ・糖尿病 ・貧血	・長時間の人工心肺（CPB） ・CPB中のHt低値 ・低灌流圧 ・体液減少 ・うっ血	・昇圧薬の使用 ・利尿薬の使用 ・輸血 ・貧血 ・体液減少 ・うっ血 ・心原性ショック

(Mao H, et al. Blood Purif 2014；37〈Suppl 2〉：34-50[7]より)

元酵素阻害薬（スタチン）の投与はAKI発症を予防するという報告があるが，バイアスが影響している可能性があり，さらなる検討が必要である．
- また術前に行うremote ischemic preconditioning（RIPC）[★4]とよばれる方法も，ダメージ関連分子パターン（damage associated molecular patterns：

★4 RIPC
上腕に血圧計を巻いて収縮期血圧＋50 mmHgの圧力で5分間駆血し，その後5分間開放する．これを3～4回繰り返す．

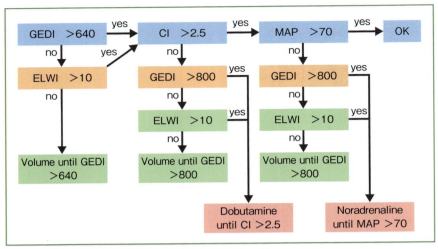

図5　一般外科術後の目標指向型治療（GDT）の一例
術後の循環動態を適正化するためのアルゴリズム．それぞれの指標を参考にして輸液や昇圧薬を使っていく．
GEDI：global end-diastolic volume index（拡張末期容量係数），CI：cardiac index（心係数），MAP：mean arterial pressure（平均動脈圧），ELWI：extravascular lung water index（肺血管外水分量）．

（Schmid S, et al. Crit Care 2016；20：50[10]）より）

DAMPs）を惹起しAKI発症を予防する可能性があることが示唆されている．ただ，さらなる心負荷をかける可能性もあり，すべての症例において実施できるわけではない．この方法は小規模の臨床試験でしか行われておらず，今後の結果が待たれる．
- そのほかにも重炭酸，hANPの使用もAKI発症を減少させるとの報告[7]があるが，確立はされていない．

その他の術後AKI
- 心臓血管手術以外の手術でも術後AKIを引き起こし，とくに腹部手術においては7〜13.4％の患者でAKIを発症し，多くは48時間以内に発症する[9]．手術のタイプとしては開腹手術が最もAKIを発症しやすいが，腹腔鏡下手術やロボット支援下手術においても発症するリスクはある．
- 術後AKIの作用機序としては，周術期における脱水や出血，サードスペースへの漏出などによる腎血流量の低下や炎症性サイトカインによる障害があげられる．そのほか敗血症の合併症や鎮痛としての非ステロイド抗炎症薬（nonsteroidal anti-inflammatory drugs：NSAIDs）使用に伴うAKIも重なっていることがある．リスク因子としては年齢や緊急手術，ハイリスク手術，虚血性心疾患・心不全の既往が報告されている．
- 術後AKI発症の予防としては目標指向型治療（goal-directed hemodynamic therapy：GDT）★5とよばれる，血圧や心拍出量，global end-diastolic volume indexなどの血行動態のパラメータが一定の指標を保つように，輸液負荷や昇圧薬使用を行っていく方法が広く知られている．一例を図5に示した

▶hANP：
human atrial natriuretic peptide（ヒト心房性ナトリウム利尿ペプチド）

★5
GDTは術後だけでなく，敗血症の治療でも用いられる．

表5　薬剤性AKIの原因となりうる代表的な薬剤

機序	薬剤
腎血流低下	NSAIDs，アムホテリシンB
尿細管障害	アミノグリコシド，シスプラチン，ホスカルネット
尿細管内の閉塞	アシクロビル，サルファ薬（ST合剤）
間質性腎炎	ペニシリン，セフェム系，シプロフロキサシン，NSAIDs
HUS	シクロスポリン，タクロリムス

HUS：溶血性尿毒症症候群．

（Thadhani R, et al. N Engl J Med 1996；334：1448-60[11] より）

が[10]．他のパラメータを用いたアルゴリズムもある．しかし複雑なアルゴリズムであることや，どのパラメータを使用するかは定まっていないことなどの問題点もあり，さらなる研究が必要である．

c — 薬剤性AKI

- 抗菌薬，抗悪性腫瘍薬などの薬剤により腎傷害が加わることがある．主な原因薬剤を**表5**にあげる[11]．
- 周術期は鎮痛薬としてNSAIDsを使用する機会が多いが，AKI発症リスクが高い患者に対しては使用を避ける必要がある．最近ではICUで高頻度に使用される，バンコマイシンやプロトンポンプ阻害薬（proton pump inhibitor：PPI）によるAKIも指摘されており，AKIを予防するうえでも不必要に投与することは避けたほうがよいかもしれない[12,13]．糖尿病治療薬として処方されることが多いメトホルミンについては，ESUR Guidelines on Contrast Media Version 7.0では，eGFR 30〜60で造影剤投与48時間前にメトホルミンを中止し，造影剤投与後48時間はメトホルミン服用を控えることとし，造影剤投与後48時間でsCr値に変化がみられない場合にのみメトホルミン服用再開を勧奨している．ほとんどの国でeGFR＜30でのメトホルミンの処方は認められていない．
- 造影剤腎症（contrast induced nephropathy：CIN）発症の機序としては，薬剤による腎血流量の低下や尿細管・間質の障害，尿細管の閉塞など，薬剤によって異なる．NSAIDsでは尿細管間質障害に加えてネフローゼを生じることがある．
- 薬剤性AKIの予防・治療は原因薬剤の中止であるが，抗菌薬などは変更・中止が難しいことも多く，やむを得ない場合もある．そのような場合には必要性がなくなればすみやかに中止することが望ましい．

d — 造影剤使用によるAKI

- 心臓カテーテル検査などで使用されるヨード造影剤の使用によりAKIが生じる．
- アメリカの報告では経皮的冠動脈形成術（percutaneous coronary interven-

▶ESUR：
European Society of Urogenital Radiology

▶eGFR：
estimated glomerular filtration rate（推算糸球体濾過量）

アドバイス

薬剤性AKIの予防・治療は原因薬剤の中止

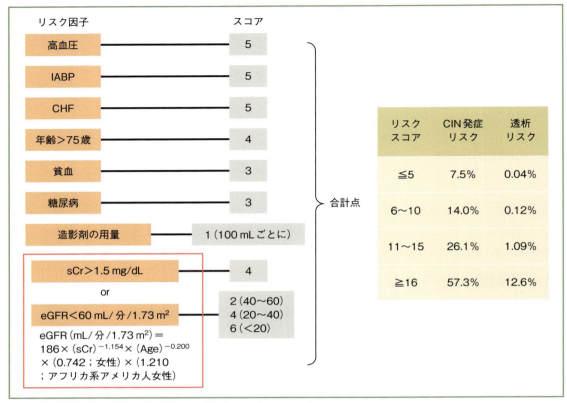

図6　造影剤腎症（CIN）の発症リスク（Mehran risk score）
造影剤によるAKIのリスクを数値化したもの．当てはまるリスク因子に相応するスコアを足して，その合計点を右の表に照合してリスクを推測する．
IABP：大動脈内バルーンパンピング法，CHF：うっ血性心不全，eGFR：推算糸球体濾過量．
（McCullough PA. J Am Coll Cardiol 2008；51：1419-28[15]）より）

tion：PCI）を施行した患者のうち7％ほどがAKIを発症し，0.3％がRRTを要する[14,15]．とくに緊急PCIを要するようなST上昇型心筋梗塞（ST-segment elevated myocardial infarction：STEMI）や心原性ショックをきたした症例はリスク因子となる．心原性ショックでは造影剤量が増えることが知られており，また血管へのアプローチも要因として考えられている．橈骨動脈からのアプローチで検査治療を行う場合は発症頻度がより少ない．また待機的検査では，術前の水分補給（hydration）は多くの施設で行われているが，eGFR＜30 mL/分/1.73 m²の患者では26％がAKIを発症しており，透析を必要とする割合も高くなってくる．

- そのほかにもリスク因子があり，これらのリスク因子を点数化したMehran risk scoreがリスク分類として利用されており，11点以上であればハイリスクとなる（図6）[16]．
- 表6にあるようにさまざまなメカニズムが造影剤腎症（CIN）の発症に関わっている．造影剤のfirst pass effectによる細胞への直接傷害だけでなく，近年では血管収縮や低酸素に陥ることで，尿中に濾過された造影剤が尿細管

ここがポイント
Mehran risk scoreが11点以上はCINのハイリスク

表6　造影剤腎症（CIN）のメカニズム

細胞レベルの障害	・細胞膜の破壊 ・ミトコンドリアの機能変化 ・酸化ストレスの産生 ・アポトーシス
低酸素・血管収縮	・血管内皮障害 ・アンジオテンシンIIやエンドセリンによる血管抵抗上昇 ・尿細管細胞の浮腫に伴う血管抵抗上昇 ・急激な低酸素（アナフィラキシーの場合）
尿細管による障害	・尿細管糸球体フィードバックの障害 ・サイトカインの放出 ・tubulovascular crosstalkによる血管収縮 ・粘稠性の高い原尿による尿細管閉塞

（McCullough PA. J Am Coll Cardiol 2008；51：1419-28[15]より）

再吸収されると，酸化ストレスが生じ尿細管壊死に至ることで腎傷害をきたすとされている[17]．

- 造影剤の使用量がリスクになることは知られており，使用上限をeGFRの値を目安にしている施設も多く，極力使用量を抑えるのが望ましい．
- 二酸化炭素を造影剤として使用することによってもAKI発症を抑制できるが，不整脈や心筋梗塞，神経毒性のリスクもあり，使用条件は限られている．なお，HMG-CoA還元酵素阻害薬（スタチン）の併用は，AKIの発症を抑制する可能性があると報告されている[18]．

e ― 横紋筋融解によるAKI

- 横紋筋融解（rhabdomyolysis）とは外傷後やウイルス感染，薬物により筋肉が崩壊し，細胞内物質が血液中に循環することによって全身の障害を引き起こす病態を表す．
- 筋細胞から放出されたサイトカインにより血管外漏出が増え，腎血流量が減少するほか，筋に多く含まれているミオグロビンも障害の一因となっている．ミオグロビンが分解されることで遊離鉄が生じ，上述同様に酸化ストレスが生じるため尿細管が障害される．また細胞膜の構成成分である脂質の過酸化も原因とされている[19]．
- 横紋筋融解を引き起こす原因は，**表7**に示すとおり多岐にわたる[20]．
- 治療としては対症療法であり，適切な補液と電解質異常に対する是正が主となってくる．乏尿・無尿となる症例や電解質のコントロールが難しい場合などはRRTを考慮する．
- 予後は他のAKIと比べて良好であるが，電解質異常をきたすことが多い．とくにカルシウムの変動は大きく，発症時は低カルシウム血症を，利尿期には高カルシウム血症をきたしやすい．このことに留意しながら電解質の補正を含めた治療を行っていく必要がある．

表7　横紋筋融解の原因

外傷	
疲労	過度な運動，痙攣，アルコール離脱症候群
低酸素	急性動脈閉塞症
感染	溶連菌，クロストリジウム インフルエンザウイルス，Epstein-Barrウイルス，HIV，レジオネラ
体温の変化	熱中症，悪性高熱症，偶発性低体温症
電解質異常	低カリウム血症，低リン血症，低カルシウム血症，糖尿病性ケトアシドーシス
薬剤	スタチン，フィブラート系薬剤 アルコール コカイン，ヘロイン
その他	低尿酸血症

HIV：human immunodeficiency virus（ヒト免疫不全ウイルス）．
（Fähling M, et al. Nat Rev Nephrol 2017；13：169-801[7]より抜粋）

表8　悪性腫瘍患者におけるAKIの原因

腎前性	・血管内脱水（下痢・脱水・敗血症） ・類洞閉塞症候群 ・高カルシウム血症
腎性	・糸球体病変（膜性腎症，微小変化型，巣状糸球体硬化症，ANCA関連血管炎，血栓性微小血管症，膜性増殖性腎炎） ・急性尿細管壊死 ・腫瘍崩壊症候群 ・myeloma cast nephropathy ・腎癌
腎毒性薬剤	・ゲムシタビン，シスプラチン，メトトレキサート，ベバシズマブ，インターフェロンα，イホスファミド，造影剤
腎後性	・尿管閉塞 ・後腹膜線維症

ANCA：antineutrophil cytoplasmic antibody（抗好中球細胞質抗体）．
（Campbell GA, et al. Adv Chronic Kidney Dis 2014；21：64-71[21]より）

f ─ 腫瘍関連によるAKI

- 腫瘍の部位，進行度によって頻度は変わるが，ICU入室した悪性腫瘍を有する患者のうち12～49％がAKIを生じ，9～32％の患者でRRTを要することが報告されており，悪性腫瘍を有さないICU患者に比べて高い頻度でAKIを発症することが知られている[21]．
- AKIを発症する原因としては腎前性，腎性，腎後性のいずれでも生じうる（表8）．抗悪性腫瘍薬そのものや下痢などの副作用によりAKIを発症する場合や，易感染性からくる敗血症によるAKIを生じる場合もある．また血液疾患特有なケースとしては，多発性骨髄腫や腫瘍崩壊症候群によるAKI

がある.
- 治療はAKIの直接の原因となった病態に応じて対応することになる．ICUを生存退室できた場合には腎予後も良好であるが，AKI発症のエピソードにより治療薬の調整が難しくなるなど，治療に難渋することが多い．
- 悪性腫瘍を有する患者でAKIを発症した場合，投与可能な抗悪性腫瘍薬が限定され，投与量を減量しなければならないことや，また多臓器不全を合併していることが多く，集中治療を要するため予後は芳しくない．

4 腎後性AKI

- 尿路系のあらゆるレベルで閉塞した場合，尿細管管腔内圧が上昇し，糸球体濾過量（GFR）が低下するため腎傷害をきたす．原因となる疾患を**表9**に示した．
- 元来，腎機能が正常な患者であれば，両側の尿路系が閉塞しないとAKIをきたさないが，機能的片腎[★6]の患者では，機能しているほうの尿路系が閉塞した場合はAKIをきたしうる．またCKDの患者では，片側の尿路系閉塞を認めた場合でもAKIになることがあるので注意を要する．
- 腎後性AKIは，エコーやCT，MRIなどの画像検査で簡単に診断ができるので，これらの検査ですみやかに原因の特定・除外を行うべきである．集中治療領域においては，時に尿道留置カテーテルの閉塞が原因となることがあるので，カテーテルのチェックも忘れないようにしたい．腎後性AKIでは，早急に閉塞解除をすることですみやかな腎機能回復が望めるため，泌尿器科コンサルトが必要となる．ただし，腎臓の萎縮がみられる場合や閉塞の期間が長期であることが予想される場合には，完全な回復は見込めない可能性がある．

（松浦　亮，野入英世）

表9　腎後性AKIの原疾患

部位	疾患
腎外	前立腺肥大 後腹膜線維症 悪性腫瘍 結石
腎内	乳頭壊死 結石

（Makris K et al. Clin Biochem Rev 2016；37：85-98[2]）より抜粋）

★6　機能的片腎

解剖学的には左右両側に腎臓が存在していても，実際に尿を生成するなどの機能的な働きを行っている腎臓が片側のみの場合をいう．機能していない腎臓は萎縮していることもあれば，萎縮していないこともある．

文献

1) Hilton R. Acute renal failure. BMJ 2006；333：786-90.
2) Makris K, Spanou L. Acute kidney injury：Definition, pathophysiology and clinical phenotypes. Clin Biochem Rev 2016；37：85-98.
3) Uchino S, et al. Transient azotaemia is associated with a high risk of death in hospitalized patients. Nephrol Dial Transplant 2010；25：1833-9.
4) Doi K. Role of kidney injury in sepsis. J Intensive Care 2016；4：17.
5) Post EH, et al. Renal perfusion in sepsis：From macro- to microcirculation. Kidney Int 2017；91：45-60.
6) Bellomo R, et al. Acute kidney injury in sepsis. Intensive Care Med 2017；43：816-28.
7) Mao H, et al. Cardiac surgery-associated acute kidney injury. Blood Purif 2014；37（Suppl 2）：34-50.
8) O'Neal JB, et al. Acute kidney injury following cardiac surgery：Current understanding and future directions. Crit Care 2016；20：187.
9) Romagnoli S, et al. Postoperative acute kidney injury in high-risk patients undergoing major abdominal surgery. J Crit Care 2016；35：120-5.
10) Schmid S, et al. Algorithm-guided goal-directed haemodynamic therapy does not im-

prove renal function after major abdominal surgery compared to good standard clinical care : A prospective randomised trial. Crit Care 2016 ; 20 : 50.
11) Thadhani R, et al. Acute renal failure. N Engl J Med 1996 ; 334 : 1448-60.
12) Sinha Ray A, et al. Vancomycin and the risk of AKI : A systematic review and meta-analysis. Clin J Am Soc Nephrol 2016 ; 11 : 2132-40.
13) Nochaiwong S, et al. The association between proton pump inhibitor use and the risk of adverse kidney outcomes : A systematic review and meta-analysis. Nephrol Dial Transplant 2017 Feb 23. doi : 10.1093/ndt/gfw470.
14) McCullough PA, et al. Contrast-induced acute kidney injury. J Am Coll Cardiol 2016 ; 68 : 1465-73.
15) McCullough PA. Contrast-induced acute kidney injury. J Am Coll Cardiol 2008 ; 51 : 1419-28.
16) Mehran R, et al. A simple risk score for prediction of contrast-induced nephropathy after percutaneous coronary intervention : Development and initial validation. J Am Coll Cardiol 2004 ; 44 : 1393-9.
17) Fähling M, et al. Understanding and preventing contrast-induced acute kidney injury. Nat Rev Nephrol 2017 ; 13 : 169-80.
18) Leoncini M, et al. Early high-dose rosuvastatin for contrast-induced nephropathy prevention in acute coronary syndrome : Results from the PRATO-ACS Study (Protective Effect of Rosuvastatin and Antiplatelet Therapy On contrast-induced acute kidney injury and myocardial damage in patients with Acute Coronary Syndrome). J Am Coll Cardiol 2014 ; 63 : 71-9.
19) Chavez LO, et al. Beyond muscle destruction : A systematic review of rhabdomyolysis for clinical practice. Crit Care 2016 ; 20 : 135.
20) Bosch X, et al. Rhabdomyolysis and acute kidney injury. N Engl J Med 2009 ; 361 : 62-72.
21) Campbell GA, et al. Acute kidney injury in the cancer patient. Adv Chronic Kidney Dis 2014 ; 21 : 64-71.

3-3 AKIのバイオマーカー

はじめに

- 急性腎不全の世界的な診断基準の統合や早期診断を目的として急性腎傷害（acute kidney injury：AKI）のコンセプトが登場し，2004年にRIFLE分類[1]，2007年にAKIN分類[2]，2012年にKDIGO分類[3]が提唱された★1．時期を同じくして，2005年ごろから新規AKIバイオマーカーが同定され[4-7]，その後，心臓手術後や集中治療室でのヒトAKIにおける臨床的有用性が精力的に検証された．その結果，日本の実臨床はAKIの早期診断，すなわち血清クレアチニンの上昇の予測が可能な時代に突入した．本項では，「AKI（急性腎障害）診療ガイドライン2016」（以下，AKI GL 2016）[8]の推奨を振り返るとともに，AKIバイオマーカーのこれからの発展性について論じる．

1 代表的なAKIのバイオマーカー

- 2013年にAKIの診断および治療を協議する国際会議であるAcute Dialysis Quality Initiative（ADQI）ワーキンググループは，RIFLE分類あるいはAKIN分類によるAKI診断で用いられている血清クレアチニンおよび尿量を腎臓の機能的バイオマーカーとよぶ一方で，障害バイオマーカーを用いることで機能的バイオマーカーでは見落とされてしまうAKIを診断できることを指摘した[9]．そして将来有望な新興の尿中腎傷害バイオマーカーとして，①好中球ゼラチナーゼ結合性リポカリン（neutrophil gelatinase-associated lipocalin：NGALまたはLCN2），②kidney injury molecule-1（KIM-1），③interleukin-18（IL-18），④L型脂肪酸結合タンパク（liver-type fatty acid-binding protein：L-FABPまたはFABP1）の4つをあげた．

- AKI GL 2016の重要な特徴の一つはKDIGO AKI Guideline 2012[3]にはなかったClinical Questionを立ち上げたことで，AKIにおける尿中バイオマーカーの有用性に関する文献検索と評価が新しく行われた[8]．このなかでは，とくに尿中バイオマーカーとしてNGAL，L-FABP，N-アセチル-β-D-グルコサミニダーゼ（N-acetyl-β-D-glucosaminidase：NAG），シスタチンCが検討された．

- NGALおよびL-FABPはどちらも樽状の低分子量分泌タンパクで，脂溶性分子を血中で運搬するためのキャリアタンパク群であるリポカリンスーパーファミリーに属する[10-12]．NGALの分子量は25 kDaで，シデロフォアとよばれる鉄結合性化合物と結合する[13-15]．L-FABPは14 kDaで，遊離脂肪酸と結合する[12,16]．表1にNGALとL-FABPの共通点および相違点をまとめた．

- NGALとL-FABPは多くの特性を共有しており，開心術後AKIでは尿中

★1
RIFLE分類は腎傷害の重症度をRisk・Injury・Failure・Loss・End-stage kidney diseaseの5段階に分類している．AKIN（Acute Kidney Injury Network）分類，KDIGO（Kidney Disease Improving Global Outcomes）分類とともに，3章「3-1 急性腎障害（AKI）の定義」（p.80）参照．

表1 NGALとL-FABPの共通点および相違点

	NGAL	L-FABP
相違点	腎分化誘導，抗菌などの作用を有する[11, 13, 14, 26, 27]	脂肪酸の輸送・β酸化を調節[12, 16]
	遠位ネフロンのストレスで尿中分泌が増加[25, 28, 29]	近位尿細管のストレスで尿中分泌が増加[30, 31]
	脱水では尿中濃度が増えにくい[32]	脱水でも鋭敏に尿中濃度が増加[33]
	血中CRP高値で尿中濃度が増加[23, 34]	乳酸アシドーシスや肝障害で尿中濃度が増加[34]
共通点	リポカリンスーパーファミリーに属する低分子量タンパク[10-12]	
	腎傷害モデルで腎保護効果[4, 14, 31]	
	開心術後などのAKIにおいて早期に一過性に上昇[5, 6, 17, 35]	
	AKIにおける尿細管障害のほか糖尿病性腎症を含む各種慢性腎臓病で尿中濃度が増加[28, 36-39]	
	慢性腎臓病の治療で尿中濃度が減少[28, 39]	
	健常者の血中にも存在[4, 5, 34]	

引用文献は表内に示した．

NGALとL-FABPは尿中KIM-1や血清クレアチニンよりも早く増加し，術後2〜6時間後にピークを迎え，AKIの早期診断を可能とする[17]．尿中L-FABPは2011年8月に慢性腎臓病およびAKIにおける尿細管機能障害のマーカーとしてわが国で保険収載され，3か月に1回の測定が承認された．尿中NGALは2017年2月にAKIの診断補助法として保険収載され，月4回★2までの測定が承認された．

- 国産の尿中AKIバイオマーカーとして，ミッドカイン[18]，チオレドキシン1[19]，アクチビン[20]などに関しても臨床研究が進められている．

2 バイオマーカーによるAKIの早期診断

- AKIの中でもとくに救急外来，心臓手術後，しばしば敗血症を伴う集中治療室でのAKIは重症化しやすく，生命予後も悪い[8]．このような局面におい

★2 NGALの測定時期

尿中NGALの測定時期については，まだコンセンサスが得られていないが，筆者は①慢性腎臓病の症例では年1〜2回ベースラインの値をみておく，②手術などのイベントが明確な場合にはイベント直前，③AKIの初期と考えられる時期（手術であれば術後3〜6時間後），④翌日，を候補と考えている．

Column 好中球ゼラチナーゼ結合性リポカリン（NGAL）の名前の由来

neutrophil gelatinase-associated lipocalin（NGAL）の名称のassociatedは「関連」ではなく，「結合」した，の意味である．NGALは活性化された好中球の分泌物の中からゼラチナーゼB（すなわちmatrix metalloproteinase 9あるいはIV型コラーゲン分解酵素）と共有結合した状態で単離・同定・命名された[21]．NGALはゼラチナーゼの分解を防ぎ[22]，作用を増強することで関節炎や癌転移を促進する．NGALにはlipocalin 2（LCN2），siderocalin，human neutrophil lipocalin，24p3など多くのよび名があるが，尿中バイオマーカーとしてはNGALとよばれることが多い．健常者の血中NGALの7割くらいは好中球由来で[23]，尿路感染や敗血症に伴うAKIにて尿中NGALが上昇しやすいこと[4, 23-25]を忘れないためにもNGALという表現は理にかなっていると思われる．

て，尿中バイオマーカーであるNGAL[5,32,35]，L-FABP[6,40,41]，KIM-1[42]，IL-18[43,44]などはAKIの早期診断を可能とすると報告されている．

- AKI GL 2016ではバイオマーカーによるAKIの早期診断のエビデンスを総括するために，心臓血管手術後や集中治療室におけるAKIに関する複数のシステマティックレビュー／メタ解析が分析された[8]．新規バイオマーカーについては，日本での厚生労働省申請および保険収載の状況をふまえて，尿中NGALとL-FABPが検討された．その結果，尿中NGALおよびL-FABPの有用性が示唆され[45]，AKIの早期診断のために尿中NGALあるいはL-FABPを測定することを提案すると結論づけられた（推奨グレード2［弱く推奨］，エビデンスレベル中等度［B］）[8]．
- 図1に成人の心臓手術後の尿中バイオマーカーとAKI発症の関係を検討した大規模メタ解析の結果を示す[45]．尿中NGAL，L-FABP以外にも尿中NAG，KIM-1，IL-18などによりAKIの早期診断が可能であることが示されている．尿中シスタチンCの有用性は有意ではなかったが，症例数が少なかったためとも考えられる．
- 今後，新規バイオマーカーによるAKIの早期診断が真に臨床的に有用であることが明らかになるためには，尿中バイオマーカーに基づいたAKIの早期介入群と従来治療群を比較した臨床研究を行う必要があり[8]，最新の例を後述する．

3 バイオマーカーによるAKIの重症度および生命予後の予測

- AKI GL 2016では，尿中NGALによるAKI重症度や生命予後の予測に関する複数のシステマティックレビュー／メタ解析を分析し，尿中NGAL[46]が死亡や腎代替療法（renal replacement therapy：RRT）開始などAKIの重症度の予測に限定的ではあるが有用である可能性を示した（推奨グレード2［弱く推奨］，エビデンスレベル弱［C］）[8]．尿中L-FABP[47]，シスタチンCに関しては報告が限られていた．
- 2009年の分析では，成人の心臓手術後24時間以内の尿中NGALを検討した14の臨床研究において，合計1,783例のうち319例がAKIを発症し，尿中NGAL上昇によるAKIの発症予測のオッズ比は18.6と高値を示した[46]．また尿中および血中NGALの上昇によるRRT開始に対するオッズ比は12.9であり（図2），院内死亡のオッズ比は8.8であった[46]．
- 心臓手術後症例に比べると，入院を要するうっ血性心不全症例のほうが，AKIを起こす頻度や重症度は小さいと考えられる．2017年に急性非代償性心不全で入院した260例の患者において，入院初日の蓄尿中NGAL高値群では低値群に比べて，心不全による再入院のハザード比が1.8倍，全死亡のハザード比が2.1倍に増加した[48]．また全死亡に対するNGAL高値のリスクはeGFRやアルブミン尿とは独立していた．

▶eGFR
estimated glomerular filtration rate（推定糸球体濾過量）

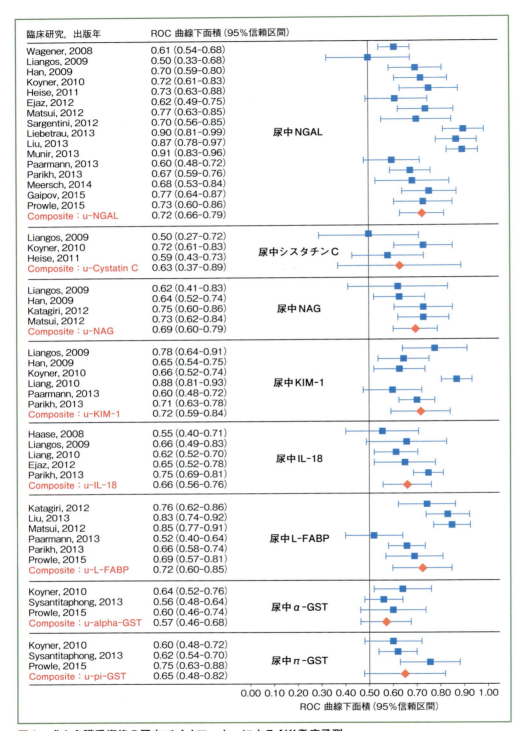

図1 成人心臓手術後の尿中バイオマーカーによるAKI発症予測
尿中バイオマーカーは手術終了24時間以内に採取された．個別研究のROC曲線下面積および統合値（composite）のフォレストプロット．ひげの範囲が0.5をまたいでいない場合に統計学的に有意と判断される．

(Ho J, et al. Am J Kidey Dis 2015；66：993-1005[45]より)

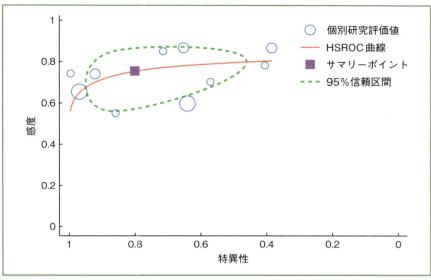

図2 尿中あるいは血中NGALによる腎代替療法（RRT）開始予測の階層サマリー（HS）ROCプロット

個別研究の丸の大きさは解析症例数を反映する．点線は10個の研究を統合したサマリーポイントの95％信頼区間を示す．図の左上のポイントほど，予測能が強いことを示す．

(Haase M, et al. Am J Kidney Dis 2009；54：1012-24[46] より)

4 臨床介入試験へのAKIバイオマーカーの応用

- ここでは，AKIバイオマーカーを臨床介入試験に用いる場合の2つの代表例を示す．すなわち，エントリー基準に用いる場合とエンドポイントに用いる場合である．
- AKIの早期診断バイオマーカーを用いることにより，AKIの介入試験においてハイリスク症例を選別し，介入による効果がみられない軽症例を除外できれば，臨床試験の検出力を高められることが期待される．そのような試みがドイツから報告された[49]．集中治療室入室中の重症患者（心臓術後で体液過剰が目立つ症例が多い）のうちKDIGO Stage 2 AKI（血清クレアチニン倍

> **Advice** Acute on Chronic Kidney DiseaseにおけるAKIバイオマーカーの動き
>
> 慢性腎臓病患者では，健常者に比べて維持透析やAKIによる一時的透析が必要となるリスクが高い．一方で，新規腎イベントの前から慢性腎臓病のある場合のほうが，ない場合と比べて，尿中NGALやKIM-1などのバイオマーカーの上昇が鈍化することが指摘されている[50,51]．とくに救急外来の初診患者では，以前の腎機能の情報が不明の場合がしばしばあり，初診時の尿中バイオマーカーが低いからといってAKIの重症度を低く見積りすぎないよう気をつける必要がある．

ここに注意
救急外来の初診時バイオマーカーが低いからといってAKI重症度を低く見積もらない

化または0.5 mL/kg/時以下の尿量減少が12時間以上)の基準を満たし，さらに血中NGALが150 ng/mL以上に上昇している231例をエントリーし，直ちにRRTを開始する早期RRT群と，stage 3まで待つ晩期RRT群に分けて治療を行った．90日後の死亡率は早期RRT群で39％，晩期RRT群で55％と大きな差が開いた．実際には血中NGAL 150 ng/mL以下の症例は3例のみで，エントリー基準への影響は小さかったが，新規バイオマーカーをエントリー基準に組み入れたきわめて先駆的な臨床試験といえる．

- 血清クレアチニン値はとくに重症患者において，熱発・下痢などによる脱水あるいはうっ血による体液過剰の影響を受けやすい．これに対して尿中NGALなどのバイオマーカーをエンドポイントに用いることで介入の効果を顕性化できる可能性がある．たとえばミニチュア人工心肺が腎保護の面で通常の人工心肺よりも優れていることを示唆する成績が報告されている[52]．

5 今後の課題

- 心臓血管手術後や集中治療室におけるAKIにおいて，多くの観察研究やシステマティックレビュー/メタ解析により，尿中NGALやL-FABPを用いることでAKIの早期診断ができることが確立されつつある．今後は，AKIの早期診断をどのように治療に反映させていくかが大きな課題である．その実例を以下に示す．

- 心臓手術において，人工心肺終了4時間後の時点でNephroCheck®が高値だった症例276例を2群に割り付け，KDIGO AKI GL 2012[3]に準拠した介入群と通常治療群の比較が行われた[53]．介入群では腎毒性物質・造影剤・高血糖を避ける，アンジオテンシン変換酵素(angiotensin-converting enzyme：ACE)阻害薬とアンジオテンシンⅡ受容体拮抗薬(angiotensin Ⅱ receptor blocker：ARB)を術後48時間は再開しない，体液量と血行動態を積極的にコントロールするなどが行われ，結果として72時間後のAKI発症は通常治療群72％に対して介入群55％と低下した．ただし90日後までのRRTの頻度や入院期間などには有意差がなかった．

- この研究ではACE阻害薬/ARBの使用頻度が介入群11％，通常治療群30％

> **アドバイス**
> AKIの早期診断をどのように治療に反映させていくかが大きな課題

Topics　米国の最新AKIバイオマーカー NephroCheck®

尿中のtissue inhibitor of metalloproteinase-2 (TIMP-2)とinsulin-like growth factor binding protein 7 (IGFBP7)の濃度の積をNephroCheck®とよび，尿中NGAL，L-FABPやKIM-1よりも遅れて2013年ごろに登場したAKIの新規バイオマーカーである[54]．NephroCheck®は米国でアメリカ食品医薬品局(FDA)によりAKIの早期診断法として，尿中NGALを追い越して先に承認された[55]．AKIでは障害を受けた尿細管からTIMP-2およびIGFBP7が分泌され，それらの受容体を介して尿細管に作用し，細胞周期を停止させ，急性期に尿細管細胞の分裂を抑制することで尿細管に保護的に働くと考えられている[54]．

と差があり，これのみでAKI発症頻度に差を与えたかもしれず，介入群でドブタミンなどを用いて血圧が高めに保持された効果を単独で評価することは困難である．とはいえ，心臓手術後AKIの早期診断によりどのような介入を取りうるのか，具体的に示した意義は大きい．

- このほかに，すでに厚生労働省に承認され診療で処方されている薬，とくに抗菌薬，抗悪性腫瘍薬や生物学的製剤（中和抗体製剤）などによる薬剤性腎傷害の早期発見と休薬による回復をモニターする方法として，尿中バイオマーカーは有用であろう．腎疾患の新規治療法や未承認薬の腎毒性をスクリーニングする方法としても活用されると思われる．

（森　潔）

文献

1) Bellomo R, et al ; ADQI workgroup. Acute renal failure – definition, outcome measures, animal models, fluid therapy and information technology needs : The Second International Consensus Conference of the Acute Dialysis Quality Initiative (ADQI) Group. Crit Care 2004 ; 8 : R204-12.
2) Mehta RL, et al ; Acute Kidney Injury Network. Acute Kidney Injury Network : Report of an initiative to improve outcomes in acute kidney injury. Crit Care 2007 ; 11 : R31.
3) Kellum JA, et al ; Kidney disease : Improving global outcomes (KDIGO) acute kidney injury work group. KDIGO clinical practice guideline for acute kidney injury. Kidney International Supplements 2012 ; 2 : 1-138.
4) Mori K, et al. Endocytic delivery of lipocalin-siderophore-iron complex rescues the kidney from ischemia-reperfusion injury. J Clin Invest 2005 ; 115 : 610-21.
5) Mishra J, et al. Neutrophil gelatinase-associated lipocalin (NGAL) as a biomarker for acute renal injury after cardiac surgery. Lancet 2005 ; 365 : 1231-8.
6) Portilla D, et al. Liver fatty acid-binding protein as a biomarker of acute kidney injury after cardiac surgery. Kidney Int 2008 ; 73 : 465-72.
7) Han WK, et al. Kidney Injury Molecule-1 (KIM-1) : A novel biomarker for human renal proximal tubule injury. Kidney Int 2002 ; 62 : 237-44.
8) AKI（急性腎障害）診療ガイドライン作成委員会，編．AKI（急性腎障害）診療ガイドライン2016．東京：東京医学社；2016．
9) McCullough PA, et al. Diagnosis of acute kidney injury using functional and injury biomarkers : Workgroup statements from the tenth Acute Dialysis Quality Initiative Consensus Conference. Contrib Nephrol 2013 ; 182 : 13-29.
10) Flower DR, et al. The lipocalin protein family : Structural and sequence overview. Biochim Biophys Acta 2000 ; 1482 : 9-24.
11) Mori K, Nakao K. Neutrophil gelatinase-associated lipocalin as the real-time indicator of active kidney damage. Kidney Int 2007 ; 71 : 967-70.
12) Przybylowski P, et al. Liver fatty-acid-binding protein in heart and kidney allograft recipients in relation to kidney function. Transplant Proc 2011 ; 43 : 3064-7.
13) 森　潔，ほか．siderophore結合蛋白の生物学—分化誘導，組織障害，癌，感染，造血の新しい接点．臨床血液 2009 ; 50 ; 519-26．
14) 森　潔，ほか．Ngalの病態生理的意義．富野康日己，編．Annual Review 腎臓．東京：中外医学社；2013．p.143-9．
15) Goetz DH, et al. The neutrophil lipocalin NGAL is a bacteriostatic agent that interferes with siderophore-mediated iron acquisition. Mol Cell 2002 ; 10 : 1033-43.
16) Kamijo-Ikemori A, et al. Urinary fatty acid binding protein in renal disease. Clin Chim Acta 2006 ; 374 : 1-7.

17) Devarajan P. Review : Neutrophil gelatinase-associated lipocalin : A troponin-like biomarker for human acute kidney injury. Nephrology 2010 ; 15 : 419-28.
18) Hayashi H, et al. Efficacy of urinary midkine as a biomarker in patients with acute kidney injury. Clin Exp Nephrol 2017 ; 21 : 597-607.
19) Kasuno K, et al. Renal redox dysregulation in AKI : Application for oxidative stress marker of AKI. Am J Physiol Renal Physiol 2014 ; 307 : F1342-51.
20) 高橋駿介, ほか. 急性腎障害における新たな尿中バイオマーカー—アクチビン. 日腎会誌 2017 ; 59 : 264.
21) Kjeldsen L, et al. Isolation and primary structure of NGAL, a novel protein associated with human neutrophil gelatinase. J Biol Chem 1993 ; 268 : 10425-32.
22) Yan L, et al. The high molecular weight urinary matrix metalloproteinase (MMP) activity is a complex of gelatinase B/MMP-9 and neutrophil gelatinase-associated lipocalin (NGAL). Modulation of MMP-9 activity by NGAL. J Biol Chem 2001 ; 276 : 37258-65.
23) Mårtensson J, et al. Neutrophil gelatinase-associated lipocalin in adult septic patients with and without acute kidney injury. Intensive Care Med 2010 ; 36 : 1333-40.
24) Kanda J, et al. An AKI biomarker lipocalin 2 in the blood derives from the kidney in renal injury but from neutrophils in normal and infected conditions. Clin Exp Nephrol 2015 ; 19 : 99-106.
25) Paragas N, et al. alpha-Intercalated cells defend the urinary system from bacterial infection. J Clin Invest 2014 ; 124 : 2963-76.
26) Yang J, et al. An iron delivery pathway mediated by a lipocalin. Mol Cell 2002 ; 10 : 1045-56.
27) Flo TH, et al. Lipocalin 2 mediates an innate immune response to bacterial infection by sequestrating iron. Nature 2004 ; 432 : 917-21.
28) Kuwabara T, et al. Urinary neutrophil gelatinase-associated lipocalin levels reflect damage to glomeruli, proximal tubules, and distal nephrons. Kidney Int 2009 ; 75 : 285-94.
29) Paragas N, et al. The Ngal reporter mouse detects the response of the kidney to injury in real time. Nat Med 2011 ; 17 : 216-22.
30) Kamijo A, et al. Urinary excretion of fatty acid-binding protein reflects stress overload on the proximal tubules. Am J Pathol 2004 ; 165 : 1243-55.
31) Yamamoto T, et al. Renal L-type fatty acid--Binding protein in acute ischemic injury. J Am Soc Nephrol 2007 ; 18 : 2894-902.
32) Nickolas TL, et al. Sensitivity and specificity of a single emergency department measurement of urinary neutrophil gelatinase-associated lipocalin for diagnosing acute kidney injury. Ann Intern Med 2008 ; 148 : 810-9.
33) Doi K, et al. Mild elevation of urinary biomarkers in prerenal acute kidney injury. Kidney Int 2012 ; 82 : 1114-20.
34) Asada T, et al. Impact of clinical context on acute kidney injury biomarker performances : Differences between neutrophil gelatinase-associated lipocalin and L-type fatty acid-binding protein. Sci Rep 2016 ; 6 : 33077.
35) Wagener G, et al. Association between increases in urinary neutrophil gelatinase-associated lipocalin and acute renal dysfunction after adult cardiac surgery. Anesthesiology 2006 ; 105 : 485-91.
36) Kasahara M, et al. Reduction in urinary excretion of neutrophil gelatinase-associated lipocalin by angiotensin receptor blockers in hypertensive patients. Nephrol Dial Transplant 2009 ; 24 : 2608-9 ; author reply 2609-10.
37) Bolignano D, et al. Neutrophil gelatinase-associated lipocalin (NGAL) and progression of chronic kidney disease. Clin j Am Soc Nephrol 2009 ; 4 : 337-44.
38) Kamijo A, et al. Urinary fatty acid-binding protein as a new clinical marker of the

progression of chronic renal disease. J Lab Clin Med 2004 ; 143 : 23-30.
39) Kamijo-Ikemori A, et al. Urinary liver type fatty acid binding protein in diabetic nephropathy. Clin Chim Acta 2013 ; 424 : 104-8.
40) Nakamura T, et al. Urinary liver-type fatty acid-binding protein in septic shock : Effect of polymyxin B-immobilized fiber hemoperfusion. Shock 2009 ; 31 : 454-9.
41) Katagiri D, et al. Combination of two urinary biomarkers predicts acute kidney injury after adult cardiac surgery. Ann Thorac Surg 2012 ; 93 : 577-83.
42) Du Y, et al. Urinary biomarkers to detect acute kidney injury in the pediatric emergency center. Pediatric Nephrol 2011 ; 26 : 267-74.
43) Parikh CR, et al. Urine IL-18 is an early diagnostic marker for acute kidney injury and predicts mortality in the intensive care unit. J Am Soc Nephrol 2005 ; 16 : 3046-52.
44) Parikh CR, et al. Urinary IL-18 is an early predictive biomarker of acute kidney injury after cardiac surgery. Kidney Int 2006 ; 70 : 199-203.
45) Ho J, et al. Urinary, plasma, and serum biomarkers' utility for predicting acute kidney injury associated with cardiac surgery in adults : A meta-analysis. Am J Kidney Dis 2015 ; 66 : 993-1005.
46) Haase M, et al. Accuracy of neutrophil gelatinase-associated lipocalin (NGAL) in diagnosis and prognosis in acute kidney injury : A systematic review and meta-analysis. Am J Kidney Dis 2009 ; 54 : 1012-24.
47) Susantitaphong P, et al. Performance of urinary liver-type fatty acid-binding protein in acute kidney injury : A meta-analysis. Am J Kidney Dis 2013 ; 61 : 430-9.
48) Nakada Y, et al. Prognostic value of urinary neutrophil gelatinase-associated lipocalin on the first day of admission for adverse events in patients with acute decompensated heart failure. J Am Heart Assoc 2017 ; 6 (5). pii : e004582. doi : 10.1161/JAHA.116.004582.
49) Zarbock A, et al. Effect of early vs delayed initiation of renal replacement therapy on mortality in critically ill patients with acute kidney injury : The ELAIN Randomized Clinical Trial. JAMA 2016 ; 315 : 2190-9.
50) McIlroy DR, et al. Neutrophil gelatinase-associated lipocalin and acute kidney injury after cardiac surgery : The effect of baseline renal function on diagnostic performance. Clin J Am Soc Nephrol 2010 ; 5 : 211-9.
51) Succar L, et al. Subclinical chronic kidney disease modifies the diagnosis of experimental acute kidney injury. Kidney Int 2017 ; 92 : 680-92.
52) Capuano F, et al. Neutrophil gelatinase-associated lipocalin levels after use of mini-cardiopulmonary bypass system. Interact Cardiovasc Thorac Surg 2009 ; 9 : 797-801.
53) Meersch M, et al. Prevention of cardiac surgery-associated AKI by implementing the KDIGO guidelines in high risk patients identified by biomarkers : The PrevAKI randomized controlled trial. Intensive Care Med 2017. doi : 10.1007/s00134-016-4670-3.
54) Kashani K, et al. Discovery and validation of cell cycle arrest biomarkers in human acute kidney injury. Crit Care 2013 ; 17 : R25.
55) Endre ZH, Pickering JW. Acute kidney injury : Cell cycle arrest biomarkers win race for AKI diagnosis. Nat Rev Nephrol 2014 ; 10 : 683-5.

3-4 AKI診療ガイドラインのポイント

はじめに

- 急激な腎機能低下は，以前には，急性腎不全（acute renal failure：ARF）とされていたが，2000年代以後，腎臓医，集中治療医，循環器医，小児腎臓医などの共同作業から急性腎傷害（acute kidney injury：AKI）という新たな概念が提唱されている．
- 近年，高齢化，慢性腎臓病（chronic kidney disease：CKD）や糖尿病などの高リスクの患者に対して侵襲的な高度医療を行う機会が増加するにつれてAKIの発症頻度や長期予後が悪化してきている．AKIの定義は早期診断をすることで早期介入による予後改善を目的としている．
- AKIの診断基準として，これまでRIFLE，AKINさらにKDIGOの診断基準が提案されてきた．本項では，2016年12月に発表された「AKI（急性腎障害）診療ガイドライン2016」（以下，ガイドライン）について概要を解説する[1]．

1 日本版AKI診療ガイドライン作成までの経緯

- これまで国際的に統一された診断基準の確立を目指して複数の診断基準が提案されてきた．2004年のRIFLE（Risk・Injury・Failure・Loss・End-stage kidney disease）の診断基準[2]（RIFLE基準；表1）に始まり，2007年のAKIN（Acute Kidney Injury Network）の診断基準[3]（AKIN基準；表2），さらに

表1　急性腎不全のRIFLE基準

	GFR基準	尿量基準
Risk	sCr 1.5倍以上　or GFR低下＞25％	0.5 mL/kg/時未満 6時間以上
Injury	sCr 2倍以上　or GFR低下＞50％	0.5 mL/kg/時未満 12時間以上
Failure	sCr 3倍以上　or GFR低下＞75％　or sCr≧0.5 mg/dLの急性上昇を伴う sCr≧4 mg/dL	0.3 mL/kg/時未満 24時間以上　or 12時間以上の無尿
Loss	持続する急性腎不全（腎機能の完全喪失）4週間以上	
ESKD	末期腎不全（3か月以上の透析依存）	

GFR：糸球体濾過量，sCr：血清クレアチニン，ESKD：End-Stage Kidney Disease.
（AKI〈急性腎障害〉診療ガイドライン作成委員会，編．AKI〈急性腎障害〉診療ガイドライン2016．東京医学社；2016．p.2[1]／Bellomo R, et al. Crit Care 2004；8：R204-12[2] より）

表2 AKINによるAKI診断基準と病期分類

定義	1. ΔsCr≧0.3 mg/dL（48時間以内） 2. sCrの基礎値から1.5倍上昇（48時間以内） 3. 尿量0.5 mL/kg/時以下が6時間以上持続	
	sCr基準	尿量基準
ステージ1	ΔsCr＞0.3 mg/dL or sCr 1.5〜2.0倍上昇	0.5 mL/kg時未満 6時間以上
ステージ2	sCr 2.0〜3.0倍上昇	0.5 mL/kg/時未満 12時間以上
ステージ3	sCr 3.0倍〜上昇 or sCr＞4.0 mg/dLまでの上昇 or 腎代替療法開始	0.3 mL/kg/時未満 24時間以上 or 12時間以上の無尿

sCr：血清クレアチニン.
注）定義1〜3の一つを満たせばAKIと診断する．尿量のみで診断する際は，尿路閉塞や容易に回復可能な乏尿は除外され，体液量が適切に是正されみた条件で診断基準を用いる.
（AKI〈急性腎障害〉診療ガイドライン作成委員会，編. AKI〈急性腎障害〉診療ガイドライン2016. 東京医学社；2016. p.3[1]／Mehta RL, et al. Crit Care 2007；11：R31[3]より）

表3 KDIGO診療ガイドラインによるAKI診断基準と病期分類

定義	1. ΔsCr≧0.3 mg/dL（48時間以内） 2. sCrの基礎値から1.5倍上昇（7日以内） 3. 尿量0.5 mL/kg/時以下が6時間以上持続	
	sCr基準	尿量基準
ステージ1	ΔsCr＞0.3 mg/dL or sCr 1.5〜1.9倍上昇	0.5 mL/kg時未満 6時間以上
ステージ2	sCr 2.0〜2.9倍上昇	0.5 mL/kg時未満 12時間以上
ステージ3	sCr 3.0倍上昇 or sCr＞4.0 mg/dLまでの上昇 or 腎代替療法開始	0.3 mL/kg/時未満 24時間以上 or 12時間以上の無尿

sCr：血清クレアチニン
注）定義1〜3の一つを満たせばAKIと診断する．sCrと尿量による重症度分類では重症度の高いほうを採用する.
（AKI〈急性腎障害〉診療ガイドライン作成委員会，編. AKI〈急性腎障害〉診療ガイドライン2016. 東京医学社；2016. p.3[1]／Kidney Disease：Improving Global Outcomes（KDIGO）Acute Kidney Injury Work Group. Kidney Int Suppl 2012；2：1-138[4]より）

2012年にこれらを統合したKidney Disease Improving Global Outcomes（KDIGO）の診断基準[4]（KDIGO基準；表3）が提案され，世界的に用いられるようになった．KDIGO基準は，AKIの定義・診断基準，AKIの予防と治療，造影剤によるAKI，AKIに対する腎代替療法についての推奨を提示している．一方で，わが国では一般化している治療法や医療制度が海外と異なるため，それらを反映した推奨が必要と考えられた．日本版急性腎障害診療ガイドライン（AKI〈急性腎障害〉診療ガイドライン2016）は日本腎臓学会，日本集中治療医学会，日本透析医学会，日本急性血液浄化学会，日本小児腎臓病学会の5学会からガイドライン作成委員が選出されて作成された.

- ガイドラインは，AKI症例の診療に携わるすべての医療者を対象として作成され，さまざまなAKIに関する疑問（クリニカル・クエスチョン：CQ）とそれに対する推奨を記載している．エビデンスのシステマティックレビューとその総体評価を参照して，画一的な医療を強いるのではなく，医療者が状況に応じて個別的に最良の選択を行うことを支援するために最適と考えられる推奨を提示することを目的としている．

2 各章（CQ）のポイント

- 2014年12月14日第2回委員会の全体集会にてガイドライン作成のCQ（作成時CQ）と作成グループ（Group1～8）が決定されガイドライン作成が進められ，その後，10章が追加され，ガイドライン発行時にCQ1が総論として追加された（表4）．以下，作成時の章立てに沿って，各章のCQと推奨を概説する．

a ― 1章：AKIという疾患概念と臨床診療

- CQ1　AKIという疾患概念と臨床診療における重要点とは何か？

> 推奨：AKIはさまざまな病態を背景として発症する疾患スペクトラムの広い症候群であり，常に原因の鑑別と可逆的要因を除くことが求められる．

- 1章では，これまで一般的に広く用いられていたARFという概念が，比較的合併症の乏しい症例において強い侵襲が加わった結果，急激な腎機能低下を生じる可逆性の状態であり，予後が悪いという認識がなかったため早期発見に関心が示されてこなかったことと，主に原因検索と合併症対策に注意が

表4　各章のガイドライン作成時CQの大項目

最終CQ	作成時CQ	CQ内容
1章：CQ1		AKIという疾患概念と臨床診療
2章：CQ2	CQ1（Group1）	AKI診断基準と臨床における適用
3章：CQ3	CQ2（Group2）	AKI発症リスクとその評価
4章：CQ4	CQ3（Group3）	発症場所/病態によるAKIの区別
5章：CQ5	CQ4（Group4）	AKIの早期診断
6章：CQ6	CQ5（Group5）	AKIの発症予防と治療
7章：CQ7	CQ6（Group6A）	AKIに対する腎補助療法（開始・終了）
	CQ6（Group6B）	AKIに対する腎補助療法（治療条件）
8章：CQ8	CQ7（Group7）	AKI回復後の長期予後とその管理
9章：CQ9	CQ8（Group8）	小児におけるAKI診断と腎補助療法
10章		高齢者におけるAKIと倫理的側面

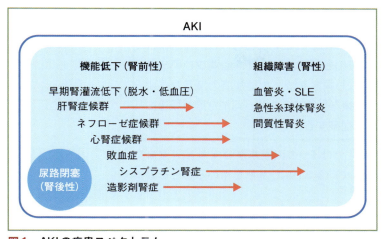

図1　AKIの疾患スペクトラム
SLE：全身性エリテマトーデス．
（AKI〈急性腎障害〉診療ガイドライン作成委員会，編．AKI〈急性腎障害〉診療ガイドライン2016．東京医学社；2016．p.1[1]より）

払われてきたことを指摘している．

- これに対してAKIは，超高齢者症例の増加や医療の進歩による高度医療の普及により，とくに集中治療領域で多臓器不全の予後を決定しうる一分症として早期診断・早期介入による予後改善を目的に提唱された疾患概念であること，さらに，AKIはその診断基準に腎傷害の原因，障害部位，発症場所，発症様式などが問われていない"幅広い疾患スペクトラムを有する症候群"（**図1**）であり，AKI診断後にAKIの原因，とくに可逆的な原因について検索・評価することの重要性が示されている．

b ― 2章：AKI診断基準と臨床における適用

CQ2-1　AKI診断に際してKDIGO診断基準を使用すべきか？

推奨：RIFLE基準およびAKIN基準に比較して生命予後の予測に優れていることから，AKIの診断にはKDIGO基準を用いることを提案する．ただし，腎予後の予測については，どの基準を用いるべきか明らかではない．

CQ2-2　AKI診断において不明なベースライン腎機能をどのように推定するか？

推奨：CKDをはじめとした合併症の有無を十分検索し，可能な限り複数の方法でベースラインを定めることを提案する．

CQ2-3 血清クレアチニンに加えて尿量によるAKI重症度で予後を予測すべきか？

> **推奨**：RIFLE，AKINおよびKDIGOの各基準において，血清クレアチニン単独によるAKI重症度よりも尿量を加えた重症度のほうが，より正確に生命予後および腎予後を反映するため，可能な限り尿量による重症度も評価することを提案する．

- AKIの診断において，ガイドラインでは3つの国際基準のうちAKI診断率や生命予後予測に優位性が報告されているKDIGO基準を用いることを推奨している．
- 実臨床で問題となるAKI発症以前に測定されAKI診断の基準となるベースライン腎機能が不明な場合の対応として，KDIGOガイドラインに記載されているeGFR 75 mL/分/1.73 m^{2}から逆算した血清クレアチニン（serum creatinine：sCr）を用いる方法を容認しているが，この方法はとくにCKD患者で偽陽性となるため，可能な限り複数の方法でベースラインを定めることを推奨している．
- ICU以外の日常臨床において，精密な尿量測定が常に簡便に行えるとは限らないため，AKI診断・重症度の評価に，多くの研究でsCr基準のみ評価されているが，sCr基準と尿量基準の両者で評価したほうが診断感度の向上や生命・腎予後をより反映することが報告されている．

▶eGFR：estimated glomerular filtration rate（推定糸球体濾過量）

C―3章：AKI発症リスクとその評価

CQ3-1 心臓手術におけるAKI発症リスクとして評価すべきものは何か？

> **推奨**：加齢，術前腎機能低下，人工心肺施行時間などを発症リスクとして評価することを提案する．

CQ3-2 非心臓手術におけるAKI発症リスクとして評価すべきものは何か？

> **推奨**：肝移植においては術前のMELDスコア，術中輸血量，術中低血圧，昇圧薬使用をAKI発症リスクとして評価することを提案する．その他の手術については不明である．

▶MELD：Model for End-Stage Liver Disease

CQ3-3 心不全におけるAKI発症リスクとして評価すべきものは何か？

> **推奨**：加齢，腎機能低下，心機能低下などを発症リスクとして評価することを提案する．

CQ3-4 敗血症におけるAKI発症リスクとして評価すべきものは何か？

> **推奨**：発症前腎機能低下，加齢，レニン・アンジオテンシン・アルドステロン系阻害薬の使用などを発症リスクとして評価することを提案する．

- 心臓手術，非心臓手術，心不全，敗血症の場合のAKI発症リスクについて言及している．
- AKI発症頻度の高い心臓手術では，加齢（70歳以上），術前腎機能低下（CKDステージG3，G4），人工心肺施行時間を発症リスクとして評価することが推奨されている．観察研究がほとんどであり，エビデンスの強さとしては強くないとされている．
- 非心臓手術でも観察研究がほとんどであり，肝臓移植以外では研究報告が乏しく不明な点が多い．
- 心不全に合併するAKIはworsening renal function（WRF），心腎症候群（cardiorenal syndrome：CRS）として認識されてきた．とくに急性心不全から生じるAKI（CRS type 1）は心不全を増悪させ悪循環を形成するため予後も悪く，臨床上重要である．
- AKI発症頻度の多い敗血症のAKIの発症リスクとしては，発症前腎機能低下（eGFR 60 mL/分/1.73 m² 未満），加齢，レニン・アンジオテンシン・アルドステロン系阻害薬の使用（中止によって予後が改善するかについては不明）があげられている．しかし，いずれも観察研究であり強いエビデンスとはいえない．

d ― 4章：発症場所／病態によるAKIの区別

CQ4-1　院内発症AKIと院外発症AKIに対して異なる対応をすべきか？

> **推奨**：院内発症AKIは院外発症AKIと比較して生命予後が悪く，重症度と死亡率の関係も両者で異なる可能性があり区別して対応することを提案する．

CQ4-2　敗血症性AKIと非敗血症性AKIに対して異なる対応をすべきか？

> **推奨**：敗血症性AKIは非敗血症性AKIと比較して，死亡率が高くなる可能性があり区別して対応することを提案する．

CQ4-3　腎性AKIと腎前性AKIに対して異なる対応をすべきか？

> **推奨**：腎性AKIは腎前性AKIよりも院内死亡率が高い可能性があり，区別して対応することを提案する．

- AKIの疾患スペクトラムは幅広く，院内あるいは院外のいずれでも発症する可能性があるが，これまでの研究のほとんどが院内発症AKIを対象としているため，院外発症AKIに関するエビデンスが少ないことに留意が必要である．院内発症AKIと院外発症AKIでは様相が異なり，たとえば発症要因は院内が虚血，腎毒性物質，敗血症などであるのに対して，院外は脱水，感染症，出産などである（表5）．
- ICUにおけるAKIの原因は1位が敗血症，2位が心原性ショックとされ，敗血症性AKIと非敗血症性AKIを比較すると院内死亡率，ICU死亡率とも敗

表5　院内・院外AKIの違い

	院内発症AKI	院外発症AKI
死亡率	高い	低い
重症度	ステージ1，2の割合が多い	ステージ3の割合が多い

（AKI〈急性腎障害〉診療ガイドライン作成委員会，編．AKI〈急性腎障害〉診療ガイドライン2016．東京医学社；2016．p.20[1)]より）

血症性AKIで高くなると報告されている．ただし，RIFLE基準による研究であり，KDIGO基準によるエビデンスは不明である．

- AKIは腎前性，腎性，腎後性に分類される．腎前性AKIは腎灌流圧低下による高尿素窒素血症，つまり腎組織障害を伴わない腎機能低下で，早期の治療介入ですみやかに腎機能が回復するものである．
- 腎前性AKIと腎性AKIの鑑別は，AKIの原因，血行動態，尿検査から判断する方法と，輸液蘇生で早期に腎機能が回復するか否かで判断する方法の2つの方法がある．

e—5章：AKIの早期診断

▶ CQ5-1　AKIの早期診断として尿中バイオマーカーを用いるべきか？

> **推奨**：尿中NGAL，L-FABPはAKIの早期診断に有用な可能性があり測定することを提案する．尿中シスタチンCの有用性は限定的で明確な推奨はできない．

▶ CQ5-2　AKI重症度や生命予後の予測に尿中バイオマーカーを用いるべきか？

> **推奨**：AKI重症度や生命予後の予測において尿中NGALの有用性は限定的であるが測定することを提案する．尿中NAG，L-FABP，シスタチンCの有用性は不明である．

▶ CQ5-3　腎前性AKIと腎性AKIの鑑別に尿中バイオマーカーを用いるべきか？

> **推奨**：腎前性AKIと腎性AKIの鑑別において尿中NGALの有用性は限定的であるが測定することを提案する．尿中NAG，L-FABP，シスタチンCの有用性は不明である．

▶ CQ5-4　AKIの早期診断や重症度予測に血清シスタチンCを用いるべきか？

> **推奨**：AKIの早期診断において血清シスタチンCの有用性は限定的であるが測定することを提案する．重症度予測における有用性は不明である．

- AKIの診断，重症度，生命予後予測に関して，とくに日本で保険収載され

▶ NGAL：
neutrophil gelatinase-associated lipocalin（好中球ゼラチナーゼ結合性リポカリン）

▶ L-FABP：
L-type fatty acid-binding protein（L型脂肪酸結合タンパク）

▶ NAG：
N-acetyl-β-D-glucosaminidase（N-アセチル-β-D-グルコサミニダーゼ）

ている検査（バイオマーカー）の有用性について言及している．
- 尿中バイオマーカーのうちAKIの早期診断には尿中NGAL，L-FABPの測定が推奨され，AKI重症度や生命予後の予測および腎前性AKIと腎性AKIの鑑別には尿中NGALが推奨されている．また，血清シスタチンCはAKIの早期診断において限定的に測定することが推奨されている．
- システマティックレビューおよびメタ解析が複数存在しており，活発に研究されている分野であるが，測定方法の標準化がなされていないこと，カットオフ値が一定でないこと，バイオマーカー自体の生理機能に由来する測定値の解釈の限界，日本人を対象とした研究がないこと，保険診療による測定回数の制約など，臨床現場で活用するためには，さらにさまざまな問題を解決する必要がある．

6章：AKIの発症予防と治療

CQ6-1 AKIの予防および治療に低用量心房性ナトリウム利尿ペプチドの投与は推奨されるか？

> **推奨**：低用量の心房性ナトリウム利尿ペプチドはAKI予防における有用性が示唆されているが，現時点のエビデンスは不十分である．AKI治療における低用量心房性ナトリウム利尿ペプチドのエビデンスは乏しい．

CQ6-2 AKIの予防および治療にループ利尿薬の投与は推奨されるか？

> **推奨**：AKIの予防を目的としてループ利尿薬を投与しないことを推奨する．また，体液過剰を補正する目的での使用を除き，AKIの治療としてループ利尿薬を投与しないことを提案する．

CQ6-3 AKIの予防および治療に低用量ドーパミンの投与は推奨されるか？

> **推奨**：AKIの予防および治療目的で低用量ドーパミンを使用しないことを推奨する．

CQ6-4 AKIの治療において推奨される栄養療法はあるか？

> **推奨**：エネルギーや蛋白質投与量については重症度および基礎疾患に応じた栄養療法を提案する．重症AKIに対しては，可能であれば消化管経由での栄養投与を行い，高度の電解質異常などを伴わなければ厳しい蛋白質制限は行わない．

- AKIの治療と予防について，これまでに臨床研究が行われてきた薬剤の研究結果に基づいて使用の可否の推奨を提示している．
- 低用量心房性ナトリウム利尿ペプチド，ループ利尿薬，マンニトール，低用量ドーパミンが対象薬剤として言及されているが，結論として，ガイドライ

- ン作成時点でAKIの治療と予防に関する有用性を示すエビデンスは不十分であり，後三者については予防目的のために使用しないことが推奨されている．
- AKIに限定した栄養療法の有効性は示されていない．原疾患や栄養障害の重症度，他の合併臓器不全の有無，腎代替療法（renal replacement therapy：RRT）施行の有無によって代謝動態は大きく変化するため，目標投与エネルギー量や必要蛋白質はそれぞれの病態に見合った投与量が望ましい．
- AKI重症患者では24時間以内の経腸栄養療法導入は死亡率，感染性合併症，入院日数を有意に低下させることが示されており，経腸栄養に加え経静脈栄養を行う際は，8日目以降に開始し，初期7日間はビタミン・微量元素の投与のみにとどめる．投与エネルギーの設定は，簡便な体重換算式（25 kcal/kg/日），消費エネルギー予測式（Harris-Benedict式）または間接熱量計による消費エネルギーの計測などを用いる．
- 血糖管理において，強化インスリン療法は有益でないとされ，目標血糖値を144〜180 mg/dL，インスリンプロトコールは血糖値180 mg/dL以上で開始することを推奨している．
- 蛋白質投与量は，透析を必要とせず異化亢進状態にないAKI患者では0.8〜1.0 g/kg/日，持続的腎代替療法（continuous RRT：CRRT）を行い異化亢進状態にある患者では最高1.7 g/kg/日を可能であれば消化管経由で与えることが望ましいとしている．

g — 7章：AKIに対する腎補助療法（開始・終了/治療条件）

CQ7-1　AKIに対して血液浄化療法を早期に開始すべきか？

> 推奨：AKIに対して早期の血液浄化療法開始が予後を改善するエビデンスは乏しく，臨床症状や病態を広く考慮して開始の時期を決定すべきである．

CQ7-2　AKIに対して何を指標に血液浄化療法を終了すべきか？

> 推奨：臨床データの改善と尿量により終了の時期を判断することを検討してもよい．

CQ7-3　AKIに対する血液浄化療法において血液浄化量はどのように設定すべきか？

> 推奨：至適な血液浄化量を推奨できる根拠となるエビデンスはなく，病態に応じた設定が必要である．

CQ7-4　AKIに対して血液浄化療法は持続，間欠のどちらを選択すべきか？

> 推奨：循環動態が安定した症例に対しては，持続，間欠のどちらを選択しても構わない．循環動態が不安定な症例に対しては持続が望ましい．

CQ7-5 AKIに対する血液浄化療法において抗凝固薬としてメシル酸ナファモスタットを用いるべきか？

> 推奨：出血のリスクの高い症例においてはメシル酸ナファモスタットを使用することを検討してもよい．また，活動性出血が生じている症例に対しては抗凝固薬を用いない血液浄化療法も検討する．

CQ7-6 AKIに対する血液浄化療法において浄化膜の素材は何を選択すべきか？

> 推奨：各種浄化膜の中で，予後改善を目的として特定の膜素材の選択を推奨する根拠は得られていない．

- AKIで早期の開始が予後を改善するエビデンスは乏しいが，生命の危機にある重篤な病態の場合に緊急的に血液浄化療法を開始することは，KDIGOガイドラインでも支持されている．緊急RRTの適応があげられている（表6）．
- RRT終了に関してはRCTが存在しないため明確な基準はないが，尿量，SOFAスコア（表7），sCrの低下（spontaneous fall）が離脱時期の予測に有

▶SOFAスコア：sequential organ failure assessment score

表6 緊急RRTの適応

- 利尿薬に反応しない溢水
- 高カリウム血症あるいは急速に血清カリウム濃度が上昇する場合
- 尿毒症症状（心膜炎，原因不明の意識障害など）
- 重度代謝性アシドーシス

RRT：腎代替療法．
（AKI〈急性腎障害〉診療ガイドライン作成委員会，編．AKI〈急性腎障害〉診療ガイドライン2016．東京医学社；2016．p.54[1]より）

表7 SOFAスコア

		0	1	2	3	4
呼吸器	PaO$_2$/FiO$_2$比	>400	≦400	≦300	≦200（人工呼吸）	≦100（人工呼吸）
凝固系	血小板数（×10^3/mm^2）	>150	≦150	≦100	≦50	≦20
肝	ビリルビン値（mg/dL）	<1.2	1.2-1.9	2.0-5.9	6.0-11.9	>12.0
心血管系	低血圧	なし	平均動脈圧<70 mmHg	ドーパミン≦5γあるいはドブタミン投与（投与量を問わない）	ドーパミン>5γあるいはエピネフリン≦0.1γあるいはノルエピネフリン≦0.1γ	ドーパミン>15γあるいはエピネフリン>0.1γあるいはノルエピネフリン>0.1γ
中枢神経系	Glasgow Coma Scale	15	13-14	10-12	6-9	<6
腎機能	sCr（mg/dL）あるいは尿量	<1.2	1.2-1.9	2.0-3.4	3.5-4.9あるいは<500 mL/日	>5.0あるいは<200 mL/日

PaO$_2$：動脈血酸素分圧，FiO$_2$：吸入酸素濃度，sCr：血清クレアチニン．
（AKI〈急性腎障害〉診療ガイドライン作成委員会，編．AKI〈急性腎障害〉診療ガイドライン2016．東京医学社；2016．p.58[1]より）

- 用である可能性が指摘されている．
- 至適な血液浄化量について，海外の推奨量(20〜25 mL/kg/時)以上に血液浄化量を増やすことで予後が改善できたとする報告もなく推奨できる根拠となるエビデンスがないことから病態に応じた設定を推奨している．ただし日本では，保険診療では15 L/日程度の浄化量しか認められていないため，日本の標準的な浄化量(10〜15 mL/kg/時)は海外と比較して少ないが，このことが予後悪化につながるというエビデンスはない．
- 持続/間欠の選択は，循環動態が不安定な症例では持続，循環動態が安定した症例では持続，間欠のどちらでも構わないとしている．
- 抗凝固薬としてメシル酸ナファモスタット使用については，出血リスクの高い症例で使用を検討してもよい．
- 浄化膜の素材の選択に関する高いエビデンスは報告がないため，特定の膜素材の推奨はない．

h — 8章：AKI回復後の長期予後とその管理

CQ8　AKI患者を長期にフォローアップすべきか？

> **推奨**：AKIの長期予後は不良である．よって，発症3か月後を目安に患者の状態を確認し，それに応じて長期にフォローアップすることを提案する．

- AKIの長期予後(発症12か月以上)に関するRCTは現時点ではないが，システマティックレビューまたはメタ解析で生命予後・脳心血管予後・腎予後は一貫して予後不良と報告されている．

i — 9章：小児におけるAKI診断と腎補助療法

CQ9-1　小児におけるAKI診断に際してKDIGO診断基準を用いるべきか？

> **推奨**：3か月以上：KDIGO診断基準を用いて生命予後を予測することを提案する．
> 　　　3か月未満：KDIGO診断基準を推奨することはできないが，新生児修正KDIGO診断基準を参考にする．

CQ9-2　小児においてAKIの早期診断・生命予後予測にバイオマーカーを用いるべきか？

> **推奨**：小児AKIの早期診断・生命予後予測におけるバイオマーカーの有用性は限定的で明確な推奨はできない．

CQ9-3　小児AKIにおける血液浄化療法の適応決定に際して体液過剰をどう考慮すべきか？

> **推奨**：小児AKIにおける血液浄化療法の適応決定に絶対的適応に加えて体液過剰の評価を勘案することを提案する．

CQ9-4　小児AKIに対してどのような血液浄化療法を選択すべきか？

> **推奨**：血液浄化療法が必要なAKI症例において，患児の体格や病態に見合った適切な血液浄化療法を検討する．

CQ9-5　重篤な障害，生命予後不良が予想される新生児，小児がAKIを合併した場合の治療方針は，どのように話し合って決定していけばよいか？

> **推奨**：医療スタッフ内で患児の現状や生命予後などを検討し，腎代替療法の適応などについて話し合ったうえで，患児家族に治療についての利益や不利益を十分に説明し，治療方針を相談していく．日本小児科学会の「重篤な疾患を持つ子どもの医療をめぐる話し合いのガイドライン」などを参考にしながら，各症例の状況に応じた対応を行うことが望ましい．

- 3か月以上の小児ではKDIGO基準を用いたエビデンスがあり，KDIGO基準で生命予後を予測することが推奨される一方で，3か月未満の小児ではKDIGO診断基準を推奨することはできず，新生児修正KDIGO 診断基準（**表8**）[5,6]を参考にすることが提案されている．
- バイオマーカーに関しては有用である可能性はあるが，対象が心肺バイパス

表8 新生児修正KDIGO 診断基準と重症度分類

病期	sCr	尿量
0	変化なし　または <0.3 mg/dLの増加	≧0.5 mL/kg/時
1	48時間以内に≧0.3 mg/dLの増加 または 7日以内に基礎値[a]の1.5〜1.9倍	6〜12時間で<0.5 mL/kg/時
2	基礎値[a]の2.0〜2.9倍	12時間以上で<0.5 mL/kg/時
3	基礎値[a]の3倍以上　または ≧2.5 mg/dLの増加[b]　または 腎代替療法の開始	24時間以上で<0.3 mL/kg/時 または 12時間以上の無尿

[a]：sCrの基礎値とは，診断以前のsCrの最低値と定義する．
[b]：sCr 2.5 mg/dLはGFR<10 mL/分/1.73 m^{2}を意味する．
sCr：血清クレアチニン．
（AKI〈急性腎障害〉診療ガイドライン作成委員会，編．AKI〈急性腎障害〉診療ガイドライン2016．東京医学社；2016．p.73[1]／Jetton JG, et al. Clin Perinatol 2014；41：487-502[5]／Selewski DT, et al. Pediatrics 2015；136：e463-73[6]より）

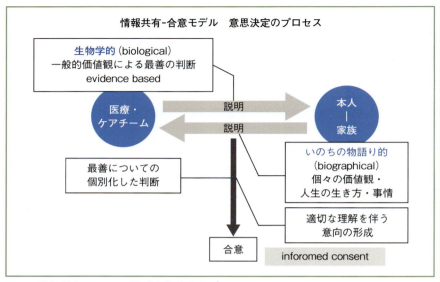

図2　情報共有モデルに基づく意思決定プロセス
(AKI〈急性腎障害〉診療ガイドライン作成委員会, 編. AKI〈急性腎障害〉診療ガイドライン2016. 東京医学社；2016. p.88[1]／Mehran R, et al. J Am Coll Cardiol 2004；44：1393-9[7] より)

術にほぼ限定されており，これらを基準とした介入研究もないため予後を改善させうる指標であるかは不明である．

- 血液浄化療法に関しては，成人と同様，緊急RRTの適応(**表6**)に対しては，すみやかに血液浄化療法を開始することが推奨されている．一方で，直ちに生命を脅かすことがないと思われる体液過剰や高尿素窒素血症などの相対的適応については，早期の血液浄化療法導入による体液過剰の予防が生命予後を改善させる可能性があり，体液過剰の評価を含めて検討することが推奨されている．

j — 10章：高齢者におけるAKIと倫理的側面

- 高齢AKI症例であっても，AKI発症前には大きな健康障害が認められず日常生活を営んでいた症例においては血液浄化療法をいたずらに回避することは推奨しないとする一方で，AKI発症前に数多くの併存合併症を有し，すでにAKI発症前からADLが低い症例において腎予後や生命予後も悪い可能性が高いため血液浄化療法の施行は十分に考慮する必要性に言及している．
- 高齢AKI症例では透析療法開始の適応について，純粋な病態からの適応判断にとどまらない総合的な判断，適切な患者(もしくは代諾者)との対話とそこから得られる合意形成が最重要と考えられる(情報共有モデルに基づく意思決定プロセス〈shared decision making〉；**図2**)．
- 高齢者ではCKDの発症頻度が高く，腎機能予後が不良であり，非高齢者以上にAKI発症に注意が必要であること，高齢化の進行に伴う社会保障費の増大を認識すること，などさまざまな難題が山積していることに言及している．

おわりに

- 「AKI（急性腎障害）診療ガイドライン2016」について各章ごとに概説した．AKIは多様な病態を包括する症候群であり，その診断と治療には多くの知識と経験が必要とされる．AKIのKDIGO基準の提唱から5年しか経っておらず，日本人のエビデンスはもちろん世界的に研究がいまだ進行中の領域であり，不明な領域が多く残っている．将来，KDIGO基準に基づいた多くのエビデンスの集積とともにさらに充実したガイドラインへ改定を重ねられることが期待される．

（堀野太郎，寺田典生）

文献

1) AKI（急性腎障害）診療ガイドライン作成委員会，編．AKI（急性腎障害）診療ガイドライン2016．東京：東京医学社；2016．
2) Bellomo R, et al. Acute renal failure – definition, outcome measures, animal models, fluid therapy and information technology needs：The Second International Consensus Conference of the Acute Dialysis Quality Initiative (ADQI) Group. Crit Care 2004；8：R204-12.
3) Mehta RL, et al. Acute Kidney Injury Network：Report of an initiative to improve outcomes in acute kidney injury. Crit Care 2007；11：R31.
4) Kidney Disease：Improving Global Outcomes (KDIGO) Acute Kidney Injury Work Group. KDIGO Clinical Practice Guideline for Acute Kidney Injury. Kidney Int Suppl 2012；2：1-138.
5) Jetton JG, Askenazi DJ. Acute kidney injury in the neonate. Clin Perinatol 2014；41：487-502.
6) Selewski DT, et al. Neonatal Acute Kidney Injury. Pediatrics 2015；136：e463-73.
7) Mehran R, et al. A simple risk score for prediction of contrastinduced nephropathy after percutaneous coronary intervention：Development and initial validation. J Am Coll Cardiol 2004；44：1393-9.

［急性腎傷害］

4章

急性腎傷害の治療

4-1 AKIに対する血液浄化法の考え方

はじめに

- 急性腎傷害（acute kidney injury：AKI）に対する持続血液（透析）濾過（continuous hemo（dia）filtration：CH（D）F）は，単に腎代替療法（renal replacement therapy：RRT）[★1]として腎機能を代替するだけでなく，炎症性メディエータの除去，制御を介して臓器障害を予防・治療する目的で行われてきた歴史がある[1)]．
- 2014年から，特殊型[★2]に分類される持続緩徐式血液濾過器（ヘモフィルター）を用いた持続血液濾過（CHF）は，腎機能にかかわらず，敗血症に対して使用できるようになった．
- CH（D）Fが導入されると投与した薬物や栄養素が除去されるため，その管理は複雑になる．CH（D）F施行中の炎症性メディエータの除去，抗菌薬療法，栄養療法を考える場合，血液浄化法の原理を理解することが非常に重要である．

1 血液浄化法の基礎知識

a ― 持続緩徐式血液濾過器（ヘモフィルター）（表1）

- ヘモフィルター内には，ストロー状の半透膜（中空糸）が約1万本程度束ねられており，中空糸の外側に透析液を流し，CHDFとして使用することもできる．
- 1本の中空糸には多数の膜孔が開いており，膜孔半径（ポアサイズともいう）により物質濾過を制御している．通常，アルブミン（分子量66,000）を透過

★1 腎代替療法

国内では，急性血液浄化法の手技で，血液（透析）濾過などとよばれることが多いが，海外では，腎補助を目的とした血液浄化法をRRTとよぶ．この和訳が腎代替療法である．

★2 特殊型

ヘモフィルターの機能区分には標準型と特殊型の2区分がある．サイトカイン吸着能を有し，重症敗血症および敗血症性ショックの患者の病態改善を目的に使用できるヘモフィルターは特殊型に，それ以外は標準型に分類される．特殊型のヘモフィルターはセプザイリス®のみである．

ここがポイント

日本で保険収載されている持続的血液浄化法は，CHFであり，CHFの目的で使用するヘモフィルターを持続緩徐式血液濾過器（保険名称）という

> **Column 腎代替療法（RRT）**
>
> 腎代替療法（RRT）とは，通常，血液透析，腹膜透析および腎移植を意味する．一般に血液透析や濾過は，多様な腎機能のうち，尿毒素除去，水分除去および体液バランスの調整など一部の腎機能を代替するにすぎず，とくに，日本の持続腎代替療法（CRRT）では，血液浄化量が少ないため尿毒性除去についても十分代替しているとは言い難い．一方，集中治療の必要なAKIは，炎症性メディエータの過剰産生が持続することで，重要臓器の障害が連鎖的に引き起こされる中の一つとして発症することが多い．そのため，CH（D）Fの目的は，尿毒素物質の除去よりも，溢水対策やサイトカイン除去を企図することから，RRTよりrenal support therapyの用語が理解しやすいと筆者らは考えている．

4-1 AKIに対する血液浄化法の考え方

表1 持続緩徐式血液濾過器一覧

対称構造膜（合成高分子）

	セプザイリス®	ヘモフィールCH®
製造販売会社	バクスター	東レ・メディカル
膜素材	AN69ST	PMMA
膜面積 (m²)	0.6 1.0 1.5	0.3 0.6 1.0 1.3 1.8
内径 (μm)	240	240 200 240
膜厚 (μm)	50	30
滅菌方法	EOG滅菌	ガンマ線
充塡液	ドライ	ウエット

対称構造膜（セルロース系）

	UTフィルター (UTフィルターS®)
製造販売会社	ニプロ
膜素材	CTA
膜面積 (m²)	0.1 0.3 0.5 0.7 1.1 1.5 2.1
内径 (μm)	200
膜厚 (μm)	15
滅菌方法	ガンマ線
充塡液	ドライ

非対称構造膜（合成高分子）

	ヘモフィール® SHG	エクセルフロー®/ レナサポート®PS	フロースター®/ レナキュート®	シュアフィルター®
製造販売会社	東レ・メディカル	旭化成メディカル/ 川澄化学工業	ジェイ・エム・エス/ 川澄化学工業	ニプロ
膜素材	PS	PS	PES	PES
膜面積 (m²)	0.8 1.0 1.3	0.3 0.7 1.0 1.3	0.4 0.8 1.1 1.5	0.3 0.9 1.1 1.5 2.1 2.5
内径 (μm)	200	220	200	200
膜厚 (μm)	40	20-75	30	40
滅菌方法	ガンマ線	ガンマ線	EOG滅菌	ガンマ線
充塡液	ウエット	ウエット	ドライ	ドライ

ヘモフィルターは中空糸の膜素材から合成高分子系とセルロース系に分類される．また，バルク層の構造から対称構造膜と非対称構造膜に分類され，AN69ST膜とPMMA膜がサイトカインなどのタンパク吸着特性が高いといわれている．中空糸の特性により滅菌法や充塡液の有無が異なる．
PS：ポリスルホン，PES：ポリエーテルスルホン，CTA：セルローストリアセテート，AN69ST：アクリロニトリルとメタリルスルホン酸ナトリウムとの共重合ポリマー，PMMA：ポリメチルメタクリレート，EOG滅菌：エチレンオキサイドガス滅菌．

させない．
- 非対称構造膜は，中空糸膜表面1μmの薄い緻密層（スキン層ともいう）で物質分離を行う．拡散性能，透水性能が高いポリスルホン（polysulfone：PS）膜，ポリエーテルスルホン（polyethersulfone：PES）膜が該当する．
- 一方，対称構造膜は，緻密層が厚く，サイトカインなどの低分子量タンパクの吸着が認められる（**図1**）．アクリロニトリル系（AN69ST）膜とポリメチルメタクリレート（polymethylmethacrylate：PMMA）膜が該当する．これらの膜を用いたヘモフィルターは，サイトカイン吸着ヘモフィルター（cytokine-adsorbing hemofilter：CAH）★3 とよばれることがある[1]）．
- これらの合成膜に加え，セルロース膜であるセルローストリアセテート（cellulose triacetate：CTA）膜は，膜厚が15μmと薄いため透水性が高く，抗血栓性が比較的よい膜とされている．
- 持続緩徐式血液濾過器は特定保険医療材料として，標準型と特殊型に分類されている．特殊型には，セプザイリス®（AN69ST膜ヘモフィルター）のみが

ここがポイント

PMMA膜はCAHとよばれるが，機能区分は標準型である．

▶AN69ST：
acrylonitrile（アクリロニトリル）とsodium methallylsulfonate（メタリルスルホン酸ナトリウム）との共重合ポリマー

★3 サイトカイン吸着ヘモフィルター

ヘモフィルターの中でサイトカイン吸着特性に優れたヘモフィルターは，CAH（cytokine-adsorbing hemofilter）とよばれ，CAHを用いて行うCH(D)FをCAH-CHDFとよぶことがある．

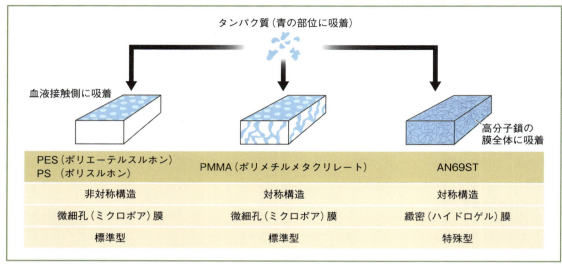

図1　血液濾過膜の構造とタンパク（サイトカイン）吸着部位
合成高分子系膜の中空糸の多くは微細孔膜であり，細孔を有するが，AN69ST膜のみがハイドロゲル膜に分類される．サイトカインなどのタンパクは，非対称構造膜の場合は膜表面での吸着に限局されるが，対称構造膜で細孔を有するPMMA膜の場合は，表面および細孔内に捕獲される．一方，ハイドロゲル構造のAN69ST膜の場合は，細孔がないため膜全体を吸着に利用できる．
AN69ST：アクリロニトリルとメタリルスルホン酸ナトリウムとの共重合ポリマー．

該当し，AKIのみならず，重症敗血症[★4]および敗血症性ショックが保険適用である．
- 一方，標準型は，その他のヘモフィルターが該当し，AKIを適応としている．なお，2017年より，従来から添付文書で使用されていた「急性腎不全」の用語は，「急性腎障害」へと変更されることとなった．

b ― 血液浄化法の原理（拡散・濾過・吸着）

拡散（diffusion）
- 血液透析で用いられる原理である．半透膜の内外に物質の濃度差がある場合に，膜孔サイズより小さい物質は，水の移動を伴うことなく，濃度の高いほうから低いほうへと移動する．
- 膜を介しての濃度差が大きいほど，移動する量は多い．また，物質の分子量が小さいほど拡散速度は速い．よって，小分子物質の除去には透析の原理が適している．
- 日本のCH(D)Fの条件は，透析液流量は10 mL/分程度であり，血液流量に比して透析液流量が十分に遅いため，小分子物質の濃度は，透析液出口付近と血漿中は等しくなる．その結果，血液浄化量[★5]が同じなら，小分子物質の除去は，CHF＝CHDF＝CHDとなる（図2）．

濾過（filtration）
- 半透膜で隔てられた溶液の一方に圧をかけると，膜孔より小さい物質が水とともに膜孔を通過し，反対側へ移動する．膜孔を通過できる大きさの物質で

> **ここがポイント**
> 特殊型に用いるセプザイリス®は，AKIのみならず，重症敗血症，敗血症性ショックに保険適用がある

> [★4] **重症敗血症**
> 敗血症（sepsis）の定義は，2016年2月22日，第45回米国集中治療医学会（SCCM）において，Sepsis-3が発表され，2011年以来15年ぶりに大幅に改定され，同内容がJAMA誌に掲載された．重症敗血症（severe sepsis）の用語は，今回の改定で使用しないことになったが，旧定義では，臓器障害を伴う敗血症（感染を原因とする全身炎症反応症候群）を意味する．

> **ここがポイント**
> 慢性透析では透析液流量が早いため小分子の除去は濾過よりも拡散が優れる．CH(D)Fでは，血液浄化量が同じ場合，小分子物質の除去はCHF＝CHDである

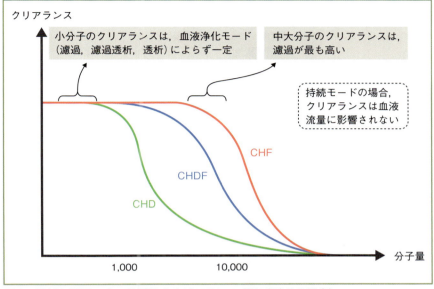

図2　透析と濾過による物質除去クリアランス（CH（D）Fの場合）
吸着特性のないヘモフィルターを用いて同じ血液浄化量でCH（D）Fを施行した場合，小分子の物質は，拡散の原理でも濾過の原理でもクリアランス（CL）はほぼ同じである．一方，中大分子の物質は，拡散では分子量の増大に伴ってCLが低くなるのに対し，濾過では膜孔より小さければ小分子物質と同じCLをもつ．したがって，血液浄化量が同じ場合，CHFは，小分子から大分子の物質を最も幅広く除去できる様式である．
CHF：持続血液濾過，CHD：持続血液透析，CHDF：持続血液透析濾過．

★5 **血液浄化量**

血液浄化量（dose）とは，透析液流量と濾過液流量の和を意味する．廃液流量も同義である．2000年にLancet誌にRoncoらは，AKI患者を対象にCHFによる血液浄化量が多いほど有意に生存率が高いことを示した．とくに，敗血症合併AKIに対して45 mL/kg/時の生存率が高かったため，45 mL/kg/時の濾過液流量はsepsis doseとよばれた．この研究を契機に高流量血液濾過が敗血症などの高サイトカイン血症を合併したAKIに有効と考えられ始めた．

あれば，分子量の大小によらず除去効率は一定である．
- そのため，拡散の原理では除去しにくい中大分子量物質の除去に適している．血液浄化量が同じなら，中大分子量，低分子量タンパクの除去は，CHF＞CHDF＞CHDとなる（図2）．
- したがって，CHFは，小分子から大分子の物質を最も幅広く除去できる様式である．

▶ **吸着（adsorption）**
- 吸着素材の膜に，物理，化学的相互作用により，血液中の物質が引きつけられる現象である．素材の吸着特性により除去される物質が決まる．そのため，分子量にかかわらず物質の除去が可能である．PMMA膜やAN69ST膜は，サイトカインなどの低分子量タンパクの吸着能に優れている[2]．

C — 血液浄化法のクリアランス（CL）の考え方[3]

- 血液浄化法に用いるヘモフィルターの物質除去能を表す指標として用いられるのがCLである．ヘモフィルターに流入する血液流量のうちどれだけが完全に除去（濃度が0 mg/mLであること）されたかに相当する血流速度（mL/分）で表す．
- 血液浄化法のCLの考え方を示す（図3a）．物質Aの浄化器の入り口濃度が15 mg/mL，血液流量90 mL/分，出口濃度10 mg/mLの場合，出口側の血流は，濃度不変（15 mg/mL）の血流60 mL/分と濃度ゼロの血流30 mL/分の

ここがポイント
血液浄化量が同じ場合，小分子から大分子の物質を最も幅広く除去できる様式はCHFである

ここがポイント
PMMA膜とAN69ST膜はサイトカイン吸着特性を有する

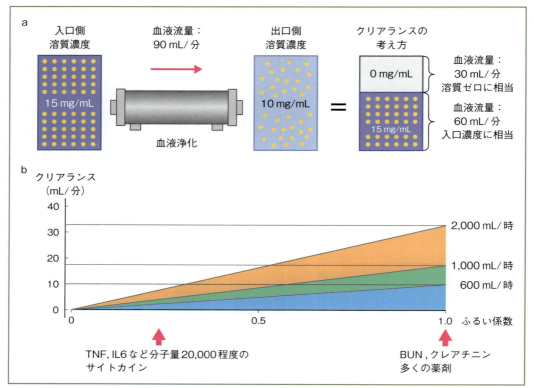

図3 血液浄化法のCLの考え方と濾過の限界
CLの求め方としてヘモフィルター通過後の濃度を，元々の入口濃度（15 mg/mL）と完全に0 mg/mLとに分けて考えてみるとよい．この場合，完全に0 mg/mLとした血液流量の60 mL/分がCLとなる．吸着の場合，CLの最大値は，血液流量となることがわかる．下図（b）は，濾過のCLを求める図である．たとえば，600 mL/時の濾過液流量の場合のBUNのCLは10 mL/分，TNFやIL6の場合，10 mL/分にふるい係数（約0.2〜0.3）をかけた2〜3 mL/分が濾過CLとなる．
TNF：腫瘍壊死因子，IL-6：インターロイキン6.

合計と考えることができる．したがって，この血液浄化法での物質AのCLは30 mL/分となる．

- CHFの場合，濾過CLは，「濾過液流量×ふるい係数★6」で得られる．目詰まりや溶血を起こさず安全に施行できる濾過液流量は血液流量の25%程度であり，濾過CLの最大値は，「血液流量の約1/4×ふるい係数」ともいえる（**図3b**）．
- CHDの透析液流量は，600 mL/時＝10 mL/分程度であり，血液流量（80〜100 mL/分）に比して透析液流量が十分に遅いため，血液流量を増やしても小分子物質の透析CLは変わらないことがわかる．
- 一方，吸着では，物質除去は，ふるいの原理によらないので，出口での濃度を0にすることは理論的には可能である．その場合，吸着CLの最大値は血液流量であるといえる．

★6 **ふるい係数**
ある物質を濾過したときの濾過液中と血液中の濃度の比．すべて濾過されるとき，ふるい係数は1.0となり最大値をとる．

ここがポイント
濾過CLは血液流量の25%が最大．さらに，分子量の大きな物質の濾過CLは，濾過液流量×ふるい係数となり限界がある

ここに注意
CHDの透析液流量は，血液流量に比して十分に遅いため，血液流量を増やしても小分子物質の透析CLは変わらない

ここがポイント
吸着CLの最大値は血液流量である

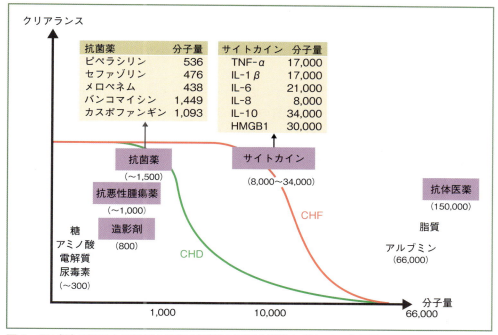

図4　CH(D)F施行中に透析と濾過が影響を及ぼす薬物などとその分子量
分子量の小さな造影剤，糖，アミノ酸などの栄養素は透析または濾過により除去される．また，タンパクと結合していない抗悪性腫瘍薬，抗菌薬などの多くの薬物は透析または濾過で除去される．分子量の大きいサイトカインは濾過で除去される可能性はあるが，限定的である．
CHF：持続血液濾過，CHD：持続血液透析，TNF：腫瘍壊死因子，IL：インターロイキン，HMGB1：high mobility group box protein 1.

d — 血液浄化法により除去される物質

- CH(D)Fは，AKI，重症急性膵炎，急性肝不全および敗血症，敗血症性ショックに対して使用される．したがって，除去を企図する物質としては，電解質，クレアチニン(Cr)などの小分子物質，さらには，サイトカインなどの低分子量タンパクがあげられる．
- また，CH(D)Fは，造影剤による腎傷害の予防を目的とした造影剤の除去や抗悪性腫瘍薬投与時の腫瘍崩壊症候群を回避する目的などにも有効と考えられている．
- したがって，サイトカイン，造影剤の除去や，投与した抗菌薬，抗悪性腫瘍薬や栄養素が損失することなどに留意しながらCH(D)Fを施行しなければならない(図4)．

アドバイス
CH(D)Fでは抗菌薬や抗悪性腫瘍薬や栄養素が損失することに留意する

2　CH(D)Fによるサイトカインの除去

a — CAH-CH(D)Fによるサイトカインの除去

- サイトカインを濾過の原理で除去する場合には限界があることを先に述べ

た．筆者らは，*in vitro* の濾過実験にて，分子量30,000の核内タンパク質HMGB1を完全に濾過できるポアサイズのヘモフィルターより，PMMAやAN69ST膜ヘモフィルターによる吸着のほうが高いCLを示すことを報告した[4]．
- AN69ST膜ヘモフィルターについては，治験にて代表的なサイトカインのCLは，尿素窒素（BUN）やCrのような小分子物質のCLとほぼ同等であり，とくに吸着特性が高いIL-8（interleukin-8）では，BUNやCrの3倍以上のCLを示した[5]．
- 血中からサイトカインのような微量のタンパクを除去する場合は，濾過や透析よりも吸着の寄与が大きいと考えられる．

b ― 敗血症に対するCH（D）Fのエビデンス

- 『日本版敗血症診療ガイドライン2016』では，敗血症性AKIに対する血液浄化法の早期導入，いわゆるnon-renal indication★7 は，高度な代謝性アシドーシス，高カリウム血症や溢水など緊急導入が必要な場合を除き，行わないことが弱く推奨されている[6]．
- 『AKI（急性腎障害）診療ガイドライン2016』では，サイトカイン吸着の原理による高サイトカイン血症の是正を目的としたCH（D）Fについても予後の改善については，高いレベルでのエビデンスは存在しないとしている[7]．
- しかしながら，特殊型ヘモフィルターの保険適用は，重症敗血症，敗血症性ショックであり，AKIであることは必須ではない．これまでnon-renal indicationは，いわゆる保険適用からは外れた特殊な治療法であったが，現在では保険適用内となることから，新たなエビデンスを作るための環境は整えられたといえる[6]．

3 CH（D）F中の抗菌薬投与の基本的考え方[8,9]

a ― 薬物の特性とCH（D）Fによる影響

- 重症患者に使用される薬物は，抗菌薬も含めて分子量が500～1,500程度の小分子であり，CH（D）Fにより除去される．その除去の程度は，①親水性薬物，②分布容積が小さい，③タンパク結合率が小さいと除去されやすい．

▶ 親水性薬物と脂溶性薬物
- 親水性薬物は脂肪組織や細胞内液への分布が限られ，間質液にとどまる．そのため，分布容積が小さく，血管内濃度が高くなる．これらの薬物は，腎排泄型薬物が多く，CH（D）Fの影響を受けやすい．
- 抗菌薬の多く（βラクタム系，アミノグリコシド系，グリコペプチド系など）は，親水性薬物に分類される（**表2**）．
- 脂溶性薬物は細胞膜も通過し細胞内液にも分布するため分布容積が大きい．これらの薬物は肝代謝型薬物が多く，CH（D）Fの影響も受けにくい．キノロン系，マクロライド系の抗菌薬が脂溶性薬物に分類される．

▶ HMGB1：
high mobility group box protein 1

ここがポイント
CAHによるサイトカインCLは，BUNやCrのCLと同等あるいはそれ以上となることもある．血中からサイトカインのような微量のタンパクを除去する場合は，濾過や透析よりも吸着の寄与が大きい

★7 non-renal indication
敗血症などに対して炎症性メディエータの除去により病態の改善を図る目的にCH（D）Fを開始すること．ただし，最近は腎糸球体が細菌構成成分やサイトカインを濾過する機能を有することも明らかになってきているため，non-creatinine indicationの用語が理解しやすい．

ここに注意
敗血症性AKIに対するCH（D）Fの早期導入やサイトカイン吸着膜の有用性に関する高いエビデンスはない

ここがポイント
CH（D）Fにより除去される薬物側の要因は，親水性薬物，分布容積が小さい，タンパク結合率が小さいことである

表2　排泄経路による抗菌薬の分類と体内動態

消失	一般名	タンパク非結合率	分布容積(L/kg)	腎排泄率(%)
腎排泄型	セファゾリン	0.14〜0.42	0.17	89
	タゾバクタム	0.96	0.26	78.8〜81.3
	ピペラシリン	0.84	0.26	55.2〜56.7
	メロペネム	0.92	0.5	65
	テイコプラニン	0.1	1.13	46〜54
	バンコマイシン	0.66	0.62	>90
	アミカシン	1	0.21	72.4
	フルコナゾール	0.88〜0.9	0.92	77.3〜82
中間型	セフトリアキソン	0.11〜0.18	0.11	55
	シプロフロキサシン	0.68〜0.74	2.34	50〜60
	リネゾリド	0.69	0.79	51
肝代謝型	クリンダマイシン	0.064	1.1	9
	ミカファンギン	0.015	0.23	<1
	カスポファンギン	0.03〜0.04	0.14	1.4

主な抗菌薬のタンパク非結合率，分布容積，腎排泄率を示す．
（山下千鶴，ほか．レジデントノート2015；8：108-15[9]）より）

分布容積 ★8
- 分布容積は体内に存在する薬物総量と血中薬物濃度で求められ，L/kgで表される．分布容積が生理的な1L/kgより小さい場合には，薬物が血漿中にとどまっていることを示し，CH(D)Fによる影響が大きくなる．

タンパク結合率
- 薬物は血漿中のアルブミンなどのタンパクと結合することが知られている．タンパクと結合した薬物は分子量が大きくなり，通常のCH(D)Fでは除去できない．
- 遊離型薬物が作用部位における薬物の効果発現や排泄，CH(D)Fによる除去に関与する．

b ― 敗血症時の薬物動態

- 敗血症の病態では，血管透過性亢進の影響が現れる．
- 親水性薬物は血管内から間質腔へと血管外溢出するため，分布容積が増え，薬物の血中濃度が希釈により低下する．
- 一方，脂溶性薬物は，細胞内にも分布するため，敗血症時に血管透過性亢進が起きても，細胞内リザーバーから薬物が移動し補充されるため，血中濃度への影響は少ない．
- 敗血症では低アルブミン血漿に陥っていることが多い．この場合，タンパク結合率が高い薬物では，タンパクに結合しない遊離型分率が高値となり，

★8 分布容積

分布容積(volume of distribution：Vd)とは，薬物の体内における広がりの大きさを表す指標で，薬物が血中濃度と同じ濃度で均一に組織に分布すると仮定した場合，1回投与量が血中濃度上昇幅を与えるのに必要な体液の容量を表す．たとえば，ある薬物の分布容積が0.25L/kgと表わされた場合，体重の25%に相当する体液に薬物が広がることを意味する．たとえば患者の体重が40kgであった場合，薬物が分布できる体液が10L存在し，400mgを体内に投与した場合の体内濃度は400mg/10L＝40mg/Lとなる．

> **Column** 過大腎クリアランス（augmented renal clearance）とは？
>
> 　重症患者では，急性期に腎排泄能が増加する現象があるとされている．これを過大腎クリアランス（augmented renal clearance：ARC）とよび，腎排泄型薬物の血中濃度低下と治療効果の減弱に関連しているといわれている．ARCの発現機序は，血管作動薬の使用，輸液の投与などにより心拍出量が増加し，その結果，腎血流量が増加するためと説明されている．

　CLの増加と分布容積増加により総血中濃度が低下する．また，CH（D）Fにより除去されやすくなる．

- さらに，重症患者では腎排泄能が増加する現象（ARC）があるとされている．この現象も，薬物の投与量不足の原因となるといわれている．

▶ARC：augmented renal clearance（過大腎クリアランス）

c — CH（D）F施行時の薬物CL

- 抗菌薬の分子量はバンコマイシンが最も大きい薬物の一つであるが，それでも分子量は1,500程度，多くの抗菌薬は500程度と小分子である．抗悪性腫瘍薬も，シスプラチンが300，ゲフィチニブが447と，多くは1,000以下である．ただし，ニボルマブやベバシズマブなどの抗体医薬の分子量は約150,000と大きく，CH（D）Fでは除去できない．
- CH（D）Fによる腎排泄型抗菌薬のCLは，前述のように濾過でも拡散でもCLはほぼ同等なため，濾過CL＋透析CLで計算できる．
- また，濾過液側にはタンパク質非結合の薬物のみが移動する．そのため，CH（D）Fによる薬物CLは，モードによらず「廃（排）液流量（濾過液流量＋透析液流量）×タンパク非結合率」で規定される．
- さらに，腎排泄型抗菌薬のタンパク非結合率は一般に0.9〜1.0と高い値を示すので，廃（排）液流量をCH（D）Fの薬物CLに代替させることが可能である．
- 抗菌薬のヘモフィルターへの吸着は，*in vitro*試験などでは認められているが，抗菌薬や栄養に対する影響は，拡散，濾過に比べて少ないと考えられる．

▶ここがポイント
CH（D）Fによる腎排泄型抗菌薬のCLは，濾過CL＋透析CLで計算できる

d — CH（D）F施行時の抗菌薬投与計画

初回投与量

- 初回投与された抗菌薬は，腎機能には関係なく，分布容積に従って分布する．したがって，腎排泄型薬物においても初回投与量は減量する必要はない．
- 敗血症では，親水性抗菌薬の場合，血管透過性亢進による分布容積増大の影響で血中濃度が希釈される．そのため，すみやかに有効血中濃度が得られるように健常者の初回投与量より増量する必要がある．
- 一方，脂溶性薬物の場合は，敗血症時の投与開始初期の用量増加は不要である．
- CH（D）Fでは，回路のプライミングボリューム分（250 mL程度），すなわち循環血液量の5%程度は分布容量が大きくなっていることも考慮に入れると

▶アドバイス
敗血症患者に対する親水性の高い薬物の初回投与量は，腎機能に関係なく健常時よりも多くするべきである

> **Column** 抗菌薬の維持投与量の調整方法
>
> 投与量の調節方法としては，1回投与量を減量する方法と，投与間隔を延長する方法，あるいは1回投与量と投与間隔の両者を調節する方法がある．PK/PD理論に基づいて投与量を調節することが重要である．アミノグリコシド系やキノロン系などの濃度依存性薬物では，ピーク濃度を上昇させることが重要であり，投与量を変えずに投与間隔をあけるほうが理にかなっている．一方，カルバペネム系などの時間依存性薬物は，最小発育濃度以上に維持される時間の割合が重要である．そのため，1回投与量を減じてでも投与間隔を変えないほうが副作用を起こしにくい．

▶PK/PD：pharmacokinetics-pharmacodynamics（薬物動態学-薬力学）

よい．

■ 維持投与量

- 欧米の血液浄化量は日本の約2倍であるため，CH(D)F施行時の欧米の推奨量を日本のCH(D)F患者に投与した場合には，過量投与になる可能性がある．
- 患者個々のCH(D)F条件や残存腎機能などを加味した投与設計を行うことが重要になる．
- 薬物の全CLは，「CH(D)FによるCL＋自己腎CL」で考えることができる．無尿の場合には，CH(D)Fの血液浄化量（10〜15 mL/分程度）が全CLとなり，サンフォード感染症治療ガイドの糸球体濾過量（GFR）10〜30 mL/分での投与量を参考とする．
- CH(D)Fを継続して血清Cr値が定常状態にある場合は，体表面積補正なしの推算糸球体濾過量（eGFR）が全CLに相当するので，eGFRに見合った量を投与すればよい．

▶GFR：glomerular filtration rate

▶eGFR：estimated GFR

> **アドバイス**
> CH(D)Fを継続中の維持投与量は，体表面積補正なしのeGFRに見合った量を投与すればよい

4 CH(D)F中の栄養成分の喪失と投与量の基本的考え方

a ― 血液浄化法中の各栄養素の動き[10]

■ 糖

- 糖は分子量180の小分子であり，CH(D)F中は拡散と濾過の影響を受ける．血糖値は，拡散では透析液の糖濃度に近づき，濾過では血液濾過用補充液の糖濃度（100 mg/dL）に近づく．
- ただし，日本のCH(D)Fの血液浄化量は，血糖値をコントロールできるほどに十分な浄化量ではない．血糖コントロールに関しては，血糖値などをモニタリングしていくのが基本である．

■ タンパク

- 重症病態においてタンパク質（アミノ酸）の投与は，創傷治癒や免疫応答のために必要と考えられる．AKIを伴う場合であっても，CH(D)Fの開始を

> **ここがポイント**
> CH(D)F中に糖は除去されるが，血中糖濃度は補充液，透析液の糖濃度に近づく

- 防ぐもしくは遅らせる目的でタンパク制限を行うべきではない.
- アミノ酸は平均分子量145の小分子であり，CH(D)F中除去され続けるため，除去効率に応じて補充する．CHFでは1Lの濾過により0.2gのアミノ酸が失われる．日本の場合，約20LのCHFにより4g/日のアミノ酸（0.07 g/kg/日に相当：体重60 kgの場合）喪失となる．
- KDIGOガイドラインでは，透析を必要とせず異化非亢進状態にないAKI患者では，0.8〜1.0 g/kg/日，RRTを必要とするAKI患者では1.0〜1.5 g/kg/日（0.2 g/kg/日の追加投与）のタンパク投与が望ましいとしている．さらに，異化亢進が認められCH(D)F施行中はタンパク投与の増量が必要であり，最高1.7 g/kg/日のタンパク投与が望ましいとしている[11]．
- 「日本版重症患者の栄養療法ガイドライン」では，エネルギー投与量が目標量に達している場合は，1.2〜2.0 g/(実測体重)kg/日のタンパクが喪失していることを考慮したうえで，タンパク投与量を設定することを弱く推奨している[12]．

▶ 脂肪

- 日本で使用されている脂肪乳剤の脂肪粒子の大きさは100〜700 μm（平均400 μm）である．一般に使用されているヘモフィルターの膜孔半径は，10 nm以下であるため，脂肪粒子は拡散や濾過では抜けない．吸着の影響も問題になるレベルではなく，脂肪の投与に関しては，静脈からであっても，CH(D)Fの影響を考慮する必要はない．

▶ ビタミン・微量元素

- ビタミンや微量元素（セレン，亜鉛，銅など）は，重症病態では，消費や希釈，再分布により，それらの血中濃度が低下することが指摘されている．CH(D)F中は，水溶性ビタミンや微量元素などが除去され低下する．
- 水溶性ビタミンは，多少多く投与してもすぐに過剰にはなりにくく，過少投与に注意するとよい．脂溶性ビタミンでは，増量の必要性は少ない．

▶ 電解質

- CH(D)F施行中は，血液浄化量増量や長期使用により，電解質異常が生じうる．血清リンは，血中ではほとんどがイオン化した状態で存在するため，透析や濾過で除去されやすい．
- リンが含まれない補充液を用いたCH(D)Fであれば，リン酸ナトリウム製剤を1 mmol/時程度で持続投与する．
- 血清マグネシウムの60〜70%は，生理活性をもつイオン化マグネシウムであり，透析や濾過で除去される．CH(D)F施行中は定期的なモニタリングと補充が必要である．

b ― 血液浄化法中の栄養投与経路[10]

- 経静脈栄養の場合，投与された栄養素が必要な場所で利用される前にCH(D)Fで除去される可能性がある．投与された栄養素が除去されないように，中心静脈カテーテルと血液浄化用カテーテル脱血側との位置関係には注

ここがポイント
CH(D)F中にアミノ酸は，0.2 g/kg/日相当分除去される

▶ KDIGO：
Kidney Disease Improving Global Outcomes

ここに注意
CH(D)F中に脂肪乳剤は除去されない

ここに注意
CH(D)F中に水溶性ビタミン，微量元素は除去される．脂溶性ビタミンは除去されない

ここがポイント
CH(D)F中には，電解質異常が生じうる．血清リンや血清マグネシウムは補充が必要

意を要する．
- 経腸栄養は，CH(D)F中の投与経路として経静脈栄養より優れている．経腸から投与された栄養素は，消化管で吸収され，門脈を通って肝臓に入り，必要分が肝臓で利用され，肝臓で利用しきれなかった余剰分が体循環に入りCH(D)Fで除去されるため栄養ロスを最小限にすることができる．
- アミノ酸やタンパクに関しても，肝臓でより大きな分子量のものに生合成され，体循環に入ったときにCH(D)Fで除去されにくくなっている．そのため，高効率の血液浄化法を選択した場合には，可能なかぎり経腸栄養によるタンパク・アミノ酸負荷を行うほうが栄養ロスの観点から都合がよい．

> **アドバイス**
> CH(D)F中は可能な限り経腸栄養によるタンパク・アミノ酸負荷を行う

おわりに

- CH(D)Fの基本的な原理を解説したうえで，CH(D)Fによるサイトカインの除去，抗菌薬除去，および栄養素投与の注意点につき概説した．
- CH(D)F施行時の抗菌薬投与量調節方法(文献8，9)，栄養素の投与方法(文献10)については，詳細に記載した論文を引用した．併せて参照されたい．

（森山和広，西田　修）

文献

1) 平澤博之．重症敗血症/敗血症性ショックの今日的病態生理と持続的血液濾過透析(CHDF)によるその制御．日救急医会誌 2011；22：85-116.
2) 森山和広，西田　修．敗血症に対する急性血液浄化法（濾過・透析・吸着）の新たなる展開とは？ 救急・集中治療 2017；29：431-8.
3) 西田　修，ほか．HMGB1制御のためのアフェレシス．日アフェレシス会誌 2012；31：148-55.
4) Yumoto M, et al. In vitro evaluation of high mobility group box 1 protein removal with various membranes for continuous hemofiltration. Ther Apher Dial 2011；15：385-93.
5) Shiga H, et al. Continuous hemodiafiltration with a cytokine-adsorbing hemofilter in patients with septic shock：A preliminary report. Blood Purif 2014；38：211-8.
6) 西田　修，ほか．日本版敗血症診療ガイドライン 2016. CQ12：急性腎障害・血液浄化法．日集中医誌 2016；24(Suppl 2)：S130-45.
7) AKI（急性腎障害）診療ガイドライン作成委員会，編．AKI（急性腎障害）診療ガイドライン 2016. 東京：東京医学社；2016. p.54-69.
8) 西田　修，ほか．急性血液浄化療法施行時の抗菌薬投与の基本的な考え方．ICUとCCU 2013；37：929-37.
9) 山下千鶴，ほか．腎不全，血液浄化施行時の抗菌薬治療．レジデントノート 2015；8：108-15.
10) 中村智之，西田　修．急性血液浄化中の栄養療法．日静脈経腸栄会誌 2016；31：821-6.
11) Kidney Disease：Improving global Outcomes (KDIGO) Acute Kidney Injury Work Group. KDIGO clinical practice guideline for acute kidney injury. Kidney Int Suppl 2012；2：1-138.
12) 日本集中治療医学会重症患者の栄養管理ガイドライン作成委員会；小谷穣治，ほか．日本版重症患者の栄養療法ガイドライン．日集中医誌 2016；23：185-281.

4-2 AKIに対する血液浄化療法の開始と中止

はじめに

- 急性腎傷害（acute kidney injury：AKI）はいまだ周術期およびICUでの合併症として問題になっており，死亡率に関係する重要な因子の一つである．AKI治療として，水分管理，電解質・酸塩基平衡管理を目的とした急性血液浄化療法（renal replacement therapy：RRT〈腎代替療法〉）が必要であることは確立している．しかしながらどのような病態に対して，どのように血液浄化療法を行うかはいまだに定かではない．
- そのなかでも最近の論点は，開始タイミング，つまり早期開始（early）vs 後期開始（late or delayed）である．直近の2016〜2017年の2年間には大規模なRCTやメタ解析，システマティックレビューが複数発表されており，関心の高さを示している．本項では，AKIに対するRRTの開始基準・中止基準に関するエビデンスを最近の研究についてまとめ，施行のタイミングに関する現状と問題点を明らかにする★1．

1 現行のガイドライン

a ― 国際的ガイドライン

- Kidney Disease Improving Global Outcomes（KDIGO）★2が2012年に発表したAKI診療ガイドライン[1]によれば，開始基準は「(1) 体液量，電解質，酸塩基平衡の致死的になりうる変化がある場合はすみやかにRRTを開始する．(2) RRTを開始する決定を下す場合は，単に血中尿素窒素（BUN）値と血清クレアチニン（sCr）値の閾値だけでなく，広く臨床症状やRRTによって改善される病態や臨床検査値の変化の傾向を考慮する」と記されている．
- 一方，RRTの中止基準は「腎機能がその患者にとって必要なレベルまで改善した場合，または診療のゴールにもはや合致しなくなった場合はRRTを中止する」と記されているにとどまり，いずれもグレードは示されていない．

b ― 日本でのガイドライン

- 2016年に日本で作成された『AKI（急性腎障害）診療ガイドライン2016』[2]では，RRTの開始基準は「AKIに対して早期の血液浄化開始が予後を改善するエビデンスは乏しく，臨床症状や病態を広く考慮して開始の時期を決定すべきである（推奨の強さなし，エビデンスの強さC）」と記載されている．
- 一方，RRTの中止基準は「臨床データの改善と尿量により終了の時期を判断することを検討してもよい（推奨の強さなし，エビデンスの強さC）」と記載

★1
本項では，RRTについては持続的RRTであるCRRT（continuous RRT）を中心に述べている．表記は，早期開始＝early，それ以外を後期開始＝late（delayまたはdelayed）とする．

★2 KDIGO分類
AKIの診断は，①48時間以内にsCr値≧0.3mg/dLの上昇，②7日以内にsCr値≧ベースライン値×1.5の上昇，③乏尿（尿量≦0.5mL/kg/時）≧6時間持続，のいずれかで行われる．また，AKI重症度はステージ分類でなされる（詳細は表2）．

されている．KDIGOガイドライン同様にグレードは示されず，エビデンスレベルも低いのが現状である．

c ― ガイドラインの解釈

- これらのガイドラインから読み取れる明確なRRTの適応は，いわゆる「古典的適応」である「過剰体液量，電解質異常，酸塩基不平衡などの緊急的な状況」のみである．本項のポイントである「早期開始と後期開始のどちらがメリットがあるか」についてはKDIGOでは触れられていない．
- また，Cochrane Database of Systematic Reviewsでも"Timing of continuous renal replacement therapy initiation for acute kidney injury"として2013年にプロトコールは発表されている[3]が，いまだ結論は出されていない．
- これまで発表されてきた後ろ向き観察研究では「RRT開始が早ければ予後は改善する」可能性を示唆してきたが[4]，それらはガイドラインに反映される良質な研究結果ではなかった．ようやく日本のガイドラインに「早期の血液浄化開始が予後を改善するエビデンスは乏しく」と記載された．つまり，early vs lateに関するデータが質の良い研究結果として発表され，蓄積されてきたということであろう．
- 一方，中止基準に関する記述は少なく，この臨床的疑問にのみ焦点を当てた研究が少ないことを意味する．

> **ここが ポイント**
> 日本のガイドラインで早期の血液浄化開始が予後を改善するエビデンスに乏しいことが発表された

2 開始基準

a ― 現状の問題点

- 現状の問題点として，①早期開始と後期開始の定義，②開始時期以外の因子の多様性，③早期開始と後期開始の比較の意義，がある．

▶ 早期開始と後期開始の定義

- 治療タイミングの定義およびそれに関係する因子については，2009年にBagshawらが発表したRRTタイミングの定義と予後の関係性を示したBEST Kidney study[★3]のpost hoc論文の結果が興味深い[5]．
- RRTタイミングの定義をBUN値（閾値67.8 mg/dL），sCr値（閾値3.50 mg/dL），ICU入室後日数（2日目以前と5日目以降）で設定した結果，院内粗死亡率はそれぞれ，オッズ比（OR）1.25（95％信頼区間〈CI〉0.91-1.70，$p=0.16$），OR 0.51（95％CI 0.37-0.69，$p<0.001$），OR 1.95（95％CI 1.30-2.92，$p=0.001$）となり，BUN値では差はなく，sCr値では早期開始群で予後が悪く，ICU入室後日数では後期開始群で予後が悪かった．つまり，同じデータベースを使用しても，定義により予後への影響は大きく変わり解釈は難しい．

▶ 開始時期以外の因子の多様性

- RRT施行には疾患群（敗血症，一般外科手術後，心臓血管外科手術など特定の術後など），AKI情報（診断，重症度など），RRT内容（間欠か持続かのモダリティー，浄化量，使用膜，抗凝固薬など），効果判定（腎機能回復，死

★3 **BEST Kidney study**
Beginning and Ending Supportive Therapy for the Kidney studyの略で，23か国，54施設のICUが参加した急性腎不全に関する国際的多施設共同前向き観察研究のこと[6]．この分野の先駆け的な研究で，多くの著名な研究者が参加しており，その後この大規模データベースからいくつかのpost hoc解析結果が発表されている．なお，当時はAKIではなく，「急性腎不全」を意味するacute renal failureが使用されていた．

表1　2015年以降に発表されたRRTのタイミングに関する前向き研究

研究	STARRT-AKI study (pilot)[7]	ELAIN study[8]	AKIKI trial[9]
発表年，国	2015，カナダ	2016，ドイツ	2016，フランス
デザイン	多施設	単施設	多施設
対象	混合	混合（95％術後）	混合（80％内科）
人数	100	231	620
モダリティー	IHD，CRRT	CRRT	IHD，CRRT
組み入れ基準	sCr値 　男≧1.47mg/dL 　女≧1.13mg/dL KDIGOステージ2相当 もしくは NGAL≧400ng/mL	KDIGOステージ2 かつ NGAL＞150ng/mL	KDIGOステージ3 かつ 人工呼吸管理 もしくは 血管作動薬
早期開始定義	12時間以内	8時間以内	6時間以内
後期開始定義	古典的適応 　K値＞6.0mmol/L 　HCO$_3^-$値＜10mmol/L 　PaO$_2$/FiO$_2$比＜200（肺水腫浸潤影）	KDIGOステージ3（12時間以内） もしくは 古典的適応 　BUN値＞36mmol/L 　K値＞6.0mmol/L 　Mg値＞4mmol/L 　尿量＜200mL/12時間もしくは無尿	古典的適応 　重症高K血症 　重症肺水腫 　重症アシドーシス 　BUN値＞40mmol/L 　72時間以上の無尿か乏尿
開始時間差	24時間	20時間	49時間
後期開始群でRRT施行率	63％	90.8％	51％
評価項目	90日死亡率 38％ vs 37％，$p=0.92$	90日死亡率 39.3％ vs 54.7％，$p=0.03$	60日死亡率 48.5％ vs 49.7％，$p=0.79$
RRT中止基準	sCr値≧0.57mg/dLの低下（12時間空いた2点測定） もしくは 尿量＞6mL/kg/12時間 かつ K値＜5.5mmol/L HCO$_3^-$値＞18mmol/L	尿量 　400mL/24時間（利尿薬なし） 　2,100mL/24時間（利尿薬あり） かつ クレアチニンクリアランス 　（＞20mL/分）	尿量 　500mL/24時間 とするが 尿量≧1,000mL/24時間（利尿薬投与なし） もしくは 尿量≧2,000mL/24時間（利尿薬投与あり） が望ましい

RRT：腎代替療法，IHD：間欠的血液透析，CRRT：持続的腎代替療法，sCr：血清クレアチニン，KDIGO：Kidney Disease Improving Global Outcomes，NGAL：好中球ゼラチナーゼ結合性リポカリン．
（Wald R, et al. Kidney Int 2015；88：897-904[7]／Zarbock A, et al. JAMA 2016；315：2190-9[8]／Gaudry S, et al. N Engl J Med 2016；375：122-33[9]より）

亡率など）などの多くの影響因子が存在し，ある程度の調整がなされなければ結果の解釈に難渋する．

早期開始と後期開始の比較の意義

- 早期開始と後期開始を論じることの意義は，ガイドラインに記載されているような緊急的なRRTの適応ではなく，「予防的な適応の妥当性を検討する」ことである．「早期に開始するメリット」は「後期に開始するデメリット」，

表2 KDIGO分類のAKIステージ

ステージ	sCr値	尿量
1	基礎値の1.5〜1.9倍 または ≧0.3 mg/dLの増加	<0.5 mL/kg/時が6〜12時間継続
2	基礎値の2.0〜2.9倍	<0.5 mL/kg/時が≧12時間継続
3	基礎値の3倍 または ≧4.0 mg/dLの増加 または RRTの開始 または 18歳未満ではeGFR<35 mL/分/1.73m^{2}の低下	<0.3 mL/kg/時が≧24時間継続 または 無尿が≧12時間継続

sCr：血清クレアチニン，RRT：腎代替療法，eGFR：推定糸球体濾過量.
(KDIGO Acute Kidney Injury Work Group. Kidney Int Suppl 2012；2：1-138[1] より)

また「早期に開始するデメリット」は「後期に開始するメリット」と言い換えることができる．

- よって良質な研究により，「必要なRRTの早期導入のメリット」（腎機能回復促進，AKI進行抑制，死亡率低下など）と「不必要なRRTの回避」（感染，穿刺合併症，抗凝固薬による出血などの合併症発生率を増加させない，など）の両者を質の高いデザインで検討し，それらがもたらされる開始時期はいつか，について厳密に検証しなければならない．

b ― 開始基準についての臨床研究

- 2016年までのAKIに対するRRTのタイミングに関する流れは前述の2つのガイドラインに反映されているため，主に2015年以降の流れについて述べる．
- 2015年以降に発表されたearly群 vs late群に関するある程度の規模の前向き比較研究は3つのみで，それ以外はほとんどが小規模，後ろ向き，観察，コホート研究のいずれかである．2015年に1つの前向きRCT[7]が，2016年に2つの大規模前向きRCT[8,9]が発表された．それらを表1にまとめた．

🟢 研究結果

1. STARRT-AKI study（pilot trial）[7]

- 現在進行中の大規模研究（STARRT-AKI study）[10]のパイロット研究としてカナダの12施設のICUで行われたRCT．sCr値の上昇（男性≧1.47 mg/dL，女性≧1.13 mg/dL）を認めた患者100人で，accelerated群★4 48人（KDIGO分類のAKIステージ2〈表2〉にほぼ相当するAKI診断から12時間以内に開始）とstandard群★4 52人（高カリウム血症，代謝性アシドーシス，重症呼吸不全などの古典的基準を満たせば開始）で比較を行った．
- 平均SOFAスコア★5は13で，約半数が敗血症であった．90日死亡率は両

★4
この研究での"accelerated群"は本項での「早期開始群」，"standard群"は「後期開始群」とほぼ同義である．

★5 SOFAスコア
Sequential Organ Failure Assessmentの略で，臓器障害を中枢神経機能・呼吸機能・循環機能・肝機能・腎機能・凝固機能の6項目について0〜4点の5段階で点数化し，その合計点で重症度を判定するスコアのこと．ICU入室時のSOFAスコアが9点以下では死亡率33％以下，11点以上では死亡率95％とされている．

群間で差を認めなかった（accelerated群38% vs standard群37%，$p=0.92$）．

2. ELAIN study[8]
- ドイツの単施設での前向きRCT．AKI患者231人をearly群112人（KDIGOステージ2の診断後8時間以内に開始）と，late群119人（KDIGOステージ3の診断後12時間以内に開始）に分け，両群間で比較を行った．対象は術後患者（ほとんどが心臓血管外科術後）が97%を占め，敗血症は少数であった．
- 平均SOFAスコアは16であった．一次評価項目は90日死亡率，二次評価項目は腎機能回復，90日後のRRT必要性，RRT施行期間，ICU滞在期間とした．90日死亡率はearly群のほうがlate群に比べて15%も低かった（39.3% vs 54.7%，$p=0.03$）．また，early群のほうが90日までの腎機能回復症例も多く（53.6% vs 38.7%，$p=0.02$），RRT施行期間（9日 vs 25日，$p=0.04$）や入院日数も有意に短かった（51日 vs 82日，$p<0.001$）．

3. AKIKI trial[9]
- Artificial Kidney Initiation in Kidney Injury（AKIKI）trialは，フランスの31施設のICUが参加した，これまでで最大の前向きRCT．人工呼吸管理，カテコラミン治療のいずれか，もしくはいずれも施行されたKDIGO分類でステージ3のAKI患者620人のうち，early群312人（AKIステージ3の診断から6時間以内に開始）とdelayed群308人（重症高カリウム血症，代謝性アシドーシス，肺水腫，BUN値>112mg/dLまたは72時間以上の乏尿のいずれかが出現した場合に開始）の2群に分け，比較を行った．対象は敗血症性ショックが60%強を占めていた．
- 平均SOFAスコアは11であった．一次的評価項目は60日死亡率で，両群間に差は認めなかった（early群48.5% vs delayed群49.7%，$p=0.79$）．

▶解釈
- 2016年発表の2つのRCTでも結果は大きく異なる．ELAIN studyは早期開始で予後改善の可能性を示し，一方でAKIKI trialは治療効果は変わらず，むしろ早期開始のデメリットを示唆する結果となっている．問題はRRT開始時期の定義が異なることに加え，前述の課題であげた多くの因子のバラツキがあることである．
- 早期開始のメリットを示したELAIN studyでは，早期群はAKIのステージ2，後期群はステージ3を治療対象にしており，開始時点の重症度が異なり他の研究よりは結果が出やすかった可能性がある．また，結果的なRRT開始時間の差（約20時間）およびsCr値の差（early群1.9mg/dL，late群2.4mg/dL）から臨床的に大幅な死亡率の低下がなぜもたらされたのかについて説明が難しい．
- 一方，AKIKI trialは死亡率に差を認めなかったのみならず，delay群ではステージ3でも49%はCRRTせずに済み，カテーテル関連性血流感染率は低く（10% vs 5%，$p=0.03$），かつ利尿や腎機能回復が良好（$p<0.001$）であった．これらから早期介入によるデメリットがあったとも考えられる．しかし，予後に関しては，対象群の60%強を重症患者である敗血症性ショックが占め

▶ELAIN study
early versus late initiation of renal replacement therapy in critically ill patients with acute kidney injury study

ここがポイント
ELAIN studyは早期開始で予後改善の可能性があるとした

ここがポイント
AKIKI trialでは早期開始のデメリットが示唆された

ているにもかかわらず，50％以上で間欠的透析が選択され，CRRTが選択されたのは30％にすぎなかった．よって，早期開始群で予後効果判定に妥当な治療が施行されたかは疑問が残る．このように焦点以外の因子にバラツキが多く，それぞれの結果を単純に実臨床に当てはめることは難しい．

c ― 最新のメタ解析およびシステマティックレビュー

- 2016～2017年にかけて，上記3つの論文を加えたメタ解析およびシステマティックレビューが4編発表された．この中で最新のものを紹介する．
- Laiら[11]は，Pubmed，MEDLINE，EMBASEから2016年6月までに発表されたAKI患者を対象にしたRRTの早期開始群と後期開始群を比較したRCTを抽出し，研究背景と予後（退院後死亡率，RRT依存性，ICUおよび病院滞在期間）を調査した．発表された研究の中から最終的に9編のRCT，1,627人の情報を解析した．
- 早期開始群 vs 後期開始群で死亡率は38.7％ vs 42.5％，ICU滞在期間は12.5日 vs 13.0日，病院滞在期間は29.4日 vs 31.3日であった．後期開始群と比較して早期開始群では，死亡率（相対的危険度〈RR〉0.88，95％CI 0.68-1.14，$p=0.33$），RRT依存性（RR 0.81，95％CI 0.46-1.42，$p=0.46$），ICU滞在期間（標準平均較差〈SMD〉−0.08日，95％CI −0.26-0.09），病院滞在期間（SMD −0.11日，95％CI −0.37-0.16）といずれの予後にも改善を認めなかった．
- ただし，サブグループ解析では，早期開始群のほうが術後患者（RR 0.78，95％CI 0.64-0.96）とCRRT施行患者（RR 0.80，95％CI 0.67-0.96）において病院内死亡率が低かった．
- この結果からは，全体の解析対象研究には背景のバラツキが大きくバイアスを無視できないため解釈には慎重を要するが，大規模の前向きRCTが解析対象に入ると両群間での予後への影響の差はなくなることが示された．

d ― 開始基準のまとめ

- これらの結果を単純にはまとめきれないが，重要なことは現行のガイドラインに記載のとおり，RRT開始は，単にBUN値やsCr値から示される腎機能傷害の存在だけで判断するのではなく，患者ごとの病態，重症度，その他の臓器不全の程度を反映しうる臨床症状や病態を広く考慮すべき，ということである．
- 現時点では早期のRRT開始が予後改善に寄与するかは不明であり，また早期のRRT開始が二次的な合併症を惹起しないとも言い難い．早期開始に伴うメリット・デメリットの両者を熟慮する必要がある．ただ，上記のメタ解析論文から，サブグループ解析で予後へ影響を与えうる患者群を特定することは今後の研究の参考になるであろう．
- また興味深いのは，AKI診断に好中球ゼラチナーゼ結合性リポカリン（neutrophil gelatinase-associated lipocalin：NGAL）値が加味された研究が増えてきたことである．Waldらの研究[7]では全血NGAL値≧400 ng/mL，ELAIN

study[8]では血漿NGAL値>150 ng/mLを使用している．NGALを含めバイオマーカーの研究はまだ途上でありAKIの明確な診断閾値は不明だが，今後の研究では多用されてくるであろう．

▶3章「3-3 AKIのバイオマーカー」(p.105) 参照

3 中止基準

- 中止基準は，AKIが適切に治療され腎機能が回復した結果として論じるポイントであり，中止基準単独で焦点を当てた研究を実施することは現実的ではない．また，「RRTの中止」を「RRTの再導入を行わなくてよい程度まで腎機能が回復した状態」と解釈するならば，腎機能回復の指標を何でとらえるか，という臨床的疑問に対する研究が必要である．よって，大規模研究のpost hoc解析結果が参考になるかもしれない．

a — 中止基準についての臨床研究

- 上記2つのガイドライン発表以後の2015年以降にRRTの中止基準に焦点を当てた前向き研究はなかった．一方で，後ろ向き研究では2016年にいくつかのRRT離脱予測指標（尿中尿素値や尿中Cr値）に関する発表がある[12,13]．しかし，ここでは2015年以前に発表されているが，より臨床に即した腎機能回復指標として尿量，利尿薬使用について調査した意義ある論文を紹介する．

▶ Uchinoらの論文[14]

- BEST Kidney study[6]のpost hoc解析論文である．23か国，54施設のICUでCRRTを施行された1,006人の患者のうちRRTを離脱できた529人（52.6%）のうち，離脱成功群（少なくとも7日間はRRTを施行しなかった群）313人と再開群216人を比較した．
- 再開群に比較して離脱成功群のほうが病院死亡率が低く（28.5% vs 42.7%, $p<0.0001$），RRTの離脱時のsCr値，BUN値は低く，尿量は多かった．多変量解析では，離脱直前24時間の尿量（OR 1.078〈100 mL/日増加に対して〉, 95%CI 1.049-1.108, $p<0.0001$），sCr値（OR 0.996〈1 μmol/L上昇に対して〉, 95%CI 0.994-0.998, $p=0.0005$）が離脱成功の有意な予測因子であった．
- ROC曲線による解析では，離脱時の尿量（AUC値0.808）が離脱成功の有効な予測因子であった．離脱成功予測に最も有効な尿量のカットオフ値は利尿薬投与ありで2,330 mL/日（AUC値0.671），利尿薬投与なしで436 mL/日（AUC値0.845）であった．とくに利尿薬投与なしの場合，CRRTからの初回離脱時の尿量が離脱成功の最も重要な予測因子である，と結論づけている．

▶ROC
receiver operating characteristic

▶AUC
area under the curve

▶ Wuらの研究[15]

- 台湾の単施設ICUでの後ろ向き観察研究で，急性腎不全患者がRRTから離脱成功する因子について調査した．外科系ICUで術後にRRTを施行した304人の患者のうち，94人（30.9%）は少なくとも5日間はRRTを施行せず，64人（21.1%）は離脱成功（少なくとも30日間はRRTを施行しないと定義）

した．

- 離脱から30日以内のRRT再開に関連した独立因子は，長いRRT施行期間（OR 1.06，95%CI 1.02-1.10，$p=0.005$），離脱時の高いSOFAスコア（OR 1.44，95%CI 1.13-1.83，$p=0.003$），離脱時の無尿（8時間尿量＜100mL）（OR 4.17，95%CI 1.07-16.13，$p=0.039$），年齢≧65歳（OR 6.35，95%CI 1.61-24.99，$p=0.008$）であった．ROC曲線のAUC値は0.880であった．Kaplan-Meier解析では，離脱時の無尿の有無がRRT再開までの期間への影響が大きかった（$p<0.0001$）．

van der Voortらの研究[16]

- オランダの単施設ICUでの無作為化二重盲検比較試験で，CRRT離脱後の腎機能回復に対する利尿薬（フロセミド）の影響を調査した研究である．CRRTを施行された急性腎不全患者71人を無作為に，フロセミド群（0.5mg/kg/時で持続投与）36人とプラセボ群35人に分け，尿量や腎機能回復の程度（クレアチニンクリアランス≧30mL/分，もしくはRRTなしでの安定したCr）を比較した．
- フロセミド群のほうが尿量が多く（中央値247mL/時 vs 117mL/時，$p=0.003$），ナトリウム排泄が多かった（中央値73mmol/L vs 37mmol/L，$p=0.001$）．しかし，腎機能回復の頻度はICU退室時（69.4% vs 77.1%，$p=0.46$）でも病院退院時（83.9% vs 93.1%，$p=0.43$）でも変わらなかった．つまり，RRTを施行した急性腎不全患者のRRT離脱後の腎機能回復期のフロセミド持続投与は尿量を増加させるが，腎不全期間を短くせず，腎機能回復にも寄与しなかった．

最近の論文

- 前述の開始基準で紹介した3論文のRRT中止基準は以下のとおりである（**表1**）．

1. Waldらの研究[7]

- RRT最終回離脱後から48時間のあいだに，①sCr値≧0.57mg/dLの低下（最短12時間の間隔の空いた2点での測定），尿量＞6mL/kg/12時間（48時間のうち）のいずれか，かつ②血清カリウム値＜5.5mmol/L，かつ③血清重炭酸イオン値＞18mmol/L，を満たすこと．

2. ELAIN study[8]

- 尿量（利尿薬なしで400mL/24時間，利尿薬ありで2,100mL/24時間）とクレアチニンクリアランス（＞20mL/分）．

3. AKIKI trial[9]

- 尿量≧500mL/24時間とするが，尿量≧1,000mL/24時間（利尿薬投与なし）もしくは≧2,000mL/24時間（利尿薬投与あり）を満たすことがより望ましい．

b ─ 中止基準のまとめ

- 臨床研究もメタ解析・システマティックレビューも中止基準に関する検討論文はなく，良いエビデンスは存在しない．よって，現在のところUchinoら，Wuら，van der Voortらの研究結果から，腎機能回復の程度は「利尿薬に頼

> **ここがポイント**
> RRT中止基準は「利尿薬投与なしでの24時間尿量≧400mL」とする

りすぎない尿量」で判断し，RRT中止基準は「利尿薬投与なしでの24時間尿量≧400 mL」と考えるのが現実的である．
- また，開始基準にも出てきたNGALなどのバイオマーカーも腎機能回復の指標になる可能性があるため，今後検証されていくと新たな基準が加わることも考えられる．

おわりに

- 今後のRRT適応基準に関する研究では，AKI診断にはバイオマーカーを加味したクライテリアが，AKIの重症度・施行タイミングにはKDIGOのステージ分類が適応されると考えられる．
- さらに重要なのは，バイオマーカーやスコアリングなどの予測ツールを確立し，RRTが必要となるAKI患者を予測することである．そのうえでAKI患者群を層別化し，モダリティー，浄化量などのできるだけ多くの因子を揃え，介入時期を比較する大規模試験がなければRRT開始のタイミングを論じることは難しいであろう．
- そのような研究により，必要なRRT導入のメリットとして得られた腎機能回復の指標（尿量など）を選定し評価すれば，至適な中止時期がみえてくる可能性がある．現在進行中の2つの大規模RCT[10,17)]の結果を含めた質の高い前向き研究の蓄積が課題解決への道につながるだろう．

（清水一好，森松博史）

文献

1) Kidney Disease : Improving Global Outcomes (KDIGO) Acute Kidney Injury Work Group. KDIGO Clinical Practice Guideline for Acute Kidney Injury. Kidney Int Suppl 2012 ; 2 : 1-138.
2) AKI（急性腎障害）診療ガイドライン作成委員会，編．AKI（急性腎障害）診療ガイドライン2016．東京：東京医学社；2016.
3) Fayad AI, et al. Timing of continuous renal replacement therapy initiation for acute kidney injury. Cochrane Database of Systematic Reviews 2013 ; Issue 6. Art. No. : CD010612.
4) Karvellas CJ, et al. A comparison of early versus late initiation of renal replacement therapy in critically ill patients with acute kidney injury : A systematic review and meta-analysis. Crit Care 2011 ; 15 : R72.
5) Bagshaw SM, et al. Timing of renal replacement therapy and clinical outcomes in critically ill patients with severe acute kidney injury. J Crit Care 2009 ; 24 : 129-40.
6) Uchino S, et al. Acute renal failure in critically ill patients : A multinational, multicenter study. JAMA 2005 ; 294 : 813-8.
7) Wald R, et al. Comparison of standard and accelerated initiation of renal replacement therapy in acute kidney injury. Kidney Int 2015 ; 88 : 897-904.
8) Zarbock A, et al. Effect of early vs delayed initiation of renal replacement therapy on mortality in critically ill patients with acute kidney injury : The ELAIN randomized clinical trial. JAMA 2016 ; 315 : 2190-9.
9) Gaudry S, et al. Initiation strategies for renal-replacement therapy in the intensive care unit. N Engl J Med 2016 ; 375 : 122-33.
10) Smith OM, et al. Standard versus accelerated initiation of renal replacement therapy

in acute kidney injury (STARRT-AKI): Study protocol for a randomized controlled trial. Trials 2013 ; 14 : 320.
11) Lai TS, et al. Earlier versus later initiation of renal replacement therapy among critically ill patients with acute kidney injury : A systematic review and meta-analysis of randomized controlled trials. Ann Intensive Care 2017 ; 7 : 38.
12) Aniort J, et al. Daily urinary urea excretion to guide intermittent hemodialysis weaning in critically ill patients. Crit Care 2016 ; 20 : 43.
13) Viallet N, et al. Daily urinary creatinine predicts the weaning of renal replacement therapy in ICU acute kidney injury patients. Ann Intensive Care 2016 ; 6 : 71.
14) Uchino S, et al. Discontinuation of continuous renal replacement therapy : A post hoc analysis of a prospective multicenter observational study. Crit Care Med 2009 ; 37 : 2576-82.
15) Wu VC, et al. Risk factors of early redialysis after weaning from postoperative acute renal replacement therapy. Intensive Care Med 2008 ; 34 : 101-8.
16) van der Voort PH, et al. Furosemide does not improve renal recovery after hemofiltration for acute renal failure in critically ill patients : A double blind randomized controlled trial. Crit Care Med 2009 ; 37 : 533-8.
17) Barbar SD, et al. Impact on mortality of the timing of renal replacement therapy in patients with severe acute kidney injury in septic shock : The IDEAL-ICU study (initiation of dialysis early versus delayed in the intensive care unit) : Study protocol for a randomized controlled trial. Trials 2014 ; 15 : 270.

4-3 AKIに対する血液浄化療法の浄化量

はじめに

- 急性腎傷害(acute kidney injury：AKI)に対して血液浄化療法を施行する際の検討事項として，適応・導入のタイミング，治療法(modality)，浄化量，ブラッドアクセス，透析膜，などがあげられる．
- AKIに対する適切な浄化量については，間欠的腎代替療法(intermittent renal replacement therapy：IRRT)と持続的腎代替療法(continuous renal replacement therapy：CRRT)のいずれにおいても近年多くの報告があり，注目を集めている．
- 本項では，AKIに対する血液浄化療法の浄化量について概説する．

1 血液浄化療法における浄化量とは

- 血液浄化療法において，浄化量の設定は主要な治療条件設定の一つである．浄化量とは，血液浄化療法によってどの程度血液が浄化されるのかを示す指標であり，浄化量を増加させることで溶質除去効率が上がり，より多くの老廃物・尿毒症性物質・炎症性メディエーターの除去が可能となる．患者予後の改善のためにどの程度の浄化量を保つべきかが臨床的に重要な問題となる(至適浄化量)．

a—維持透析における至適浄化量

- 維持透析患者における至適浄化量は，尿素の標準化透析量(Kt/V_{urea})を代用指標としている．Kt/V_{urea}とは尿素クリアランス(K)と透析時間(t)の積を患者の体液量(V)で除したもので，「血液浄化療法により体液全体が何回洗浄されたか」を示す値である．尿素のクリアランスが用いられる理由として，尿素が身体に蓄積する尿毒素の一つであること，可溶性で細胞膜をほぼ自由に通過して拡散し体液に一様に分布すること，透析で除去されること，測定が簡便であること，などがあげられる．
- 維持透析における間欠的血液透析(intermittent hemodialysis：IHD)では，血液流量(Q_B) 200 mL/分，透析液流量(Q_D) 500 mL/分，治療時間4時間，という設定が一般的であり，体重60 kgの患者に上記の設定でIHDを行うと，Kt/V 1.33と概算される★1．
- しかし厳密には透析中も尿素は産生されており，除水に伴って体液量も減少していくため，それらを考慮したDaugirdasの式を用いて計算する．

Daugirdasの式[1]

- spKt/V (Daugirdasの式)を以下に示す．

ここがポイント

至適浄化量は尿素の標準化透析量(Kt/V_{urea})を代用指標としている

▶ Q_B：
blood flow rate

▶ Q_D：
dialysate flow rate

★1
クリアランス(K)はQ_BとQ_Dの少ないほうに依存するため，K = 200 (mL/分)，t = 4 (時) × 60 (分)，V = 60 (kg) × 1,000 (mL) × 0.6 (体液量を体重の60%と仮定)，Kt/V 1.33となる．

▶ spKt/V：
single-pool Kt/V

> **Column** 維持血液透析におけるKt/V
>
> 日本透析医学会統計調査委員会の報告によると，患者の透析歴によらず，spKt/V 1.6〜1.8では，透析量が多いほど予後が良い傾向を認めている[2]．
>
> この結果に基づき，日本透析医学会の維持血液透析ガイドライン[3]では，spKt/V 1.4以上を目標とし，高い透析量の設定が困難な事情がある場合や，体格の大きい患者に対しては最低限の浄化量としてspKt/V 1.2が推奨されている（図1）．
>
>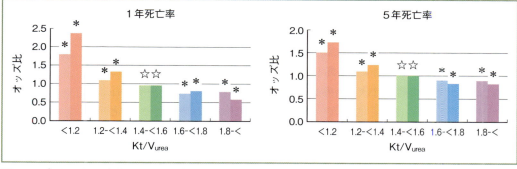
>
> **図1 Kt/Vと1年死亡率・5年死亡率の関係**
> 各Kt/V$_{urea}$の左側：透析歴＜5年，右側：透析歴≧5年，＊：有意差（$p<0.05$），☆：基準値．

$$\mathrm{spKt/V} = -\mathrm{Ln}\,\{透析後BUN/透析前BUN - 0.008 \times 透析時間(\mathrm{hr}) + (4 - 3.5 \times 透析後BUN/透析前BUN) \times 除水量/透析後体重\}$$

- アメリカのKidney Disease Outcome Quality Initiative（KDOQI）ガイドライン[3]および日本透析医学会の維持透析ガイドライン[4]では，維持透析における最低限の浄化量としてspKt/V 1.2が推奨されている★2．

b — AKI患者と維持透析患者の違い

- 一方，AKI患者は安定した維持透析患者と異なり，体内環境の変動が著しい．高度な代謝性アシドーシスや電解質異常・体液過剰を伴うことが多く，代謝は不安定であり，異化亢進に伴い尿素など老廃物の産生も変動する．循環動態が不安定であることも多く，ICUでの血液浄化療法としてはIRRTよりもより循環動態に影響が少ないと考えられているCRRTのほうが一般的に行われている．
- CRRTでは，浄化量は透析液流量（Q_D）と濾過液流量（Q_F）の和（Q_D+Q_F）で表される．つまり，持続的血液濾過（continuous hemofiltration：CHF）ではQ_F，持続的血液透析（continuous hemodialysis：CHD）ではQ_D，持続的血液濾過透析（continuous hemodiafiltration：CHDF）ではQ_D+Q_Fが浄化量となる．
- 浄化量が多いほど小分子の除去効率は高くなるが，前述のような体内環境の特殊性から，AKI患者では小分子の除去効率よりも体液バランスや酸塩基，電解質の恒常性，栄養などを指標に透析処方を決定することが多い．

★2 体液全体を一区画とみなしたsongle-pool modelで求めたspKt/Vは，Daugirdasの式のspKt/Vとよく相関する．

▶Q_F：filtration flow rate

- また，集中治療の場面では，カテーテルトラブルや透析回路内凝固，患者の状態変化などによるRRT中断もしばしば起こり，浄化量が想定を下回る可能性も考慮する必要がある[5]．
- このような背景からAKIに対し血液浄化療法を行う場合，予後を改善するためにはどの程度の浄化量が適切なのか，世界的に検討が重ねられてきた．

2 浄化量とAKIの予後の関係

- AKIに対する浄化量が最初に注目されたのは，2000年のRoncoらによる2施設のICUで行われた前向きランダム化比較試験（randomized controlled trial：RCT）[6]である．CHFが必要な急性腎不全（acute renal failure：ARF）患者425例を，浄化量（Q_F）により3群（20 mL/kg/時，35 mL/kg/時，45 mL/kg/時）にランダムに割り付けし治療15日後の生存率を比較した．各群の生存率はそれぞれ41％，57％，58％で，20 mL/kg/時群の生存率は他の2群と比較して有意に（$p=0.0007$，$p=0.0013$）低かった．一方，35 mL/kg/時群と45 mL/kg/時群の比較では生存率に有意差を認めなかった．以上より，ARFに対するCRRTの浄化量は少なくとも35 mL/kg/時以上が望ましいと結論づけている．
- 以降，急性血液浄化療法の浄化量と予後の関係に関して，単施設での研究が複数報告されたが，予後に関してはそれぞれ相反する結果が出ていた（表1）．そこで，以下に示す2つの大規模多施設共同RCTが行われた．

表1 浄化量と予後の関連（単施設での検討）

	Ronco (Lancet 2000[6])	Saudan (Kidney Int 2006[7])	Bouman (Crit Care Med 2002[8])	Tolwani (J Am Soc Neph 2008[9])
症例数	425	206	106	200
年齢（歳）	61	63	68	60
対象AKI	外科手術後	敗血症	心臓外科後	敗血症
敗血症（％）	13	60		54
APACHE II	23	25	23	26
治療法	CHDF	CHF	CHF	CHF/CHDF
浄化量（mL/kg/時）				
Group 1	20	25（CHF）	20	20
Group 2	35	42（CHDF）	19	35
Group 3	45		48	
予後改善	あり	あり	なし	なし

AKI：急性腎傷害，APACHE II：Acute Physiology and Chronic Health Evaluation II，CHDF：持続的血液濾過透析，CHF：持続的血液濾過．

（Ronco C, et al. Lancet 2000；356：26-30[6]／Sauden P, et al. Kidney Int 2006；70：1312-7[7]／Bouman CS, et al. Crit Care Med 2002；30：2205-11[8]／Tolwani AJ, et al. J Am Soc Nephrol 2008；19：1233-8[9]より）

a — The Veterans Affairs/National Institutes of Health Acute Renal Failure Trial Network (ATN) study[10]

- 2003〜2007年，アメリカにおいて急性尿細管壊死（acute tubular necrosis：ATN）が疑われRRTを要すると判断されたAKI症例1,124例を高浄化量群（$n=563$）と通常浄化量群（$n=561$）にランダム化し，primary outcomeとして60日死亡率，secondary outcomeとして院内死亡率および腎機能回復率を評価した．
- 高浄化量群では，週6回のIHDあるいは持続低効率血液透析（sustained low-efficiency dialysis：SLED），循環動態が不安定な場合は35 mL/kg/時のCHDFを施行した．一方，通常浄化量群では，週3回のIHDあるいはSLED，もしくは25 mL/kg/時のCHDFを施行した．各群でIHDまたはSLEDを施行する場合，1回あたりのspKt/Vは1.4を目標に設定された．
- この結果，primary outcomeである60日死亡率に差はなかった（高浄化量群53.6％ 対 通常浄化量群51.5％，$p=0.47$）．また，secondary outcomeである院内死亡率に有意差はなく（51.2％ 対 48.0％，$p=0.27$），28日までの腎機能の完全回復率（15.4％ 対 18.4％，$p=0.24$）も有意差がなかった．
- またIRRT（IHD，SLED）を施行した患者で両群を比較すると，weekly Kt/Vは高浄化量群と通常浄化量群の各群でそれぞれ約6.5，約3.9であった．Kt/Vが未測定の場合や緊急で行ったIRRTでは透析量不足の傾向を認め，最初のセッションの平均spKt/Vは1.1であった．
- 合併症としては，高浄化量群で通常浄化量群と比較して低カリウム血症（7.5％ 対 4.5％，$p=0.03$）および低リン血症（17.6％ 対 10.9％，$p=0.001$）を高頻度に認め，昇圧薬が必要な低血圧の頻度も高かった（14.4％ 対 10.0％，$p=0.02$）．
- この研究では，Sequential Organ Failure Assessment（SOFA）心血管スコアに応じてIHD，SLED，CHDFのいずれかを選択するプロトコールを採用しているが，高浄化量群と通常浄化量群の各群内でIHD，SLED，CHDFが同等の治療法として位置づけられている．各治療法に割り付けられた症例数が明らかにされていないことや，modalityごとのサブグループ解析が行われていないため，各群内でのIHD，SLED，CHDFへの割り付けの偏りが結果に影響している可能性があることがこの研究の問題点といえる．

b — The Randomized Evaluation of Normal versus Augmented Level (RENAL) Renal Replacement Therapy study[11]

- AKIに対する浄化量を検討した報告の中で最も規模の大きいRCTである．2005〜2008年にオーストラリアとニュージーランドの35施設のICUにおいてAKIに対してCHDFを施行した1,508例を，高浄化量群（40 mL/kg/時，$n=747$）と通常浄化量群（25 mL/kg/時，$n=761$）にランダムに割り付け，死

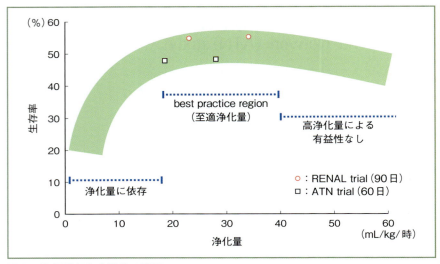

図2 浄化量と生命予後の関連

(Prowle JR, et al. Crit Care 2011；15：207[13] より)

亡率と腎機能回復率を比較した．
- その結果，primary outcomeである90日死亡率は有意差がなかった（高浄化量群 44.7％ 対 通常浄化量群 44.7％，$p=0.99$）．secondary outcomeである28日死亡率（38.5％ 対 36.9％，$p=0.52$）やICU死亡率（34.8％ 対 34.2％，$p=0.81$）でも有意差は認めなかった．腎機能に関しても，28日後のRRT依存率（14.4％ 対 12.2％，$p=0.31$），90日後のRRT依存率（6.8％ 対 4.4％，$p=0.14$）に有意差を認めなかった．合併症に関しては，高浄化量群において低リン血症の発生率が有意に高かった（65.1％ 対 54.0％，$p<0.001$）．この研究では，25 mL/kg/時以上の浄化量のCRRTに利点はなく，むしろ低リン血症のリスクが増加すると結論づけている．

c ― AKIに対するCRRTの至適浄化量

- この2つの多施設大規模RCTでは一貫して，AKIに対してCRRTを行う場合に浄化量を20〜25 mL/kg/時以上に増量する有益性は認められなかった．以上をもとにKellumらはAKIに対するCRRTの浄化量は19〜45 mL/kg/時の範囲であれば患者のoutcomeに有意な差はなく，治療の中断による浄化量の減少を考慮すると25〜30 mL/kg/時程度の処方が望ましいと報告した[12]．
- また，ProwleらはCRRTの浄化量に関するレビューの中で，20〜25 mL/kg/時を至適浄化量として"best practice region"と表現した．同時に，20 mL/kg/時未満の低浄化量では浄化量の増加と予後の改善に正の相関を認める（図2）ことから，20 mL/kg/時を下回る浄化量では予後を悪化させる可能性を指摘している[13]．
- 上述の2つのRCTと同時期に施行された大規模多施設前向き観察研究であるDO-RE-MI study[14]でも，高浄化量群と通常浄化量群で予後に有意差は

▶DO-RE-MI
DOse REsponse Multi-centre International collaborative initiative

認められなかった．本研究では，回路内凝固やその他の臨床的な問題によってRRTが中断ないしは早期終了となることはまれではなく，これにより実際の浄化量は意図していたものの20％程度減少していたことが観察され，目標浄化量よりも20％増加させた処方が必要であると提唱している．

- 2012年に発表されたAKIに対するKDIGO（Kidney Disease Improving Global Outcomes）のガイドライン[15]では，CRRTの浄化量は20〜25 mL/kg/時（処方量としては25〜30 mL/kg/時として中断を最低限とすること）を推奨している．

> **アドバイス**
> KDIGOガイドラインではCRRTの浄化量として20〜25 mL/kg/時を推奨

d — AKIに対するIRRTの至適浄化量

- IRRTの浄化量については，前述したATN study[10]に加え，Hannover Dialysis Outcomes Study[16]も重要なRCTである．
- Hannover Dialysis Outcomes Studyでは，ICUのAKI患者148例を尿素窒素（BUN）値120〜150 mg/dLに維持する通常透析群と，BUN＜90 mg/dLを目標とする強化透析群にランダムに割り付けてSLEDを施行し，死亡率と腎機能回復率を比較した．28日死亡率は両群に有意差はなく（38.7％ 対 44.4％，$p=0.47$），28日目の腎機能改善率も有意差はなかった（63％ 対 60％，$p=0.77$）．
- この2つの報告では，いずれも両群間で死亡率や腎機能改善率に有意差は認められなかったことから，KDIGOガイドラインではAKIに対するIRRTの推奨浄化量はweekly Kt/V 3.9としている．

> **アドバイス**
> KDIGOガイドラインではAKIにおけるIRRTの浄化量としてweekly Kt/V 3.9を推奨

e — 敗血症性ショックに対するhigh volume hemofiltration（HVHF）

- ATN studyとRENAL study いずれの検討においても，AKIの原因疾患別の至適浄化量の検討はほとんど行われていなかった．Roncoらの報告[6]では，浄化量35 mL/kg/時と45 mL/kg/時に差を認めない結果となったが，サブグループ解析では敗血症に限ると浄化量の増加が予後を改善する傾向を示していた．
- 敗血症性ショックに対し高浄化量によるサイトカインクリアランス増加が予後を改善するとの期待から，敗血症に対するHVHFの予後改善効果についての多施設ランダム化比較試験（IVOIRE study[17]，2013年）が行われた．フランスとベルギーおよびオランダの18 ICUで，AKI発症後24時間以内の敗血症性ショック患者140例を対象として，浄化量35 mL/kg/時の群と70 mL/kg/時の群にランダムに割り付けて生存率や循環動態の変化を比較した．しかしHVHFは通常浄化量群と比較して患者予後に有意差はなく，循環系の各種パラメータも有意差は認めなかった．敗血症性AKIにおける超高流量血液濾過に関するRCTはIVIORE studyの他にも3編報告されているが，いずれの報告においても高浄化量群での予後改善効果は認められていない．
- 2016年に発表されたAKIに対するCRRTの浄化量についてのCochrane Da-

tabase Systematic Review[18]では，intensive群（≧35 mL/kg/時）とless-intensive群（＜35 mL/kg/時）で死亡率および腎機能の改善率に有意差はなく，intensive群で低リン血症のリスクが増加することが示された．サブグループ解析では疾患の重症度とAKIの原因別の解析が行われ，外科手術後のAKIにおいてのみintensive群で死亡率の相対危険度減少が認められた．敗血症に関してはintensive群での死亡率の相対危険度減少は認められず，ここでも浄化量増加による効果は否定される結果となった．

3 日本における浄化量

- 海外でのAKIに対するCRRTの浄化量の推奨量が20〜25 mL/kg/時であるのに対して，日本では保険適用上，浄化量が15〜20 L/日に制限されているためKDIGOガイドラインの推奨量を達成することは困難である．日本の標準的な浄化量（10〜15 mL/kg/時）と海外で推奨されている浄化量（20〜25 mL/kg/時）を比較したRCTはないが，以下の2つの後ろ向き観察研究が報告されている．

a―Fujiiらの検討

- Fujiiらの検討[19]では，日本の2施設のICUにおいてAKIに対してCRRTを施行した患者を対象とした観察研究を行った．平均浄化量が14.2 mL/kg/時と20 mL/kg/時の持続的静静脈血液濾過透析（continuous venovenous hemodiafiltration：CVVHDF）の両群を比較し，院内死亡率（36％ 対 53％，$p=0.055$），ICU死亡率（34％ 対 43％，$p=0.37$）とも有意差は認めなかった．

b―JSEPTIC Clinical Trial Groupによる研究

- Uchinoら（Japanese Society for Physicians and Trainees in Intensive Care〈JSEPTIC〉Clinical Trial Group）は2010年1月〜12月までに日本の12施設のICUでCRRTを施行した重症AKI患者（$n=343$）の浄化量を後ろ向きに観察し，2001年に23か国54施設で行われた重症AKI患者に関する多施設前向き研究であるThe Beginning and Ending Supportive Therapy（BEST）kidney studyの対象患者（$n=1,006$）と比較した[20]．
- 日本の患者群の平均浄化量は14.3 mL/kg/時で，20 mL/kg/時以上で治療された患者は非常に少なかったのに対し，BEST kidney study群の平均浄化量は20.4 mL/kg/時で，より高浄化量で治療された患者も多かった．患者背景は，日本の患者群のほうが有意に高齢・痩せ型・SAPS Ⅱスコア高値・乳酸値高値・血小板数低値で，重症患者が多い傾向であった．CRRT開始は日本の患者群のほうが平均10時間程度早期であった．日本の患者群とBEST kidney study群の予後を比較すると，平均浄化量の低い日本の患者群のほうがICU死亡率（46.1％ 対 55.3％，$p=0.003$），院内死亡率（58.6％ 対 64.2％，$p=0.070$）ともに低い傾向を示した．また，浄化量別の多変量解析では20〜25 mL/kg/時より低い浄化量でも死亡率の増加はなく，日本での

▶SAPS Ⅱ：
Simplified Acute Physiology Score Ⅱ

- CRRTの浄化量は予後を悪化させないと報告した.
- さらに，JSEPTIC Clinical Trial Groupは上述の日本の患者群を浄化量別（＜10，10〜15，15〜20，＞20 mL/kg/時）に4群に分け，クレアチニン・尿素窒素（BUN）のクリアランスを比較した[21]．その結果，＜10 mL/kg/時群でのみ血漿クレアチニン・BUNが上昇し，他の3群では浄化量に比例してクレアチニン・BUNが低下する傾向が観察されたたことから，溶質除去に必要な最低限のCRRTの浄化量は10 mL/kg/時と推定された.
- JSEPTIC Clinical Trial Groupによる報告の限界として，日本のデータは2010年のもので，BEST kidney studyから9年が経過していることから集中治療の発展が結果に影響した可能性や，日本のICU管理との違い，対象患者や施設の性質の違いが指摘されている．また，AKIに対するCRRTは体液バランスや酸塩基・電解質の恒常性維持を補助する役割を担っており，溶質除去効率のみで浄化量を下げたCRRTを支持するには不十分である.
- 現時点では，日本の標準浄化量が予後悪化につながるという結論には至っていないものの積極的に推奨できるほどのエビデンスはなく，今後さらなるRCTが必要である.

おわりに

- AKIに対する適切な浄化量は，CRRTとIRRTとで区別して考える必要がある.
- 浄化量の増加による予後改善が期待されていたが，近年の大規模ランダム化比較試験では否定的な結果が報告された.
- 世界的には標準的な浄化量としてCRRTでは20〜25 mL/kg/時，IRRTではweekly Kt/V 3.9が推奨されている.
- 必要最低限かつ予後を悪化させない浄化量に関する検討が，今後も必要である.

（村田真理絵，長谷川正宇，河原﨑宏雄）

文献

1) Daugirdas JT. Second generation logarithmic estimates of single-pool variable volume Kt/V：An analysis of error. J Am Soc Nephrol 1993；4：1205-13.
2) 鈴木一之，ほか．血液透析条件・透析量と生命予後 —日本透析医学会の統計調査結果から．透析会誌 2010；43：551-9.
3) Eknoyan G, Levin N. NKF-K/DOQI Clinical Practice Guidelines：Update 2000. Foreword. Am J Kidney Dis 2001；37：S5-6.
4) 日本透析医学会維持血液透析療法ガイドライン作成ワーキンググループ，編．維持血液透析ガイドライン—血液透析処方．透析会誌 2013；46：587-632.
5) Nissenson A, Rastogi A. Renal replacement therapy in the intensive care unit. In：Ronco C, et al, eds. Critical Care Nephrology. 2 nd Edition. Philadelphia, PA：Saunders Elsevier；2009. p. 1125-8.
6) Ronco C, et al. Effects of different doses in continuous veno-venous haemofiltration on outcomes of acute renal failure：A prospective randomised trial. Lancet 2000；356：26-30.
7) Sauden P, et al. Adding a dialysis dose to continuous hemofiltration increases survival

in patients with acute renal failure. Kidney Int 2006 ; 70 : 1312-7.
8) Bouman CS, et al. Effects of early high-volume continuous venovenous hemofiltration on survival and recovery of renal function in intensive care patients with acute renal failure : A prospective, randomized trial. Crit Care Med 2002 ; 30 : 2205-11.
9) Tolwani AJ, et al. Standard versus high-dose CVVHDF for ICU-related acute renal failure. J Am Soc Nephrol 2008 ; 19 : 1233-8.
10) The VA/NIH Acute Renal Failure Trial Network, Palevsky PM, et al. Intensity of renal support in critically ill patients with acute kidney injury. N Engl J Med 2008 ; 359 : 7-20.
11) The RENAL Replacement Therapy Study Investigators, Bellomo R, et al. Intensity of continuous renal-replacement therapy in critically ill patients. N Engl J Med 2009 ; 361 : 1627-38.
12) Kellum JA, Ronco C. Results of RENAL--what is the optimal CRRT target dose? Nat Rev Nephrol 2010 ; 6 : 191-2.
13) Prowle JR, et al. Clinical review : Optimal dose of continuous renal replacement therapy in acute kidney injury. Crit Care 2011 ; 15 : 207.
14) Vesconi S, et al. Delivered dose of renal replacement therapy and mortality in critically ill patients with acute kidney injury. Crit Care 2009 ; 13 : R57.
15) The Kidney Disease Improving Global Outcomes (KDIGO) Acute Kidney Injury Working Group ; Kellum JA, et al. Dialysis interventions for treatment of AKI. Kidney Int Suppl 2012 ; 2 : 89-115.
16) Faulhaber-Walter R, et al. The Hannover Dialysis Outcome study : Comparison of standard versus intensified extended dialysis for treatment of patients with acute kidney injury in the intensive care unit. Nephrol Dial Transplant 2009 ; 24 : 2179-86.
17) Joannes-Boyau O, et al. High-volume versus standard-volume haemofiltration for septic shock patients with acute kidney injury (IVOIRE study) : A multicentre randomized controlled trial. Intensive Care Med 2013 ; 39 : 1535-46.
18) Fayad AI, et al. Intensity of continuous renal replacement therapy for acute kidney injury. Cochrane Database Syst Rev 2016 ; 10 : CD010613.
19) Fujii T, et al. Low-dose continuous renal replacement therapy for acute kidney injury. Int J Artif Organs 2012 ; 35 : 525-30.
20) Uchino S, et al. Validity of low-intensity continuous renal replacement therapy. Crit Care Med 2013 ; 41 : 2584-91.
21) Yasuda H, et al ; Japanese Society for Physicians and Trainees in Intensive Care (JSEPTIC) Clinical Trial Group. The lower limit of intensity to control uremia during continuous renal replacement therapy. Crit Care 2014 ; 18 : 539.

4章 急性腎傷害の治療

4-4 特殊な腎代替療法
——小児の血液透析と腹膜透析

はじめに

- 小児の急性腎傷害（AKI）で腎代替療法（renal replacement therapy）が必要な場合，小児の特殊性に十分注意して安全かつ確実に腎代替療法を行う必要がある．小児AKIは慢性腎臓病（CKD）へ移行する可能性もあり，長期的な視点で適切な腎代替療法を選択する．
- 本項では，小児の特殊性を概説し，小児の血液透析・腹膜透析についてそのメリット・デメリット，具体的な実践方法について説明する．

▶AKI：
acute kidney injury

▶CKD：
chronic kidney disease

▶小児AKIについては4章「4-8 小児におけるAKI」（p.196）参照

1 小児の特殊性

- 急性血液浄化の原理は小児も成人も変わることはない．しかし小児は体格が成人よりも小さいこと，身体的・精神的苦痛を伴う処置・治療に対して協力が得られないことなどを考慮しなければならず，血液浄化療法を安全に行うためには細やかな注意や工夫が必要となる．
- とくに血液透析では以下の問題[1]があり，病態によっては腹膜透析も選択肢となる．
  ① 体格が小さいことによる問題
    - バスキュラーアクセスの確保が困難である．
    - 体格に合った回路・モジュールが選択されないと，プライミングボリュームが多くなり回路内に輸血製剤を充填する必要がある．
    - 体外循環血液量が多くなるため，低体温や低血圧になりやすい．
  ② 安静度の問題
    - 鎮静が必要となることがある（人工呼吸管理による呼吸器感染のリスク）．
- 腹膜透析の問題点は小児特有のものではないが，以下のことがあげられる．
  ① カテーテル挿入に全身麻酔下での手術が必要となる（カテーテルが不必要になった場合も全身麻酔による抜去が必要である）．
  ② 血液透析ほど厳密な除水を行うことができない．

2 急性血液浄化療法の適応

- 血液浄化療法（blood purification therapy）の適応は，腎的適応（renal indication）と非腎的適応（non-renal indication）に大別される．**表1**にrenal indicationによる血液浄化療法開始基準を示す．体液恒常性を維持するために腎臓がその機能を十分に発揮できない場合に血液浄化療法が必要となる．ここに示した基準は絶対的な基準であり，時間経過とともに基準が満たされると予測される場合も急性血液浄化療法の開始基準と考える．

ここがポイント

血液浄化療法の適応は腎的適応と非腎的適応に大きく分けられる

161

表1　AKIにおける急性血液浄化療法の開始基準

- 無尿・乏尿の持続
- 溢水（高血圧，肺水腫）
- 輸液・栄養スペースが確保できない
- 尿毒症症状の出現
- 薬剤で管理できない代謝性アシドーシス，高カリウム血症，低ナトリウム血症

- non-renal indicationでは，肝不全における人工肝補助療法や，先天性代謝異常による代謝性アシドーシスや高アンモニア血症などがあげられる．敗血症や多臓器不全のようにrenal indicationとnon-renal indicationが混在することもある．
- renal indicationの場合は，血液透析・腹膜透析のどちらでも腎代替療法として施行可能であるが，non-renal indicationの場合は，腹膜透析は代替療法として不十分となる可能性が高く血液透析が選択されるべきである[2]．

3 小児における血液透析

a — 概説

- 血液と透析液のあいだの透析膜を介して，拡散の原理を用いて物質を除去する血液透析（hemodialysis：HD），濾過の原理を用いて物質除去を行う血液濾過（hemofiltration：HF），またそれらを組み合わせて行う血液透析濾過（hemodiafiltration：HDF）がある．急性血液浄化療法では緩徐に体液の恒常性を正常化することを目的とし，持続的に行われることが多く，それぞれ持続的血液透析（CHD），持続的血液濾過（CHF），持続的血液透析濾過（CHDF）とよぶ．CHDでは小分子（尿素窒素，クレアチニン，カリウム，アンモニアなど）が除去されやすく，CHFでは中分子（IL-6やTNF-αなどのサイトカインなど）も除去ができる．その両者の利点を活かしたCHDFは小分子・中分子ともに除去が可能である．
- 血液透析では，透析液ポンプ・濾液ポンプ・輸液ポンプを制御することで厳密な除水速度を得ることができるため，水分管理がしやすい．電解質・アシドーシス補正にも優れる．以下，小児で行う血液透析における留意点を解説する．

▶CHD：
continuous hemodialysis

▶CHF：
continuous hemofiltration

▶CHDF：
continuous hemodiafiltration

▶IL-6：
interleukin-6

▶TNF-α：
tumor necrosis factor-α

b — 小児血液透析の留意点

▶ バスキュラーアクセス

- 急性血液浄化療法として血液透析を行う場合，小児で大きな問題となるのがバスキュラーアクセスである．小児では主にカテーテル透析となるが，安定した血液流量を確保するためには，熟練した小児集中治療医や小児外科医によるカテーテルの挿入・留置が理想的である．
- 内頸静脈・外頸静脈，鎖骨下静脈，大腿静脈など血管径が太い血管が留置血管の候補となる．しかし，鎖骨下静脈はカテーテル抜去後に血管の内腔狭窄

> **Column 長期留置型カテーテルによる維持血液透析：小児の場合**
>
> 小児ではなんらかの理由で腹膜透析が施行できない場合，「維持血液透析」を行うことがある．内シャント作製が難しい小児では，通常，皮下トンネルを作製しカフ付きの長期留置型カテーテルを留置する．短期留置型カテーテルより感染は少ないが，透析を継続的に行うため清潔操作を徹底し，血液凝固による閉塞が起きないよう高濃度のヘパリンロックを連日行う．「カテーテル関連血流感染」は急激に全身状態が悪くなる可能性があり，またカテーテル閉塞時にはウロキナーゼによる血栓溶解が必要となるため，外来へ移行することが難しく患児のQOLが著しく制限される．そのため，小児での維持透析は原則として腹膜透析が基本となる．

を起こしやすいこと，カットダウン（静脈切開）による留置ができないこと，血栓形成した場合，成人期に内シャント作製ができなくなる可能性があることから避けたほうがよい．
- また，大腿静脈は鼠径部からの挿入であることから感染が多いこと，また血栓形成などで将来腎移植を行う際に吻合血管がなくなってしまうことからこちらも避けたほうがよい．頸静脈からのアクセスはカテーテル先端を心房内へ留置可能で，安定した血流量を確保することができるため，小児の急性血液浄化療法の血管として頸静脈が最も適している．
- カテーテルには短期留置型（カフなし）と長期留置型（カフ付き）があり，短期的に離脱できる可能性があれば短期留置型を選択する．短期留置型カテーテルは長期使用でカテーテル関連血流感染のリスクが上がるため，2〜3週間以上使用する見込みであれば，皮下トンネルを作製する長期留置型カテーテルのほうが望ましい（全身麻酔での手術が必要となる）．
- 表2に小児で使用される透析用ダブルルーメンカテーテル一覧を示す．カテー

ここがポイント
小児の急性血液浄化療法の血管として頸静脈が最も適している

表2　小児で使用される代表的な透析用ダブルルーメンカテーテル

	メーカー	製品名	太さ(Fr)	長さ(cm)
短期留置型	ガンブロ	GamCath	6.5	10/12.5/15
			8	10/12.5/15
			9.5	15/20
			12	15/20
	ユニチカ	ベビーフロー	6	10
	日本シャーウッド	トルネードフロー	12	13
長期留置型	MEDCOMP	Hemo-Cath	8	18
			12.5	28
	メディコン	バスキャス	12.5	19/23

表3　体重とダブルルーメンカテーテルサイズの目安

体重（kg）	カテーテルサイズ（Fr）
2〜10	6〜8
10〜20	8
20〜40	10
40〜	12

テルサイズは体格を目安に選択するが，血管径やカテーテル長を画像評価して最終的に選択する（表3）．
- なお，体格の小さな小児では内シャントを作製しバスキュラーアクセスとすることは非常に難しい．さらに内シャントの透析ごとの穿刺も精神的な苦痛が大きく現実的ではない．

透析装置
- 小児で使用できる透析装置の条件としては，充填量をなるべく小さくする回路が使用可能で，血液流量が微調節可能なもの，ポンプ誤差が少ないものに限られる．あらかじめ自施設でどの血液浄化装置が小児用として使用可能か確認をしておく．
- 小児で使用可能な透析器として代表的なものは，東レ・メディカルのTR-55X®，旭化成メディカルのプラソートiQ21®，日機装のDBG-03®，川澄化学工業のKM-9000®などがある．

▶小児透析治療に使用する装置・装具については4章「4-8小児におけるAKI」表7（p.203）も参照

回路・ダイアライザー，回路内充填量
- 回路内充填量は，回路とダイアライザーの合算で考える．適切な回路・ダイアライザーを選択し充填量を最小限にすることで，生食プライミングで透析導入が可能となり，血液プライミング（輸血）を回避できる．
- しかし，回路内充填量が循環血液量の10％を超える場合には，開始時に血圧が下がるため血液プライミングを行う必要がある．血液プライミングは人赤血球濃厚液とアルブミン製剤を混ぜて作製する★1．血液製剤によるプライミング後は接続前に短時間プライミング血を透析し血液製剤に含まれるカリウムやクエン酸を除去することが推奨される．なお，血液プライミングを行った場合，透析終了時には返血は不要である．
- 体外循環血液量が相対的に多いと，回路内を通過中に血液温度が低下し，低体温になることがある．透析器に付属するウォーマーでは体温を維持できないこともあり，返血直前に血液を温める工夫が必要である★2．

★1 血液プライミング
当院では人赤血球濃厚液：人血清アルブミン5％＝2：1程度で作製している．

★2
輸血用ウォーマーコイルを用いたり，送血ラインに懐炉をとりつけたりして行う．

透析液
- 透析液については成人の血液透析と大きな相違はない．主に使用される血液濾過用補充液の組成について表4に示す．
- 長時間CHDやCHDFを行うと，血液の電解質が透析液の組成へ近づいていく．とくにカリウムやリンについては血液濾過用補充液の組成が元々低く設定されているため，長時間透析・補液を行う場合は，カリウムやリンを透析

表4　主な血液濾過用補充液の組成

メーカー	透析液	電解質濃度（mEq/L）						ブドウ糖 (mg/dL)
		Na$^+$	K$^+$	Ca^{2+}	Mg^{2+}	Cl$^-$	HCO$_3^-$	
扶桑薬品工業	サブラッド®BSG	140	2.0	3.5	1.0	111.5	35	100
ニプロファーマ	サブパック®-Bi	140	2.0	3.5	1.0	113.0	35	100

液内へ混注し，電解質異常を予防する必要がある★3．

抗凝固薬

- 基本はヘパリンを使用するが，肝不全など出血傾向や，手術直前・直後など出血のリスクがある場合はナファモスタットメシル酸塩を用いる（Advice「ナファモスタットメシル酸塩の使い方」参照）．活性化凝固時間（ACT）を測定しながら投与量の調節を行う．回路内凝血や膜間圧力差（TMP）を参考に，回路内凝固が進んできた場合は閉塞する前に交換を行う（回路内凝固してしまうと返血ができなくなる）．

鎮静

- 頸静脈よりバスキュラーアクセスを確保した場合，体動により容易にカテーテルが折れ曲がり脱血・送血が困難となる．体動がより激しくなればカテーテル誤抜去のリスクも出てくる．そのため，治療協力が難しい小児では鎮静が必要となることがある．安全に行うためには人工呼吸管理を施行しつつ深鎮静で血液透析を行うこともまれではない．反面，呼吸器関連肺炎のリスクがあるため血液透析・鎮静は必要最小限にとどめるべきである．

★3
血液濾過用補充液2Lに対して　リン酸二カリウム2mLを混注することでカリウムは約3mEq/L，リンは1.7mg/dLとなる．

▶ACT：
activated clotting time

▶TMP：
transmembrane pressure

ここに注意
呼吸器関連肺炎のリスクがあるので血液透析・鎮静は必要最小限にとどめるべき

4　小児における腹膜透析

a ― 概説

- 急性血液浄化療法としての腹膜透析は病態によって選択を検討する．腹膜透析は腹腔内への腹膜透析カテーテル（テンコフカテーテル）留置が必要である．通常，テンコフカテーテルは皮下トンネルを作製し創部がしっかり治癒してから開始すべきであるが，急性血液浄化として使用する場合は，挿入直

Advice　ナファモスタットメシル酸塩の使い方

　ヘパリンは20単位/kgをloadingし，20単位/kg/時で維持し，活性化凝固時間（ACT）をみながら調節する．ナファモスタットメシル酸塩はショックを起こすことがありloadingは禁忌である．ナファモスタットメシル酸塩は半減期が非常に短いためダイアライザーの手前から投与し，ダイアライザー直後のポイントでACTを測定しないとACTは延長しないので注意が必要である．維持は0.5～1mg/kg/時で行うが，体重あたりの投与量はとくに体重が少ない小児において不十分な量になりうるためACT測定が必須である．

> **Advice　特殊な腹膜透析：持続注入腹膜灌流**
>
> 　通常の腹膜透析は，注液を行い，ある程度貯留し，その後排液をするというサイクルを繰り返す．しかし集中治療室では，短期間で透析から離脱可能と想定されるケースや，呼吸状態が悪く腹腔内に十分量を注液できないケースで持続的に腹膜灌流を行うことがある．カテーテルを2本入れ，1本から持続的に注液し，もう1本から持続的に排液をする方法である．皮下トンネルをつくらずに腹腔穿刺の形でカテーテルを留置するため大掛かりな手術は不要であるが，腹膜炎のリスクは非常に高く，きわめて短期的に離脱が可能と考えられる症例にしか行われない．

後から腹膜透析が行われることが多い．
- 自動腹膜灌流装置を使用し自動で注排液する方法と，手動で注排液を行う方法があるが，いずれの場合もバイタルサインが落ち着いていれば集中治療室や透析室で行う必要はなく，一般病棟で施行可能である．
- 除水については血液透析のように厳密な管理は難しいが，腹膜透析では循環動態に与える影響は少ないのが利点である．溶質では，ナトリウムやリンは除去しづらく，これらを除去するためには透析総時間や1回注液時間を長くする．小児の特性も含め，急性血液浄化療法としての腹膜透析について以下に解説する．

b — 小児の特徴

- 血液透析は，体格の小さい小児では，バスキュラーアクセス，体外循環量，鎮静などにおいて注意や工夫が必要である．一方で，腹膜透析は腹腔内に透析カテーテルを留置し，透析液を注排液することで除水や溶質除去を行う治療法である．バスキュラーアクセスや体外循環を必要としないため循環動態への影響が少なく，長期的には鎮静も不要であり，小児向きの血液浄化療法といえる．
- 緩徐に除水や溶質除去を行うため，血液透析と比較すると除去効率が低く，先天性代謝異常症（高アンモニア血症）などでは推奨されない．また，凝固因子の補充が必要な肝不全など血漿交換療法を併用したい場合は血液透析を選択したほうがよい．

> アドバイス❗
> 血漿交換療法を併用したい場合は血液透析を選択するほうがよい

c — 小児腹膜透析の留意点

▶腹膜透析用カテーテル（テンコフカテーテル）

- カテーテルの種類は，ストレート型，スワンネックストレート型，スワンネックコイル型などあり，カテーテル長やカフの数などで細分化されている．一般的には2カフで皮下トンネルを作製し留置することが多いが，新生児などで2カフカテーテルのサイズが合わないときは，シングルカフやカフなしのカテーテルを使用することもある．

- 皮下トンネルを作製しDouglas窩へカテーテル先端を確実に留置するため，全身麻酔下で透視下あるいは腹腔鏡を用いて留置する必要がある．腹膜透析が不要になった場合，抜去も通常は全身麻酔下での手術となるため，急性血液浄化療法が短期的と予想される場合は短期留置型血液透析カテーテルによる血液透析のほうが離脱後の処置の侵襲は少なく，腹部の切開線も残らない．
- 腹膜透析を早期に開始したい場合で，創傷治癒遅延のリスクがある場合（浮腫が強い，栄養状態が悪い，炎症病態がある，ステロイド使用中である，など）は，カフがより確実に定着するように医療用フィブリン糊を使用することもある．新生児や乳児では腹壁が薄く留置したカテーテルが皮膚と瘻孔を形成し露出することがあり，術後は注意深い観察が必要である．

アドバイス❗
留置したカテーテルが瘻孔を形成し露出することがないよう注意深く観察する

腹膜透析装置，透析液

- 小児で使用可能な腹膜透析装置は，1回の最少注液量が新生児でも対応可能で，小児用の回路があり，糖濃度が高い透析液があることなどがあげられる（新生児〜乳児では栄養がミルク主体であることから，除水が十分に行われる必要があるためである）．
- 代表的な腹膜透析装置としては，バクスター社のゆめ，テルモ社のマイホームぴこ®，JMS社のPD-Mini Neoがある．
- 表5に主な腹膜透析液の組成を示す．とうもろこしデンプンから生成されたイコデキストリンを浸透圧物質とした透析液も存在する．イコデキストリンは体内に吸収されにくく，しばらく浸透圧が維持されるため，比較的長い時間貯留できることが特徴である．夜間の透析だけで透析効率が不十分であれば使用を検討する．

表5 主な腹膜透析液の組成

メーカー	透析液		電解質濃度 (mEq/L)						ブドウ糖 (g/dL)
			Na⁺	K⁺	Ca²⁺	Mg²⁺	Cl⁻	乳酸	
バクスター	ダイアニールN PD-4	1.5	132	0	2.5	0.5	95	40	1.36
		2.5							2.27
	ダイアニール PD-4	4.25	132	0	2.5	0.5	95	40	3.86
	エクストラニール		132	0	3.5	0.5	96	40	7.5（イコデキストリン）
テルモ	ミッドペリック®L	135	135	0	2.5	0.5	98	40	1.35
		250							2.5
		400							4.0
	ニコペリック®		132	0	3.5	0.5	96	40	7.5（イコデキストリン）
JMS	ペリセート®	360NL	132	0	2.3	1.0	98.3	37	1.60
		400NL							2.32

腹膜透析開始後の注意点

1. 感染
- カフなしカテーテルによる腹膜透析は細菌性腹膜炎のリスクとなるため，可能な限りカフ付きカテーテルを用いて皮下トンネルを作製する．細菌性腹膜炎となり抗菌薬治療への反応に乏しい場合カテーテル抜去が必要となる[★4]．その場合，腹膜炎の治療が終了し，再燃がないことを確認するまで腹膜透析が施行できなくなるため，ブリッジングとして血液透析が必要となる．

2. リーク
- カテーテル挿入直後の腹膜透析は，透析液のリークのリスクが高い．とくに創傷治癒遅延が想定される患児では，術後安静の時間を長くとること，注液量は緩徐に増量していくことが大事である．術後早期にリークが起こると腹膜透析が継続できないだけではなく，感染や創部離開のリスクとなる．

3. 注排液不良
- 注排液不良[★5]に対してはカテーテルの位置異常と閉塞を考える．骨盤腔に留置したカテーテル先端が腹腔内の別の位置へ移動していることがあるため，腹部X線による位置確認が必要である．位置の問題で腹膜透析が施行できない場合は，排便により元に戻ることや，ガイドワイヤーによる位置整復が有効であることもある．
- ガイドワイヤーで整復できない場合や位置異常がなければカテーテル閉塞を考える．カテーテル造影により，閉塞物がある場合はウロキナーゼによるフィブリン溶解を試みてもよい．カテーテルの側孔が詰まっている場合[★6]は大網巻絡である可能性があり再手術による大網除去が必要となる（大網はカテーテル留置時に可能な限り切除しておくことが望ましい）．とくに体重10 kg以下の小児では，閉塞・位置異常・リークの合併症は多くなるとされており注意が必要である[4)]．

おわりに

- 小児の急性血液浄化療法について概説した．近年は医療機器の発展や技術の進歩により，小児の急性血液浄化療法として血液透析と腹膜透析のどちらでも施行できる時代となった．
- しかし，小児の特殊性を理解したうえで病態とあわせ透析方法を選択し，透析条件も体格により個々に設定するなど，知識や技術を習得するのには時間がかかる．症例数も限られることや人的資源の問題から拠点病院への症例の集約化が望ましい．

（小椋雅夫，石倉健司）

[★4] 起炎菌で最も気をつけたいのは，MRSA，緑膿菌，マイコバクテリウム属，コリネバクテリウム属，カンジダなどの真菌である．これらは治療抵抗性になるか，あるいは再発を繰り返すため，カテーテル抜去を早期に検討したほうがよい[3)]．

ここがポイント
術後安静の時間を長くとり，注液量は緩徐に増量する

[★5] 腹膜の透過性亢進により浸透圧が維持されにくくなり除水量が低下することを「除水不良」とよび，注排液不良とは区別する．除水不良の原因としては腹膜炎や腹膜機能劣化・被嚢性腹膜硬化症などがあり迅速な対応が求められる．

[★6] カテーテル造影で側孔がタコの吸盤のように抜けて見えるためoctopus signとよばれる．

文献

1) Shiga H, et al. Continuous hemodiafiltration in pediatric critical care patients. Ther Apher Dial 2004；8：390-7.
2) Schaefer F, et al. Dialysis in neonates with inborn errors of metabolism. Nephrol Dial

Transplant 1999 ; 14 : 910-8.
3) Li PK, et al. ISPD peritonitis recommendations : 2016 update on prevention and treatment. Perit Dial Int 2016 ; 36 : 481-508.
4) Radtke J, et al. Surgical complications after peritoneal dialysis catheter implantation depend on children's weight. J Pediatr Surg 2015 ; 51 : 1317-20.

> 参考文献

以下の3点は小児の血液透析・腹膜透析に特化した教科書である．体系的に学習する場合に通読を推奨する．
- 伊藤秀一，和田尚弘，監修．小児急性血液浄化療法ハンドブック．東京：東京医学社；2013．
- 東京都立小児総合医療センター腎臓内科，編．小児のCKD/AKI実践マニュアル—透析・移植まで．東京：診断と治療社．2013．
- AKI（急性腎障害）診療ガイドライン作成委員会，編．AKI（急性腎障害）診療ガイドライン2016．9章．東京：東京医学社；2016．p.72-85．

4-5 AKI患者の栄養管理

はじめに

- 栄養管理は集中治療における重要な治療の一つである．とくに，今日では post-intensive care syndrome（PICS）や ICU-acquired weakness（ICU-AW）という概念が提唱されるなど，重症患者の生命予後のみならず機能的予後にも注目し，いかに社会復帰を目指すかが治療の最終目標になっている[★1]．このPICSやICU-AWの予防に栄養管理は大切と考えられている[1)]．
- 本項ではまず，集中治療患者における栄養管理の概略を示した後に，急性腎傷害（acute kidney injury：AKI）患者の栄養管理について述べる．
- 栄養管理を行ううえでは，血糖管理も密接に関連しているので，血糖管理についての理解も重要である．

1 集中治療患者における栄養管理

a — 意義

- 栄養管理の主な目的には2つある．1つは，生体が活動を行うためのエネルギー源の補給である．もう1つが，生体を維持するために必要な，アミノ酸，脂肪，ビタミンや微量元素の補充である．
- また，栄養状態は免疫能にも影響を与える．集中治療患者においては感染症を罹患している患者が多く存在し，免疫能を適切に保つことは重要である．
- 他にも呼吸不全の患者においては栄養組成の違いが呼吸状態に影響を与える可能性がある．
- このように集中治療患者における栄養管理は，治療法の一つとして重要な意味をもつ．

b — 栄養評価方法

- 他の治療法と同様に栄養療法も開始前や開始後の評価が必要である．
- 一般病棟では，栄養評価に体重測定や上腕周囲長などの身体所見，アルブミン値などの検査所見を用いる．
- しかし，集中治療患者の急性期では水分過剰になっていることが多く，体重を用いて評価することはできない．また，水分過剰になっていても血管内水分量が増加しているわけではなく，浮腫として増加している．そのため，上腕周囲長なども正確性に欠けるといえる．
- 一方，血液検査から得られる指標も集中治療患者においては炎症などさまざまな影響を受けるため評価が難しい．

★1 PICSとICU-AWとは

ICUを生存退室した患者に生じるメンタルヘルスの問題，認知機能障害，身体障害，そしてその家族に生じるメンタルヘルスの問題をPICSとよぶ．身体障害のなかにICU-AWが含まれ，これはICU患者における左右対称性の四肢麻痺である．PICSは生存退室した患者・家族の長期的なQOLに影響する重要な問題である．

ここがポイント

集中治療患者の栄養管理は免疫能，呼吸状態にも影響する重要な治療法である

表1　経腸栄養の要点

開始時期	・集中治療室入室24時間以内，遅くとも48時間以内
注意点	・平均血圧が50mmHg未満の患者や，血行動態を維持するために昇圧薬が新たに開始，増量されている患者では経腸栄養は控える
投与方法	・胃内・幽門後に留置された栄養チューブ ・小腸瘻
合併症	・栄養チューブの位置異常 　→X線撮影を行うなど適切な位置にあるかを評価する ・誤嚥（誤嚥性肺炎） 　→上半身の30～45°挙上，薬物的な消化管蠕動促進，持続投与への変更，幽門後からの投与 ・下痢 　→投与速度を遅くする，別の経腸栄養剤に変更する

- アルブミンは半減期が3週間程度あり，短期間の指標には向かないことと，炎症の存在，アルブミンや新鮮凍結血漿の輸血などでも値が変動する．
- アルブミンよりも短期間の指標としてトランスフェリン，プレアルブミン，レチノール結合タンパクといったrapid turnover protein★2もあるが，重症病態では評価が難しい．
- このように集中治療患者，とくに急性期においては正しく栄養評価を行うことは困難である．そのため，個々の患者において病態や検査所見，患者の状態などから，栄養状態を総合的に判断することが求められる．
- エコーやCTによる筋肉量の測定は，栄養療法やリハビリテーションの効果の評価方法として有用である可能性がある．

C — 栄養投与方法

- 栄養投与の方法としては，経口摂取，経腸栄養，経静脈栄養がある．
- 経口摂取可能であれば，経口摂取を行うほうがよいが，集中治療患者では人工呼吸器の使用などで経口摂取が困難な場合が多く，経腸栄養，経静脈栄養が中心となる．

経腸栄養（表1）

- 経腸栄養は経静脈栄養に比べて，より生理的であるため，腸管が使用可能な場合は腸管を使うことが「日本版重症患者の栄養療法ガイドライン」（以下，ガイドライン）でも推奨されている[2]．メタ解析の結果，死亡率に差はないものの，感染症発症率は経腸栄養で有意に低い[2]．
- また，経腸栄養の開始時期について早期と後期を比較すると，早期に開始することで有意に死亡率，感染症発症率が低下するため[3]，集中治療室入室24時間以内，遅くとも48時間以内に経腸栄養を開始することが推奨されている[2]．
- 循環動態が不安定な状況下での経腸栄養の施行は，腸管虚血などの合併症を引き起こす可能性があるため，慎重に判断する必要がある．平均血圧が50mmHg未満の患者や，血行動態を維持するために昇圧薬が新たに開始，増量されている患者では経腸栄養は控えたほうがよい[3]．

★2 rapid turnover protein

プレアルブミン，トランスフェリン，レチノール結合タンパクは血中半減期が短く代謝も速いため，鋭敏に栄養状態を反映する指標として用いられる．

アドバイス
集中治療室入室24時間以内に経腸栄養を開始することが推奨されている

ここに注意
平均血圧50mmHg未満や昇圧薬を開始・増量されている患者では経腸栄養は控える

表2　経静脈栄養の要点

開始時期	・経腸栄養が開始できない場合 ・経腸栄養だけでは十分なエネルギー量を投与できない場合 　（初期1週間以内に経腸栄養が20kcal/時未満の場合） ・重症化以前に低栄養が存在する患者
利点	・消化管の状態に依存せずに栄養投与が可能 　→腸閉塞，循環不全など腸管虚血が疑われる場合や，繰り返す誤嚥などで消化管が使用できない場合には，とくに有用
注意点	・急性期に静脈栄養を施行する場合の至適エネルギー投与量は明確ではないが，ブドウ糖単独の栄養は推奨されていない

- 経腸栄養を行うための栄養チューブの先端位置については，胃内，幽門後のいずれでも構わない．また，食道癌術後などで小腸瘻が造設されている場合，これを用いて経腸栄養を開始することができる．
- ただし，誤嚥の危険性が高い症例では，リスクを軽減する手段の一つとして，幽門後からの経腸栄養を考慮する[2]．
- 経腸栄養で注意すべき合併症としてチューブの位置異常と誤嚥がある．とくに位置異常に気づかずに栄養剤を投与することは絶対に避ける必要があり，X線で栄養チューブの先端の位置を確認すべきである．

> **ここに注意**
> チューブの位置異常を絶対に避けるためX線で先端位置を確認する

- 誤嚥は，70歳以上，意識レベルの低下，口腔ケアの不足，栄養剤の間欠投与などがリスク因子としてあげられる[2]．対策としては，上半身の30〜45°挙上，薬物的な消化管蠕動促進，持続投与への変更，幽門後からの投与などがある．
- その他に下痢も合併症としてあげられる．投与速度を遅くすることや，別の経腸栄養剤に変更するなどの対策を考慮することもある．抗菌薬を使用している場合，随伴症状や検査値によっては偽膜性腸炎[★3]を否定する必要がある．

> **★3 偽膜性腸炎**
> Clostridium difficile 感染により生ずる．抗菌薬使用中の下痢，発熱時には疑う必要がある．

▶ 経静脈栄養（表2）

- 経静脈栄養は，経腸栄養が開始できない場合や，経腸栄養だけでは十分なエネルギー量を投与できない，具体的には初期1週間以内に経腸栄養が20kcal/時未満の場合に適応となる[2]．また，重症化以前に低栄養が存在する患者でも適応を考慮する．
- 経腸栄養と異なり，消化管の状態に依存せずに栄養投与が可能である．したがって，腸閉塞，循環不全など腸管虚血が疑われる場合や，繰り返す誤嚥などで消化管が使用できない場合には，とくに有用である．
- 急性期に静脈栄養を施行する場合の至適エネルギー投与量は明確ではないが，ブドウ糖単独の栄養は推奨されていない[2]．

> **アドバイス**
> ブドウ糖単独の経静脈栄養は推奨されない

d─集中治療患者におけるエネルギー消費量の推定（図1）

- 集中治療患者では時間単位，日単位で病態が変化することが多い．また，人工呼吸器の使用，発熱，疼痛，鎮静薬の使用，カテコールアミンの使用などエネルギー量に影響を与える因子が多く存在する．そのため，正確にエネル

> 1. 間接熱量計を用いる場合：Weirの公式
>
> $3.94 \times O_2$消費量 $+ 1.11 \times CO_2$排泄量 $(-2.17 \times$ 尿中窒素排泄量$)$
>
> 2. 簡易式を用いる場合
>
> $25\sim30$ kcal/kg/日
>
> 3. 推算式を用いる場合：Harris-Benedictの式
>
>   男性　$66.47+13.75\times$体重$+5.0\times$身長$-6.76\times$年齢
>   女性　$655.1+9.56\times$体重$+1.85\times$身長$-4.68\times$年齢

図1　エネルギー消費量の推定方法

ギー消費量を推定することは難しい．
- エネルギー消費量を算出する方法としては，推算式や簡易式を使用する方法と間接熱量計を用いる方法がある．
- 間接熱量計では，酸素消費量と二酸化炭素排泄量を基にWeirの公式から熱量を計算する．間接熱量計ではカロリーだけなく，エネルギー基質として何が使用されているかを呼吸商から推測することも可能である．
- 簡易式としてガイドラインでは，25〜30 kcal/kg/日を使用してもよいとしている[2]．
- 推算式を用いる方法としてはHarris-Benedictの式を用いる方法がある．Harris-Benedictの式は，性別，年齢，体重，身長といった簡便な因子からエネルギー量を推測できるため広く用いられている．しかし，前述のように集中治療患者においてはエネルギー量を修飾する因子が多数存在するため，必ずしも正確に予測できるものではない．
- 実体重による算出は肥満患者では過剰になるので，BMI>30 kg/m^{2}の症例では，理想体重に換算した後の値を使用するなどの考慮が必要である．

e ― 目標エネルギー投与量

- 過剰栄養が有害とは考えられているが，至適エネルギー投与量は現在のところ明らかになっていない．
- 経腸栄養では，重症化以前に栄養障害がない症例では，初期の1週間は前述の方法で推定した消費エネルギーに見合うエネルギー投与量を目指さないことが推奨されている[2]．
- 一方で，エネルギー負債[★4]の程度と合併症の発生の関連を指摘する報告もあり，とくに重症化以前に栄養障害がある症例では，エネルギー負債が大きくなりすぎない程度の投与量は必要であると考えられる[2,4]．
- 静脈栄養においても至適エネルギー投与量は明らかではない．経腸栄養よりも過剰投与で容易に高血糖になりやすく注意が必要ではあるが，経腸栄養の開始や増量が困難な症例では，静脈栄養を併用し，極端な過小栄養にならないようにすることも重要である．

アドバイス
エネルギー消費量の簡易式として25〜30 kcal/kg/日を使用してよい

★4　エネルギー負債
投与エネルギーと消費エネルギーとの差．

f ― タンパク投与量

- 欧米のガイドラインではタンパク投与量として1.2〜2.0g/kg/日が推奨されている[3]．体重60kgの患者では72〜120gのタンパク投与が必要になり，一般的な経腸栄養剤では100mLあたり5g程度のタンパクが含まれているので，1,440〜2,400mLの経腸栄養剤を投与する必要がある．
- しかし，実際にタンパク投与量と重症患者の予後に関する良質な研究はほとんど行われていない．また，ガイドラインの根拠になっている研究に関しても検査値の改善などの言及にとどまっている．したがって，ガイドラインで推奨されているとはいえ，確固たるエビデンスがあるわけではない★5．
- しかし，ICU-AWの予防には十分なタンパク投与が必要といわれており，可能であれば十分なタンパク投与を行うことが望ましい[1]．
- 実際，経静脈アミノ酸投与量によって筋肉の厚さや握力に差があったとするランダム化比較試験の結果も報告されている[5]．

g ― 脂肪乳剤

- n-3系脂肪酸(EPA)，γリノレン酸，抗酸化物質を強化した経腸栄養剤の使用は抗炎症作用を発揮する可能性があるため，ARDS患者や敗血症患者での使用がガイドラインで推奨されている[2]．
- 一方で，現在，経静脈栄養として使用できるn-3系脂肪酸を含んだ製剤は日本にはなく，大豆由来の脂肪乳剤のみ使用可能である．
- 現状では脂肪乳剤の使用に関する明確なエビデンスはないが，10日以上，経静脈栄養のみの場合や，栄養不良がある場合には使用を考慮してもよい[2]．
- ただし，鎮静薬としてプロポフォールを使用している場合，プロポフォールの溶媒として脂肪乳剤が使用されている点に留意が必要である．

2 AKI患者の栄養管理（表3）

- AKI患者であっても基本的な栄養管理の方法は他の集中治療患者と同じである．つまり，「腸が使える状態であれば腸を使う」という考えに基づいて経腸栄養を行うことが基本となる．
- AKI患者の栄養管理を行ううえで，高度な電解質異常をきたしている場合，CRRTを施行している場合には，以下の点に留意する．

a ― CRRTを施行していない場合

- エネルギー必要量は，他の集中治療患者と同じように間接熱量計，簡易式，推算式を用いて予測する．簡易式の数値も同様に25〜30kcal/kg/日を用いてよい[3]．
- タンパク投与量についてアメリカのガイドラインでは1.2〜2g/kg/日を推奨し，CRRT導入を回避したり遅らせたりするためにタンパク投与量を制限すべきではないとしている[3]．一方，ヨーロッパのガイドラインでは，腎代替

★5
集中治療領域における栄養に関する研究の多くは欧米で行われている．欧米人と日本人ではBMIも異なるため，ガイドラインで推奨されている値も日本人にとって適切な値であるかは明らかでない．今後，日本人の集中治療患者での栄養に関する研究が進むことが期待される．

▶EPA：
eicosapentaenoic acid

▶ARDS：
acute respiratory distress syndrome（急性呼吸促迫症候群）

▶CRRT：
continuous renal replacement therapy（持続的腎代替療法）

表3　AKI患者の栄養管理の要点

投与経路	・腸が使える場合は「経腸栄養」を基本とする
CRRT 非施行時	・エネルギー必要量は間接熱量計，簡易式，推算式を用いて予測 　（簡易式：25〜30 kcal/kg/日） ・タンパク投与量：1.2〜2 g/kg/日 or 0.6〜0.8（最大で1.0）g/kg/日 ・腎不全患者用栄養剤は，高度な電解質異常をきたしている場合に考慮 　→ただし電解質のモニタリングは確実に行う
CRRT 施行時	・タンパク投与量：最大で2.5 g/kg/日まで増量 or 1.7 g/kg/日 ・低カリウム，低マグネシウム，低リンに注意 　→電解質のモニタリングが重要 ・ビタミン投与時，脂溶性ビタミンは過剰になる可能性がある 　→ビタミンの過剰，不足，微量元素欠乏を疑わせるような症状があれば，濃度を測定

CRRT：持続的腎代替療法．

療法非施行患者（保存的療法）においては0.6〜0.8（最大で1.0）g/kg/日との記載がある[6]．
- タンパク，カリウム，リンなどが腎不全患者用に設定されている栄養剤の使用は，高度な電解質異常をきたしている場合に考慮すべきであり，電解質異常のない場合には他の集中治療患者と同じ選択でよい[3]．ただし，カリウム，リン，マグネシウム，カルシウムなどの電解質のモニタリングは確実に行う必要がある[7]．

b ─ CRRTを施行している場合

- CRRTを施行することで10〜15 g/日のアミノ酸が喪失する[3]．そのため，アメリカのガイドラインでは，CRRTまたは頻回の血液透析の施行を行っている場合，タンパク投与量は最大で2.5 g/kg/日まで増量することを推奨している[3]．ヨーロッパのガイドラインでは，最大で1.7 g/kg/日となっているが[6]，いずれにしてもCRRTを施行している場合は，タンパク・アミノ酸の喪失に留意してタンパク投与量を設定する必要がある．
- 透析液/補充液ではカリウム，マグネシウムの濃度が低く，リンは含まれていないため，CRRT施行中はrefeeding syndrome★6などの合併症を回避するためにも電解質のモニタリングが重要である[6]．
- CRRTでは，ビタミンや微量元素の濃度にも注意を払う必要があるが，投与量に関する明確なエビデンスはない．水溶性ビタミンでは喪失が増加し，脂溶性ビタミンは除去効率が悪いので，ビタミンを投与している場合に脂溶性ビタミンは過剰になる可能性がある．ビタミンの過剰，不足，微量元素欠乏を疑わせるような症状があれば，これらの濃度を測定する．

アドバイス
CRRT施行AKI患者ではタンパク・アミノ酸の喪失に留意

★6 refeeding syndrome
飢餓状態の患者への急激な栄養投与による水・電解質などの変化によって生じる病態．とくに低リン血症はATP産生低下，ヘモグロビンの酸素親和性の低下から臓器障害を引き起こす．

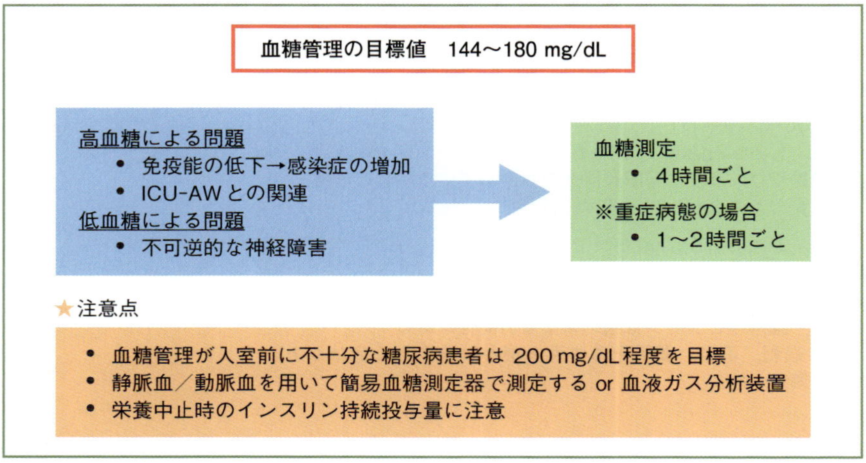

```
┌─────────────────────────────────────────────────────────────┐
│              血糖管理の目標値　144〜180 mg/dL                │
│                                                             │
│  高血糖による問題                   血糖測定                 │
│    ・免疫能の低下→感染症の増加       ・4時間ごと             │
│    ・ICU-AWとの関連               ※重症病態の場合           │
│  低血糖による問題                     ・1〜2時間ごと         │
│    ・不可逆的な神経障害                                      │
│                                                             │
│  ★注意点                                                    │
│    ・血糖管理が入室前に不十分な糖尿病患者は 200 mg/dL程度を目標│
│    ・静脈血／動脈血を用いて簡易血糖測定器で測定する or 血液ガス分析装置│
│    ・栄養中止時のインスリン持続投与量に注意                  │
└─────────────────────────────────────────────────────────────┘
```

図2　集中治療患者の血糖管理のまとめ
ICU-AW：ICU-acquired weakness.

3　集中治療患者における血糖管理（図2）

a — 血糖値の異常が及ぼす影響

- 過剰な栄養投与は高血糖を招く危険性がある．高血糖は好中球の遊走能の低下など免疫機能の異常を招き，感染症の増加から合併症や死亡率の増加をきたす．近年，高血糖が栄養管理と同様，ICU-AWと関連する可能性も指摘されている．
- 一方，低血糖への対応が遅れると不可逆的な神経障害を起こし，予後を悪くする．とくに，集中治療患者は鎮静されていることが多く，低血糖症状の発見が困難であることに留意が必要である．

b — 血糖管理の目標値

- 2001年に血糖値を80〜110 mg/dLで管理することで死亡率を改善できるという強化インスリン療法が紹介され[8]，血糖管理が世界中で実践されるようになったが，強化インスリン療法を実践するうえで，高率に低血糖が発生することが問題となった．
- 2009年に強化インスリン療法を行うよりも180 mg/dL未満を目標にした緩やかな血糖管理のほうが予後がよいことが明らかになり[9]，現在では144〜180 mg/dLを血糖管理の目標とし，低血糖を確実に回避するという考えが一般的である．
- また，血糖値の変動は少ないほうがよいとか，もともと糖尿病の管理が十分でない患者では200 mg/dL程度を目標にしたほうがよいなどの議論もなされている．

ここに注意
鎮静された集中治療患者の低血糖症状を見逃さない

アドバイス
144〜180 mg/dLが現在の血糖管理の目標

C ― 血糖管理の実際と注意点

- 集中治療患者での血糖管理は，スライディングスケール法を用いてインスリン持続静脈内投与で行われることが多い．
- 血糖値が安定しない場合，1〜2時間ごとの血糖測定を行うこともあるが，状態が落ち着いていれば4時間ごとの血糖測定でもよい．
- 毛細管血を使用した簡易血糖測定器での血糖測定は正確性に欠けるため，静脈血/動脈血を用いて簡易血糖測定器で測定する，あるいは血液ガス分析装置の利用が望ましい[10]．
- 重症患者ではわずか13分の血糖測定の遅れでも低血糖が起こることがある．とくに注意すべき状況は，経腸栄養が嘔吐のために中止になったが，インスリンの持続投与の流量が変更されていないなど，栄養の指示には変更があったがインスリンの指示に変更がない場合である．
- また，それまで高流量でインスリンが使用されていた患者で病態が著しく改善している場合にも，大幅に血糖値が低下する可能性がある．

おわりに

- 集中治療患者における栄養管理は経腸栄養が基本となる．
- 過剰栄養も過小栄養も有害と考えられるが，集中治療患者において，適切なエネルギー量を予測することは困難な場合が多い．
- CRRTを受けているAKI患者では，とくにアミノ酸の喪失が多いことに注意が必要である．
- 栄養管理と血糖管理は密接に関連しており，低血糖を確実に回避して，異常な高血糖にならないような管理が求められる．
- AKI患者も含めて集中治療患者における栄養管理はまだわかっていないことが多い．そのため，個々の患者の状態をよく観察するとともに適切なモニタリングを行いながら，栄養管理を実践していくことが重要である．

（矢田部智昭）

ここに注意

経腸栄養が中止あるいは減量になった場合，インスリンの速度が現在のままでよいか確認することが低血糖を回避するうえで重要である

ここがポイント

栄養管理は短期予後には直接関与しない可能性もあるが，リハビリテーションとともにICU-AWの予防など長期の機能予後に影響を与えると考えられる重要な治療である

文献

1) Wischmeyer PE, San-Millan I. Winning the war against ICU-acquired weakness：New innovations in nutrition and exercise physiology. Crit Care 2015；19（Suppl 3）：S6.
2) 日本集中治療医学会重症患者の栄養管理ガイドライン作成委員会．日本版重症患者の栄養療法ガイドライン．日集中医誌 2016；23：185-281.
3) McClave SA, et al. Guidelines for the Provision and Assessment of Nutrition Support Therapy in the Adult Critically Ill Patient：Society of Critical Care Medicine（SCCM）and American Society for Parenteral and Enteral Nutrition（A.S.P.E.N.）. JPEN J Parenter Enteral Nutr 2016；40：159-211.
4) Dvir D, et al. Computerized energy balance and complications in critically ill patients：An observational study. Clin Nutr 2006；25：37-44.
5) Ferrie S, et al. Protein requirements in the critically ill：A randomized controlled trial

using parenteral nutrition. JPEN J Parenter Enteral Nutr 2016 ; 40 : 795-805.
6) Cano N, et al. ESPEN Guidelines on Enteral Nutrition : Adult renal failure. Clin Nutr 2006 ; 25 : 295-310.
7) McCarthy MS, et al. Special nutrition challenges : Current approach to acute kidney injury. Nutr Clin Pract 2014 ; 29 : 56-62.
8) van den Berghe G, et al. Intensive insulin therapy in critically ill patients. N Engl J Med 2001 ; 345 : 1359-67.
9) NICE-SUGAR Study Investigators. Intensive versus conventional glucose control in critically ill patients. N Engl J Med 2009 ; 360 : 1283-97.
10) Inoue S, et al. Accuracy of blood-glucose measurements using glucose meters and arterial blood gas analyzers in critically ill adult patients : Systematic review. Crit Care 2013 ; 17 : R48.

4-6 AKIにおける利尿薬の投与

1 尿量減少とAKI

- acute kidney injury（AKI）の診断には血清クレアチニン濃度と尿量が採用されており，尿量の減少はAKIにおける最も重要視される症候の一つである．
- 尿量減少は，心拍出量の25％もの血流を供給されている腎臓への灌流が低下していること，すなわち循環動態が破綻しつつあることを示している可能性がある．あるいは抗菌薬・NSAIDsなどの薬剤，敗血症などを誘因としてAKIが発症しつつあるのかもしれない．多臓器不全においてAKIを合併した場合に死亡率が著しく上昇することは，多数の疫学研究で報告され臨床的にも実感されている事実であり，尿量の減少は集中治療のみならず臨床全体において，danger signalとして古くから認識されている．
- 尿量は，糸球体濾過に加えて尿細管での再吸収・分泌によって規定されている．腎機能が正常であり糸球体濾過量（GFR）が100 mL/分と仮定した場合，1日に144Lの原尿が糸球体で濾過され，その99％が尿細管・集合管で再吸収されると1.5L前後の尿量を認める．多尿は40〜50 mL/kg/日以上の尿量をもって判断されることが多く，体重を60 kgとすれば2.4〜3.0 L/日以上の尿量を呈した状態が多尿となるが，この場合でも尿細管・集合管での再吸収は97〜98％程度行われていることになる．
- AKIのうち50〜70％は乏尿性AKIを呈するとされており，非乏尿性AKIと比較して予後が悪いことは広く知られている．ただし，非乏尿性AKIを呈した症例の予後は良いという観察結果を根拠に，利尿薬投与によって乏尿性AKIを非乏尿性AKIに転換することで予後が良好になるとは結論できない．
- 非乏尿性AKIでは，①GFRが比較的高い状態で保たれている，あるいは②尿細管における再吸収が低下している，といった2つの可能性が考えられるが，予後が良いことを考慮すると①のGFRが比較的保たれている症例が非乏尿性AKIを呈している確率が高いと思われる．②のGFRが低下し再吸収も低下している病態において，とくにループ利尿薬を追加して尿量を一定量確保しても，循環血漿量の減少に伴い交感神経系やレニン・アンジオテンシン系が亢進してGFRはさらに低下し，加えて糸球体輸出細動脈から傍尿細管毛細血管系（peritubular capillary：PTC）への血流供給が減少することで尿細管上皮細胞が虚血・低酸素に晒されることになる．2002年に報告された後ろ向き観察研究では，利尿薬の投与が院内死亡率および腎機能悪化のリスクを有意に上昇させたことが示されている[1]（後述）．

▶GFR：glomerular filtration rate

> **Column** GFRと尿細管再吸収によって異なるAKIの表現型
>
> GFRが10mL/分に低下した場合でも原尿は14.4L/日つくられるが，再吸収が原尿の95％行われた場合には720mL/日の尿量が得られる．大量の利尿薬（ループ利尿薬および浸透圧利尿薬）により尿量がある程度は確保されているが，血清クレアチニン値が上昇し続ける状況でみられる．ループ利尿薬は近位尿細管から尿細管腔に分泌され，Henle係蹄の太い上行脚管腔側に存在するNa^+-K^+-$2Cl^-$チャネル（NKCC2）に作用して，ナトリウム再吸収を阻害することで利尿作用を発揮する．したがって，GFRが低下していても尿細管における再吸収率が低下し，ある程度の尿量が得られることになる．
>
> GFRが30mL/分程度の低下にとどまっていて原尿が43.2Lつくられていても，尿細管・集合管における再吸収が99.9％まで亢進した場合，尿量は432mL/日となり乏尿と診断される．高度の脱水でしばしば認められる現象である．体液量（循環血液量）減少により交感神経系，レニン・アンジオテンシン系，抗利尿ホルモン（ADH）系が亢進し，尿細管・集合管での再吸収が著しく上昇し，結果的に乏尿となる．尿細管糸球体フィードバック（tubuloglomerular feedback：TGF）においては，遠位尿細管から傍糸球体装置の緻密斑に流入するClイオンの上昇を感知して輸入細動脈の収縮が生じ，糸球体灌流圧およびGFRが低下するが，近位尿細管におけるNaClの再吸収が亢進した場合には，緻密斑に流入するClイオンは低下し，輸入細動脈が拡張する方向に作用するため，GFRは，乏尿にもかかわらず比較的保たれることになる．

▶ADH：
antidiuretic hormone

2 AKIにおける体液過剰

- これまでAKI治療薬として数多くの薬剤が臨床応用を試みられてきたが，高いエビデンスレベルをもって有用であると証明されたものは存在しておらず，腎毒性物質の中断・減量に加えて，体液バランスを適正化して十分な腎灌流を維持することが，AKIにおける治療戦略の中心である．
- また，上に述べたとおり乏尿性AKIを非乏尿性AKIに転じようとして利尿薬を投与することは結果的にさらなる腎障害をきたす可能性がある．したがって，腎臓を保護する体液管理としては脱水を避け，体液過剰気味の管理が望ましいと考えられていた．2012年に発表されたKDIGOによるAKI診療ガイドライン（KDIGO Clinical Practice Guideline for Acute Kidney Injury）においても，体液が過剰な状況に限定して利尿薬の投与が推奨されている[2]．
- 一方で，体液過剰がAKI症例の予後悪化因子であるとの報告がなされるようになった．アメリカでの観察研究においては，体液バランスが入院時よりも体重の10％以上となったAKI症例は対照群と比較して有意に高い死亡率を呈することが明らかとなった[3]．また，EU24か国198 ICUでの敗血症症例の検討においては，体液バランスが多いほど死亡リスクが上昇する（24時間あたり1Lの増加で死亡リスク1.21倍）ことが示された[4]．
- 体液過剰と死亡における因果関係を示すにはランダム化比較研究が不可欠で

▶KDIGO：
Kidney Disease Improving Global Outcomes

ある．AKI症例における体液管理をランダム化した研究はこれまで行われていないが，ショックを脱したARDS症例に対する体液管理戦略をランダム化したFluid and Catheter Treatment Trial（FACTT）研究が参考になると思われる[5]．
- NIHのARDSネットワークによって行われたFACTT研究は，ARDS症例が積極的に利尿薬を用いるDry管理群（CVP＜4mmHg，PAOP＜8mmHg）と輸液中心に管理するWet管理群（CVP 10～14mmHg，PAOP 14～18mmHg）にランダム化され，予後に対する効果が検討された．プライマリーエンドポイントである死亡率に差は認めなかったもののDry管理群のほうが人工呼吸期間・ICU滞在期間が有意に短く，しかもWet管理群のほうが透析を要する頻度が多い傾向にあった（$p=0.06$）．この結果に基づけば，積極的に利尿薬などを用いて体液過剰を避ける管理が望ましいと結論づけられる．ただし，FACTT研究にエントリーされた症例の追跡調査においては，Dry管理群において神経学的予後が有意に不良であったとの報告もあり[6]，個々の臓器（肺・腎・脳）にのみ着目した解析にとらわれないように注意する必要がある．

3 AKIにおける利尿薬投与の是非

- 先に述べた後ろ向き観察研究では，利尿薬の投与が院内死亡率および腎機能悪化のリスクを有意に上昇させたことが示されている[1]．一方，小規模なRCTを複数集計したメタ解析では，AKIにおけるループ利尿薬の投与は死亡率，血液浄化の必要性などについて統計学的に有意となる影響をもたらさなかったことが示された[7]．
- 後ろ向きの観察研究においては病態を悪化させ，RCTでは無効であるが悪化はさせなかった結果が得られたことからいえることは，利尿薬投与の対象となりやすい乏尿性AKIは予後が悪く，尿量を基準としない利尿薬の投与はアウトカムに影響を及ぼさない，ということである．
- 利尿薬を体液過剰以外の状況でAKIに対して投与することが腎機能を悪化させるという「エビデンス」は，実は乏しい．たとえば，ループ利尿薬は尿細管上皮細胞におけるナトリウム再吸収を抑制するが，その結果として細胞代謝を減少させて酸素消費量が低下し，虚血性障害に対しては保護的に作用することが想定されている．さらに，尿流を維持することで脱落した尿細管上皮細胞による尿細管閉塞が予防できることから，尿量増加のみならず尿細管障害に対する有効性が期待されていた．最近の動物実験でも，尿細管閉塞あるいは尿流量減少を抑制することがAKI治療として有効であると複数報告されている[8,9]．
- AKI症例に画一的に投与するのは得策ではないが，利尿薬によってbenefitを受ける症例が存在することは否定できないし，依然として臨床的にはループ利尿薬が広く使われていることも傍証の一つと思われる．臨床経験に基づく投与（experience-based）に加えて，best responderを客観的に判別でき

▶ARDS：
acute respiratory distress syndrome（急性呼吸促迫症候群）

▶CVP：
central venous pressure（中心静脈圧）

▶POAP：
pulmonary artery occlusion pressure（肺動脈閉塞圧）

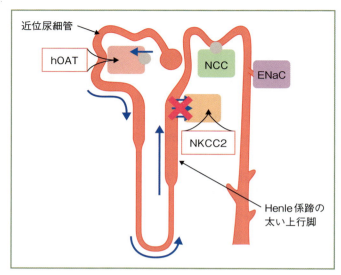

図1 ループ利尿薬の作用機序
ループ利尿薬は血液中から近位尿細管に存在するhuman organic anion transporter (hOAT) を介して尿中に排泄され，Henle係蹄のNa$^+$-K$^+$-2Cl$^-$共輸送体 (NKCC2) を阻害する．
NCC：Na-Cl共輸送体，ENaC：epithelial Na$^+$ channel (上皮Na$^+$チャネル)．

る臨床マーカーが同定できれば (evidence-based)，利尿薬はこれまで以上に有効に用いることができよう．

4 ループ利尿薬

- ループ利尿薬は他の利尿薬と比べると利尿効果およびナトリウム排泄が最も強力とされており，臨床的にも汎用されている．なかでもフロセミドが選択されることが多い．ループ利尿薬はHenle係蹄の太い上行脚にあるNa$^+$/K$^+$/2Cl$^-$共輸送体 (NKCC2) の阻害薬であり，糸球体で濾過されたナトリウム再吸収を阻害することでナトリウム利尿効果を発揮する．NKCC2が尿細管腔に存在していることから，管腔側からループ利尿薬がNKCC2にアプローチする必要があるが，ループ利尿薬はタンパク結合率が高いため (98%)，糸球体濾過による尿管腔側への移動は通常生じえない．その代わり近位尿細管上皮細胞に存在するhuman organic anion transporter (hOAT) を介して尿管腔内に分泌され，尿流によってNKCC2の存在するHenle係蹄の太い上行脚に到達する (図1)．

> **ここが ポイント**
> ループ利尿薬は利尿効果/Na排泄が最も強力

- ループ利尿薬は用量依存性の効果を示すとともに，一定の用量以上になると効果はプラトーに達するとされている．健常者ではフロセミド10mgより利尿効果が生じ，有効最大量は40mgとされている．また，NKCC2へ到達する薬剤量が効果を規定することから，hOATによる尿管腔内への薬剤分泌量も利尿効果に影響を及ぼす．尿細管壊死が高度に進展した乏尿性AKIにおいては，フロセミドの有効最大量は300mgに達するともされている[10]．

> **ここが ポイント**
> ループ利尿薬は用量依存性に効果を示すが，一定用量以上ではプラトーとなる

- 先に述べたように小規模なRCTを複数集計したメタ解析では，AKIにおけるループ利尿薬の投与は死亡率，血液浄化の必要性などについて有意な関連を示していない[7] (表1)．2016年に発表されたわが国におけるAKI診療ガイドライン (『AKI (急性腎障害) 診療ガイドライン2016』) においては，「AKI

表1 ループ利尿薬のAKIにおけるエビデンス

	著者, 発表年	Pubmed ID	臨床シナリオ	フロセミド投与量	結果
予防	Mahesh B, et al, 2008	18243724	心血管手術	4mg/時	腎機能障害の発生頻度に有意差なし
予防	Lassnigg A, et al, 2000	10616845	心血管手術	0.5μg/kg/分	血清クレアチニン0.5mg/dL以上の上昇の発生頻度は介入群で有意に高かった
予防	Hager B, et al, 1996	8658094	胸部・腹部大動脈および血管手術	1mg/時	クレアチニンクリアランスは両群とも低下, 群間で有意差なし
治療	van der Voort PH, et al, 2009	19114909	持続的腎代替療法＋人工呼吸器	0.5mg/kg/時	腎機能障害からの回復した割合に有意差なし
治療	Cantarovich F, et al, 2004	15332212	腎代替療法を必要とする急性腎不全	25mg/kg/日	腎代替療法を必要とした日数に有意差なし
治療	Shilliday IR, et al, 1997	9430857	血清クレアチニン値2.03mg/dL以上の急性腎不全	3mg/kg	腎機能障害からの回復した割合に有意差なし
治療	Kleinknecht D, et al, 1976	778649	乏尿を伴った急性腎不全	1.5〜6.0mg/kg	無尿・乏尿の日数に有意差なし
治療	Karayannopoulos S, 1974	4827098	急性腎不全	1〜3g/日	乏尿の期間は介入群で有意に短かった
治療	Cantarovich F, et al, 1971	5579763	尿量400mL/日以下の急性腎不全	100〜3,200mg/日	高用量フロセミドの投与をされた症例では, 耳鳴りなどの副作用を認めた

(AKI〈急性腎障害〉診療ガイドライン作成委員会, 編. AKI〈急性腎障害〉診療ガイドライン2016. 東京医学社；2015. p.48をもとに作成)

の予防を目的としてループ利尿薬を投与しないことを推奨する．また, 体液過剰を補正する目的での使用を除き, AKIの治療としてループ利尿薬を投与しないことを提案する」，という推奨が示されている．

- AKIの重症度の進展を予測するのに, フロセミド負荷試験（furosemide stress test：FST）が提唱された．従来, 臨床の現場において, たとえば腎代替療法の開始を迷う場面などで経験的にフロセミドを投与し, その反応をみることは数多く行われてきた．FSTはAKI重症度分類でステージ1または2のAKI患者に対し, 1.0mg/kgのフロセミドをボーラス投与し, その後2時間の尿量を測定するものである．この間の尿量が200mL未満であった場合には, ステージ3のAKIへの進展を有意に予測できたと報告されている[11]．各種のAKIバイオマーカーと比較してもFSTの予測能は有意に高いという結果[12]も示されており, 注目に値する．

5 ヒト心房性ナトリウム利尿ペプチド（hANP）

- ヒト心房性ナトリウム利尿ペプチド（human atrial natriuretic peptide：hANP）は脳性ナトリウム利尿ペプチド（brain natriuretic peptide：BNP）やC型ナトリウム利尿ペプチド（C-type natriuretic peptide：CNP）とともに日本で発見された循環ホルモンで, ナトリウム利尿ペプチドファミリーを構成する．

> **ここに注意**
> AKIの予防を目的としてループ利尿薬を投与しないことが推奨されている

> **アドバイス**
> 体液過剰の補正目的以外でループ利尿薬を使用しないことが提案されている

> **Column** ループ利尿薬の至適な投与方法とは？
>
> 　AKIではなく急性非代償性心不全（acute decompensated heart failure：ADHF）に対するフロセミド投与について規模の大きなRCTが施行されている．本研究はDOSE試験（Diuretic Optimization Strategies Evaluation）とよばれ，ADHF 308症例を①フロセミド12時間ごとのボーラス投与vs持続静注，②すでに投与されていた経口用量と同等量vs 2.5倍量，の2×2の4群に割り付け，エンドポイントとして患者の呼吸困難，血清クレアチニンの変化，体液減少が評価された．ボーラス投与群と持続静注群の比較では，患者の症状，クレアチニン値の変化に有意な群間差はなかった．高用量と低用量の比較では，有意差には至らなかったものの高用量群のほうが症状の改善が大きい傾向が示され，72時間後の体液の減少（4,899 mL vs 3,575 mL，$p=0.001$）においては高用量群のほうが有意に高かったが，クレアチニン値の変化については有意な群間差は認められず，腎機能が低下した患者（AKIに近い病態）の割合が多かった（72時間以内の血清クレアチニンの増加＞0.3 mg/dL：23％ vs 14％，$p=0.04$）．また，入院日数，入院期間を除く生存日数には差はなかった．以上よりADHFに対するフロセミドのボーラス投与vs持続静注，高用量vs低用量の比較においては，どちらが有効であるかはいまだ不明であり，クレアチニンの絶対値上昇は0.1 mg/dL以下とわずかな値であるが，高用量ではAKIを惹起しやすい可能性が報告されている．

- 心房性ナトリウム利尿ペプチド（ANP）は健常時には心房にて産生されるが，心不全時には心房・心室の両方からの産生と分泌が亢進する[13]．血管拡張作用，ナトリウム再吸収抑制作用，水再吸収抑制作用，輸入細動脈拡張および輸出細動脈収縮によるGFR増加作用，血中レニン活性・アンジオテンシンⅡ濃度・アルドステロン濃度の低下作用，交感神経抑制作用など複数の独立した作用機序を有することが報告されており，hANPの持続点滴は実験動物やヒトにおいて強力なナトリウム利尿効果を発揮する．ただし，わが国においては保険適用を得ているカルペリチドの効能・効果は，AKIではなく急性心不全（慢性心不全の急性増悪期を含む）であることに注意すべきである．

- AKIに対するhANPの効果は1990年代に2つのRCTにより検証されている[14,15]．いずれのRCTもhANPのAKIに対する保護効果は認められなかったが，症例エントリー時の血清クレアチニンが4〜5 mg/dL程度と高値であったため，発症早期あるいは予防的投与によってAKIの病態改善が可能ではないかと考えられていた．1つのメタ解析[16]では，予防的効果が統計学的有意差を示さないものの傾向として認められ，心血管などのmajor surgery後発症のAKIにおいては血液浄化療法の頻度を有意に低下させたことが示された．一方，とくに高用量のhANPが完成したAKI（established AKI）に投与された場合には，死亡率を上昇させる傾向があったことも報告されている．

- hANPに関するエビデンスのこれまでの評価を要約した『AKI（急性腎障害）診療ガイドライン2016』は以下のとおり記載している（**表2**）．2009年のコク

> ここが ポイント
> hANP持続点滴は強力なナトリウム利尿効果がある

> ここに 注意
> 保険診療ではカルペリチドの効能・効果はAKIではなく急性心不全であることに注意

表2 hANPのAKIにおけるエビデンス

	著者, 発表年	Pubmed ID	臨床シナリオ	hANP投与量	結果
治療	Sands et al, 1991	1832982	死体腎移植	100 ng/kg/分, 4時間	ANP群で腎機能改善なし
治療	Rahman et al, 1994	7933821	虚血, 腎毒性物質などによる腎性急性腎不全	200 ng/kg/分, 24時間(あるいは80 ng/kg/分腎動脈内注入, 8時間)	ANP群で有意にRRTが減少
治療	Allgren et al, 1997	9062091	急性尿細管壊死	200 ng/kg/分, 24時間	ANP群で有意なRRT減少なし, 乏尿例ではANP群でRRT有意に減少
治療	Lewis et al, 2000	11007679	乏尿性急性腎不全	200 ng/kg/分, 24時間	ANP群で有意なRRT減少なし
治療	Sward et al, 2004	15187512	術前腎機能正常で, 心臓手術後昇圧薬を要する心不全およびAKI発症例	50 ng/kg/分, 127時間	ANP群で21日以内RRTが有意に減少
予防	Hayashida et al, 2000	11081892	僧帽弁手術	50 ng/kg/分, 6時間	18時間後までのCcrはANP群で高い傾向
予防	Sezai A et al, 2000	10750752	冠動脈バイパス手術	30~50 ng/kg/分, 24時間	ANP群で72時間後GFRが有意に高値
予防	Hayashi Y et al, 2003	14576512	腹部大動脈瘤手術	25~35 ng/kg/分, 24~72時間	ANP群で術後3日間のピークsCrが有意に低値
予防	Sezai A et al, 2006	17062965	冠動脈バイパス手術(術前腎機能正常)	10~20 ng/kg/分, 約12時間	ANP群で術後3日間のピークsCrが有意に低値
予防	Sezai A et al, 2007	17721018	緊急冠動脈バイパス手術	20 ng/kg/分, 投与時間不詳	ANP群で術後ピークsCrが有意に低値
予防	Izumi K et al, 2008	18989245	心臓手術(術前腎機能低下)	20 ng/kg/分, 125時間	ANP群で術前よりもsCr低下(プラセボ群と有意差なし)
予防	Mitaka et al, 2008	18431264	腹部大動脈瘤手術	20 ng/kg/分, 48時間	ANP群で術後3日間のピークsCrが有意に低値
予防	Hata et al, 2008	18812677	急性非代償性心不全	24 ng/kg/分, 87時間	治療4日後sCr有意差なし
予防	Sezai et al, 2009	19744614	冠動脈バイパス手術(術前腎機能正常)	20 ng/kg/分, 40時間	手術1, 3, 7日後にANP群でsCrが有意に低値
予防	Sezai et al, 2010	20413036	冠動脈バイパス手術(術前左室不全)	20 ng/kg/分, 67時間	ANP群で1, 6, 12か月後のsCrが有意に低値.
予防	Sezai et al, 2011	21851876	冠動脈バイパス手術(術前腎機能低下)	20 ng/kg/分, 58時間	手術1, 3, 7日後, および1, 6, 12か月後にANP群でsCrが有意に低値
予防	Hisatomi et al, 2012	22237735	心臓血管手術(術前腎機能低下)	20 ng/kg/分, 146時間	手術3, 4, 7日後にANP群でsCrが有意に低値
予防	Mori et al, 2014	24384584	大動脈弓手術	13 ng/kg/分, 30時間	手術1~4日後にANP群でsCrが低値, 1日後のみ有意差あり

hANP:ヒト心房性ナトリウム利尿ペプチド, AKI:急性腎傷害, RRT:腎代替療法, Ccr:クレアチニンクリアランス, sCr:血清クレアチニン, GFR:糸球体濾過量.
(AKI〈急性腎障害〉診療ガイドライン作成委員会, 編. AKI〈急性腎障害〉診療ガイドライン2016. 東京医学社;2016. p.45をもとに作成)

ランレビュー[17]は，低用量hANPはAKIの予防において腎代替療法の頻度を減らす可能性があると結論づけたが，2012年のKDIGOによるAKI診療ガイドラインおよび2013年のコクランレビュー[18]では，個々のエビデンスが慎重に評価され，低用量ANPがAKIの治療あるいは予防に有効である十分なエビデンスは存在しないと結論が修正された．すなわち，hANPがAKIに対してまったく効果がない強いエビデンスがあるのではなく，効果があるエビデンスはあるものの，エビデンスの質が不十分であるという解釈である．

おわりに

- 利尿薬は集中治療領域で最も多く使われている薬剤の一つであり，AKIのみならず心不全や呼吸不全症例においても必要不可欠な薬剤である．その一方，少なくともAKIに対する有効性を支持する確固たるエビデンスがいまだ得られていない現状がある．このことは利尿薬の有用性を否定するものではなく，利尿薬が有用であることを示す臨床研究の困難さを示していると個人的には考える．
- 利尿薬を投与する目的は至適な体液量の維持であるが，予後改善に貢献できる正確な体液量測定方法が存在しないことも，利尿薬におけるエビデンスの乏しさに関連すると考えられる．今後，画期的な体液量評価に関する診断方法と利尿に関する治療戦略が実際の臨床において応用されることを期待したい．

（土井研人）

文献

1) Mehta RL, et al. Diuretics, mortality, and nonrecovery of renal function in acute renal failure. JAMA 2002；288：2547-53.
2) Improving Global Outcomes (KDIGO) Acute Kidney Injury Work Group. KDIGO clinical practice guideline for acute kidney injury. Kidney Int Suppl 2012；2：1-138.
3) Bouchard J, et al. Fluid accumulation, survival and recovery of kidney function in critically ill patients with acute kidney injury. Kidney Int 2009；76：422-7.
4) Payen D, et al. A positive fluid balance is associated with a worse outcome in patients with acute renal failure. Crit Care 2008；12：R74.
5) Wiedemann HP, et al. Comparison of two fluid-management strategies in acute lung injury. N Engl J Med 2006；354：2564-75.
6) Mikkelsen ME, et al. The adult respiratory distress syndrome cognitive outcomes study：Long-term neuropsychological function in survivors of acute lung injury. Am J Respir Crit Care Med 2012；185：1307-15.
7) Ho KM, Power BM. Benefits and risks of furosemide in acute kidney injury. Anaesthesia 2010；65：283-93.
8) Arai S, et al. Apoptosis inhibitor of macrophage protein enhances intraluminal debris clearance and ameliorates acute kidney injury in mice. Nat Med 2016；22：183-93.
9) Nakano D, et al. Reduction of tubular flow rate as a mechanism of oliguria in the early phase of endotoxemia revealed by intravital imaging. J Am Soc Nephrol 2015；26：3035-44.
10) Brater D, Voelker J. Use of diuretics in patients with renal disease. In：Bennett WM,

McCarron DA, eds. Pharmacotherapy of Renal Disease and Hypertension. Contemporary Issues in Nephrology. Vol 17. New York：Churchill Livingstone；1987.
11) Chawla LS, et al. Development and standardization of a furosemide stress test to predict the severity of acute kidney injury. Crit Care 2013；17：R207.
12) Koyner JL, et al. Furosemide stress test and biomarkers for the prediction of AKI severity. J Am Soc Nephrol 2015；26：2023-31.
13) Mukoyama M, et al. Brain natriuretic peptide as a novel cardiac hormone in humans. Evidence for an exquisite dual natriuretic peptide system, atrial natriuretic peptide and brain natriuretic peptide. J Clin Invest 1991；87：1402-12.
14) Allgren RL, et al. Anaritide in acute tubular necrosis. Auriculin Anaritide Acute Renal Failure Study Group. N Engl J Med 1997；336：828-34.
15) Lewis J, et al. Atrial natriuretic factor in oliguric acute renal failure. Anaritide Acute Renal Failure Study Group. Am J Kidney Dis 2000；36：767-74.
16) Nigwekar SU, et al. Atrial natriuretic peptide for management of acute kidney injury：A systematic review and meta-analysis. Clin J Am Soc Nephrol 2009；4：261-72.
17) Nigwekar SU, et al. Atrial natriuretic peptide for preventing and treating acute kidney injury. Cochrane Database Syst Rev 2009：CD006028.
18) Zacharias M, et al. Interventions for protecting renal function in the perioperative period. Cochrane Database Syst Rev 2013：CD003590.

4-7 AKIに対する血管作動薬の効果

はじめに

- 急性腎傷害（acute kidney injury：AKI）はICUで頻繁にみられる臓器傷害の一つであり，最近の報告では重症患者の57.3％で発生するとされている．さらにAKIの発生は患者予後をより悪化させるともいわれており，AKIの発生・進展を予防し，治療法を解明することはきわめて重要である．
- これまでAKIの発生，進展には腎血流量，腎組織灌流圧の低下が大きく関与すると考えられてきた．血管内水分バランスが脱水の方向に傾くと，生体内では抗利尿ホルモン（antidiuretic hormone：ADH）やアンジオテンシンⅡ，ノルアドレナリンによる全身性の血管収縮機構と，ナトリウム，水の再吸収が増加し重要臓器の血液灌流量を維持する機構が働く．またアンジオテンシンⅡは腎糸球体の輸出細動脈を収縮させることにより糸球体濾過量（glomerular filtration rate：GFR）を維持させると考えられている．しかし，重症な組織低灌流から血管収縮のバランスが崩れることにより，虚血性の急性尿細管壊死（acute tubular necrosis：ATN）が発生することがAKIにつながるとされている．
- とくに低血圧を有する循環動態が不安定な患者において，ドパミンに代表される血管作動薬は循環動態を安定化させ，同時に腎血流量・腎灌流圧を維持し，腎保護効果を示すと考えられてきた．しかし2012年にKDIGO（Kidney Disease Improving Global Outcomes）が発表したAKI診療ガイドラインでは，適切な検出力とサイズで行われたランダム化比較試験（randomized controlled trial：RCT）で，AKIへのドパミンの効果に関して否定的な結果が出ていることや，低用量ドパミンの副作用（頻脈，心筋虚血，腸管血流減少，下垂体機能低下，およびT細胞の機能抑制など）について言及し，ドパミンをAKIの予防，治療に使用しないことを推奨している．
- 本項ではまずドパミンの歴史，腎傷害への効果についてまとめ，続いて他の血管作動薬，とくにノルアドレナリン，バソプレシンについて，動物実験の結果をふまえた腎血流量への影響や腎傷害に対する効果について述べたい．

1 ドパミン

- ドパミン（dopamine）はD1受容体を介してナトリウム再吸収を抑制しナトリウム利尿を促し，またβ受容体を介して心拍出量，腎血流を増加させる作用をもつ薬物である．1900年代にドパミンは合成されたが，ドパミンの腎機能に対する効果は1960年代に初めてGoldbergのグループが報告した．彼らはうっ血性心不全患者にドパミンを投与するとナトリウム利尿が起こるこ

と[1]，健常成人ではドパミン投与によりナトリウム利尿，GFRがともに増加するが，心不全患者ではナトリウム利尿のみが増加することを報告した[2]．

- いわゆるrenal-dose dopamine（1〜3 µg/kg/分）は，健康な動物もしくは被験者において，循環動態に影響を与えずに用量依存性に腎血管を拡張し腎血流を増加させ，GFRを増加させ，ナトリウム利尿を増加させることにより，腎保護作用を示すとされてきた．3〜10 µg/kg/分のドパミンは$β_1$受容体刺激により心拍出量を増加させることで腎灌流量を増加させ，より高用量のドパミンは末梢の$α_1$受容体刺激により全身性に血管収縮を起こし血圧を上昇させる．またドパミンは中枢性にADH分泌も抑制することでも利尿を促すとされている．

- しかし1990年代に入ってドパミン神話の崩壊は始まった．有名ジャーナルのエディトリアルやレターでドパミンの腎保護作用には確固たるエビデンスはなく，ナトリウム利尿のために酸素消費量が増加することや，腸管や末梢循環不全，催不整脈作用などの副作用に注目が集まり，腎保護を目的としたドパミン使用は推奨されないと指摘された．その後多くのドパミンの腎保護作用に関するRCTが行われたが，これらの結果をまとめたレビューでは造影剤腎症や急性腎不全患者，周術期患者，敗血症患者のいずれにおいても腎保護目的にルーティンに低用量ドパミンを使用するべきエビデンスはないとした．

- このような状況の中，2000年に，低用量ドパミンの腎保護作用に関する多施設RCTが発表された[3]．この研究では全身性炎症反応症候群（systemic inflammatory response syndrome：SIRS）患者において，2 µg/kg/分のドパミン投与群は，対照群と比較して血清クレアチニン値，尿量，腎代替療法導入率とともにICU滞在期間や病院滞在期間においても有意な差を示さなかった．この報告の後に発表されたレビューでも低用量ドパミンの腎保護作用については認められず，その副作用を考慮に入れると，低用量ドパミンを腎保護目的に使用すべきではないとしている．

- ドパミンは強心作用や血管収縮作用を併せ持つ薬物であり，上述のさまざまなレビューにおいても強心作用や血圧上昇を目的とするドパミン使用を否定していなかったが，2010年にDe BackerらはN Engl J Med誌にショック患者に対するドパミンとノルアドレナリンの投与効果を比較した大規模多施設RCTの結果を報告した[4]．ショック患者1,679患者を群分けし，それぞれにドパミン20 µg/kg/分もしくはノルアドレナリン0.19 µg/kg/分を投与し治療を行った．その結果，28日死亡率，ICU死亡率，病院内死亡率に両群に有意差は認められず，腎機能については，腎代替療法などの腎補助療法が不要であった日数は両群で有意差を認めなかった．しかし，不整脈の発生率はドパミン群で有意に高く，サブグループ解析において心原性ショック患者ではドパミン投与群で死亡率が有意に増加しており，不整脈惹起率がドパミン群でより多いためと推測された．さらに彼らは2012年に敗血症性ショックに対するノルアドレナリンとドパミンの投与効果比較のメタ解析も行ってい

- るが，ドパミンがより高率に不整脈と死亡を惹起すると結論づけ，ショック患者における循環補助目的のドパミン使用の安全性について警鐘を鳴らしている．
- これらの内容をふまえ，現在発表されているKDIGOのAKI診療ガイドライン（2012年），日本の造影剤腎症ガイドライン（2012年），AKI（急性腎障害）診療ガイドライン（2016年）のいずれにおいても腎傷害の予防，治療に対する低用量ドパミン使用は推奨されていない．敗血症性腎傷害については，日本版敗血症診療ガイドライン（2016年）で敗血症性腎傷害についての言及はないが，初期輸液に反応しない敗血症性ショックに対する昇圧薬の第一選択にはドパミンではなくノルアドレナリンを投与することを推奨している．また，周術期AKIについて発表された2013年のZachariasらのレビューでも，ドパミンによる周術期AKIの予防効果は示されなかった[5]．
- 今後われわれは，腎保護目的にドパミンを使用することは避けるべきであると考える．強心作用や血圧上昇を目的とするドパミン使用は完全には否定しないが，頻脈や不整脈惹起性についてはとくに注意が必要である．

> **アドバイス** ❗
> 腎保護目的のドパミン使用は避けるべき

2 ノルアドレナリン

- ノルアドレナリン（noradrenaline）は強力な血管収縮作用をもつカテコラミンである．その強力な血管収縮作用により循環血液量が減少した状態や大量投与によっては，臓器血流，なかでもとくに腎血流を減少させ腎機能を悪化させるとされてきた．現に以前は腎不全の動物モデル作製にもノルアドレナリンが使用されていたが，その投与量は臨床量の2〜3倍という高用量を腎動脈に直接投与して作製されており，臨床的な使用量での腎毒性に関する明確な証拠とはいえない．実際に健常成人においてノルアドレナリン投与は腎血流を減少させたが，尿量，GFRは維持したという報告もある[6]．
- ノルアドレナリンはドパミンよりも催不整脈作用が少なく，アドレナリンと比較しても頻脈や組織灌流低下や血清乳酸値の増加が少ないため，より臨床使用に適していると考えられる．実際に，ノルアドレナリンは日本版敗血症診療ガイドラインにおいて初期輸液に反応しない敗血症性ショックに対する昇圧薬の第一選択薬として推奨されている．
- しかし，敗血症性腎傷害におけるノルアドレナリンの治療効果については，まだ解明されていない．1990年代にドパミン抵抗性のhyperdynamicな敗血症性ショック患者に対するノルアドレナリン投与が，血圧上昇とともに尿量やクレアチニンクリアランス，GFRの増加に関与する可能性を示唆するさまざまなRCTが報告された．しかし，これらの研究は，いずれもノルアドレナリンの投与前後を比較したものでありエビデンスの質は高くないといわざるを得なかった．
- そもそも敗血症性腎傷害の病因についてはいまだ解明されておらず，そのために確立した予防法，治療法が見出されていない．とくにわれわれの理解が深まらない原因として，ヒト患者で腎血流や，微小血管血流，腎皮質および

髄質の組織灌流および酸素供給，尿細管細胞傷害を監視することができないことが大きく影響している．したがって，ヒトで行うことのできない侵襲的測定を可能にするために，敗血症性腎傷害の動物モデルが開発された．敗血症性腎傷害の初期の実験研究では腎血流は低下したことが報告され[7]，hypodynamic systemic circulation，すなわち循環不全に関連するこれらの実験は，ヒト敗血症性腎傷害が腎臓の血管収縮および腎虚血によるものであるという見解をもたらした．

- しかし，よりヒトに近い大型動物（ヒツジ）を用いたhyperdynamicな敗血症の研究では腎循環にも敗血症の全身血管拡張が関与することが示されており，このようなモデルでは腎血流量は増加しているにもかかわらず，尿量減少とクレアチニンクリアランスの低下，すなわちAKIを発症していた[8]．さらにDi Giantomassoのグループは0.04 μg/kg/分のノルアドレナリン投与が大腸菌静注による敗血症性腎傷害モデルにおいて腎血流を保ちつつ，尿量やクレアチニンクリアランスを増加させることを示した[9]．

- ノルアドレナリンの腎機能改善効果に関する研究は敗血症性ショックに限られており，その他のショック（心原性，出血性）でも同じような効果があるかどうかは明らかでない．前述した2010年にN Engl J Med誌に報告されたショック患者におけるドパミンとノルアドレナリンの投与効果を比較したRCTのサブグループ解析では，心原性ショックにおいてノルアドレナリン投与群で有意に死亡率を低下させているが，腎傷害については言及されていない．しかし，近年に行われている敗血症性ショックに対する血管収縮薬の大規模研究ではノルアドレナリンが対照群，すなわちスタンダードな治療法として用いられている．このように考えていくと，少なくとも敗血症性ショックの治療においては，腎機能の悪化を恐れてノルアドレナリンの投与を控える必要はないものと考えられる．

> **ここがポイント**
> 腎機能の悪化を恐れて敗血症性ショックに対するノルアドレナリン投与を控える必要はないと考えられる

3 バソプレシン

- バソプレシン（vasopressin）は抗利尿作用をもつ下垂体後葉ホルモン（ADH）として中枢性尿崩症の治療に用いられてきた．また，以前からバソプレシンには強い血管収縮作用があることも知られていたが，血管作動薬として用いられることはなかった．しかし，1997年にLandryらは心原性ショックの患者12人と比較して敗血症性ショック患者19人では血清バソプレシンの濃度が低下しており，10人の敗血症性ショック患者への0.04U/分のバソプレシン持続投与は有意に血圧を上昇させたことを報告した[10]．この発表の後，バソプレシンは血管収縮薬として注目されることとなる．

- バソプレシンもノルアドレナリンと同様に敗血症性腎傷害における腎機能改善効果について検討されている文献が多く，2000年代に敗血症性ショック患者における低用量バソプレシン投与が平均動脈圧や尿量，クレアチニンクリアランスを増加させたとの報告が多数ある．2006年 Di Giantomassoらは前述した臨床経過に近い大型動物敗血症性腎傷害モデルを用いた研究で，

0.02U/分の低用量バソプレシン投与は腎血流量を増加させる傾向を示したが有意には変化させなかったことを報告した．また，その研究では同時にバソプレシン投与が尿量とクレアチニンクリアランスを増加させており，バソプレシン投与は腎血流量以外のGFRなどの腎臓内の循環動態に影響を与える可能性を示唆している[11]．

- 腎傷害に関連するバソプレシン投与に関する大規模RCTは，今までのところ3研究が発表されている．

VASST study

- 2008年にN Engl J Med誌に発表されたVASST study[12]は敗血症性ショックに対するノルアドレナリンとバソプレシンを比較した多施設RCTであり，エビデンスの質は高い．この試験では，すでに5μg/分のノルアドレナリン投与を受けても改善しない敗血症性ショック患者に対して，ノルアドレナリン5〜15μg/分もしくはバソプレシン0.01〜0.03U/分の追加投与を行い検討した．

- 一次評価項目である28日生存率には差を認めず，二次評価項目には腎機能傷害と腎補助療法の使用が含まれていたが，どちらも有意差を認めなかった．しかし2010年に行われたVASST studyのAKIに注目した二次解析[13]では，RIFLE分類で腎傷害を分類し"Risk"のカテゴリーに入る患者でとくにバソプレシン投与がノルアドレナリン投与に比較して有意に血清クレアチニン値を低下させ，死亡率，腎代替療法導入率を低下させたと結論づけた．すなわち"Risk"に分類される"初期の"AKIに対してはバソプレシンが有効かもしれないと示唆した．

- また，2013年にはVASST study患者のノルアドレナリンとバソプレシン投

▶VASST
Vasopressin and Septic Shock Trial

▶RIFLE分類については，3章「3-1 急性腎傷害（AKI）の定義」(p.80)参照

Column 日本では未承認の薬物について①：
フェノルドパム（Fenoldopam）

　フェノルドパムは選択的D1受容体作動薬であり，用量依存性に腎血流量やGFRを上昇させる．ナトリウム排泄作用と利尿作用を併せ持ち，高用量でも頻脈や頻脈性不整脈を誘発せず血圧低下作用を示すため，術後AKIやICU患者のAKIに対する腎機能改善効果を報告した研究が存在する．

　しかし，とくに降圧作用はアメリカでは高血圧緊急症に対して認可されているほど強力で，2014年に行われた心臓外科後AKIに対する腎代替療法導入におけるフェノルドパムの効果を検討したRCTでは，腎代替療法導入率と30日死亡率に有意差は認められなかったが，低血圧を有意に増加させたと報告されており注意が必要である．また2015年にGilliesらは術後AKIに対するフェノルドパム投与効果についてメタ解析を行ったが，結論として，周術期のフェノルドパム投与が術後AKIの発生率は低下させたが，腎代替療法導入率，病院死亡率に有意差を見出すことはできなかった．

　以上より，フェノルドパムのAKIに対する予防，治療効果が示されるためにはより大規模なRCTが必要であると考えられる．

表1 バソプレシンの腎機能に対する投与効果を比較した研究*

年	著者	対象患者	n	バソプレシン投与量（U/分）	対照群	結果
2010	Gordon[13]	敗血症性ショック	778	0.01〜0.03	ノルアドレナリン 5〜15 μg/分	・RIFLE分類で"Risk"カテゴリーの患者に対して血清クレアチニン値，死亡率，腎代替療法導入率を低下
2016	Gordon[15]	敗血症性ショック	408	〜0.06	ノルアドレナリン 12 μg/分	・死亡率，kidney failure-free daysに差なし ・腎代替療法使用率は低下
2017	Hajjar[16]	心臓手術後の血管麻痺性ショック	300	0.01〜0.06	ノルアドレナリン 10〜60 μg/分	・AKI発生率低下

*：VASST post-hoc analysis, VANISH trial, VANCS trial.

与24時間の血中サイトカイン濃度を比較し，バソプレシン使用群ではノルアドレナリン使用群と比較して24時間の血中サイトカイン濃度が低かったと報告している[14]．

▶ VANISH trial

- 2016年にGordonらはJAMA誌にVANISH trialを発表した[15]．この研究はイギリスで行われた敗血症性ショックに対するノルアドレナリン，バソプレシン，およびステロイド使用の有無が腎機能にどのような影響を与えるかを同時に評価したRCTである．プロトコールではノルアドレナリンとバソプレシンの併用が可能であり，実際に76％の症例ではランダム化の時点でノルアドレナリンが投与されていたため厳密にノルアドレナリンとバソプレシンの効果を明確に比較できるかはわからない．しかし著者らは結果として，28日死亡率，28日までのrenal failure free daysに差はなかったが，バソプレシン群で腎代替療法導入率が有意に少なかったと報告している．

▶ VANCS trial

- バソプレシンについては敗血症性腎傷害以外の腎傷害においてもRCTが行われている．2017年Anesthesiology誌に心臓手術後の血管麻痺性ショック（vasoplegic shock）においてバソプレシンとノルアドレナリンの効果を比較したRCT（VANCS trial）が発表された（表1）[16]．この研究の一次評価項目は術後の生存日数と術後28日時点での臓器傷害合併率であり，二次評価項目にAKIのステージと腎代替療法導入率が含まれた．結果は術後30日までの重症臓器傷害合併率がバソプレシン群で有意に低下しており，AKI発生率に有意差を認めた．またAKIのステージごとの発生率，腎代替療法導入率もバソプレシン群で明らかに少なかった．著者らはバソプレシンが糸球体輸出細動脈にあるAVPR1受容体に作用して輸出細動脈を収縮させることによりGFRを増加させるというEdwardsらの報告[17]を引用し，この結果が生まれたと考察している．

▶ VANISH trial
Vasopressin vs Norepinephrine as Initial Therapy in Septic Shock trial

▶ VANCS trial
Vasopressin versus Norepinephrine in Patients with Vasoplegic Shock after Cardiac Surgery trial

▶ AVPR1受容体
arginine vasopressin receptor 1

> **Column** 日本では未承認の薬物について②：
> アンジオテンシンⅡ
>
> 　1991年Crit Care Med誌に敗血症性ショックに対する昇圧薬としてのアンジオテンシンⅡの投与効果についての症例報告がなされて以降さまざまな臨床研究および動物実験が行われ，アンジオテンシンⅡが血管拡張性ショックや敗血症性腎傷害に有効である可能性が示唆されている．たとえば，2009年Liらはヒツジ敗血症性腎傷害モデルに対して55±78 ng/kg/分のアンジオテンシンⅡを投与し，低血圧を改善すると同時に腎血流は低下させたが尿量とクレアチニンクリアランスは有意に増加させたことを報告した．
> 　最近，NEJM誌に大規模多施設無作為化試験ATHOS-3 studyが発表され，0.2 μg/kg/分のノルアドレナリン投与で改善しない血管拡張性ショック（80％が敗血症性ショック）に対する20 ng/kg/分のアンジオテンシンⅡ投与が，血圧を上昇させ，他のカテコラミンの使用量を減少させたと報告されている．
> 　至適量や副作用についてのさらなる検討も必要だと考えられるが，今後，敗血症性ショック，敗血症性腎傷害に対する治療にアンジオテンシンⅡを併用する時代がくるかもしれない．

おわりに

- ドパミン，ノルアドレナリン，バソプレシンの腎機能に与える影響について概説した．低用量ドパミンが腎保護に有効ではないということ，ノルアドレナリンやバソプレシンなどの敗血症性ショック治療のための血管収縮薬にも腎機能改善効果がある可能性についても述べてきた．血管作動薬の腎機能に対する影響はごくわずかである可能性もあるが，少なくとも，腎血管を収縮させるものが腎機能を悪化させるといった短絡的考えは間違いである．

- これまでの血管作動薬の腎機能に与える影響を検討した臨床研究において一定の見解を得られていない原因は，腎機能を制御する因子が血管作動薬のみではなく，循環血液量，心機能，薬物，血圧，ホルモンなど多岐にわたることや，腎傷害の定義が一定化されていなかったことがあげられる．今後は，これらを考慮したうえで，血管作動薬が腎機能や腎傷害のバイオマーカー発現に与える影響を直接比較した大規模多施設研究が必要であると考えられる．

（小坂順子，森松博史）

文献

1) Goldberg LI, et al. Sodium diuresis produced by dopamine in patients with congestive heart failure. N Engl J Med 1963；269：1060-4.
2) Mcdonald RH Jr, et al. Effect of dopamine in man：Augmentation of sodium excretion, glomerular filtration rate, and renal plasma flow. J Clin Invest 1964；43：1116-

24.
3) Bellomo R, et al. Low-dose dopamine in patients with early renal dysfunction: A placebo-controlled randomised trial. Australian and New Zealand Intensive Care Society (ANZICS) Clinical Trials Group. Lancet 2000;356(9248):2139-43.
4) De Backer D, et al. Comparison of dopamine and norepinephrine in the treatment of shock. N Engl J Med 2010;362:779-89.
5) Zacharias M, et al. Interventions for protecting renal function in the perioperative period. Cochrane Database Syst Rev 2013;(9):CD003590.
6) Richer M, et al. Renal hemodynamics during norepinephrine and low-dose dopamine infusions in man. Crit Care Med 1996;24:1150-6.
7) Schrier RW, Wang W. Acute renal failure and sepsis. N Engl J Med 2004;351:159-69.
8) Langenberg C, et al. Renal blood flow in experimental septic acute renal failure. Kidney Int 2006;69:1996-2002.
9) Di Giantomasso D, et al. Norepinephrine and vital organ blood flow during experimental hyperdynamic sepsis. Intensive Care Med 2003;29:1774-81.
10) Landry DW, et al. Vasopressin deficiency contributes to the vasodilation of septic shock. Circulation 1997;95:1122-5.
11) Di Giantomasso D, et al. Effect of low-dose vasopressin infusion on vital organ blood flow in the conscious normal and septic sheep. Anaesth Intensive Care 2006;34:427-33.
12) Russell JA, et al. Vasopressin versus norepinephrine infusion in patients with septic shock. N Engl J Med 2008;358:877-87.
13) Gordon AC, et al. The effects of vasopressin on acute kidney injury in septic shock. Intensive Care Med 2010;36:83-91.
14) Russell JA, et al. Vasopressin compared with norepinephrine augments the decline of plasma cytokine levels in septic shock. Am J Respir Crit Care Med 2013;188:356-64.
15) Gordon AC, et al. Effect of early vasopressin vs norepinephrine on kidney failure in patients with septic shock: The VANISH randomized clinical trial. JAMA 2016;316:509-18.
16) Hajjar LA, et al. Vasopressin versus norepinephrine in patients with vasoplegic shock after cardiac surgery: The VANCS randomized controlled trial. Anesthesiology 2017;126:85-93.
17) Edwards RM, et al. Renal microvascular effects of vasopressin and vasopressin antagonists. Am J Physiol 1989;256(2 Pt 2):F274-8.

● 参考文献

- 日本肝臓学会・日本医学放射線学会・日本循環器学会,編. 腎障害患者におけるヨード造影剤使用に関するガイドライン2012. 東京:東京医学社;2012.
- AKI(急性腎障害)診療ガイドライン作成委員会,編. AKI(急性腎障害)診療ガイドライン2016. 東京:東京医学社;2016.
- 日本版敗血症診療ガイドライン2016(J-SSCG2016). http://www.jsicm.org/pdf/jjsicm24Suppl2-2.pdf

4-8 小児におけるAKI

はじめに

- 急性腎傷害（acute kidney injury：AKI）という病態については，小児も成人と大きくは変わらないが，体格や組成の特性からデータが少ない点を含め，成人と違う点も少なからず存在する．本項では，主に小児特有の部分をピックアップして言及する．

1 小児AKIの疫学

- 小児AKIの原因は，成人と同様に腎灌流低下に起因する腎前性，腎実質障害に起因する腎性，尿路閉塞に起因する腎後性に分類される．それぞれの原因について表1に示す[1]．
- 新生児・乳児は体格に比して細胞外液量が多いため脱水になりやすく，腎前

> **アドバイス**
> 原因としては，腎性低尿酸血症に激しい運動が加わった場合に発症するAKIや，レニン・アンジオテンシン系阻害薬によるAKIもある

表1 小児AKIの原因疾患

腎前性	血管内容量低下	・出血：術後，外傷 ・脱水：嘔吐／下痢，経鼻胃管／胸腔／腹腔からの排出 　　　　　尿過剰排出（尿崩症，Bartter症候群，副腎疾患，利尿薬，浸透圧利尿） ・サードスペースへの喪失：敗血症による毛細血管漏出，熱傷，外傷，低アルブミン血症（ネフローゼ症候群／肝臓疾患）
	有効循環容量の減少	・心機能障害：心不全，心タンポナーデ／心膜炎，敗血症関連の心機能障害 ・腎動脈閉塞：狭窄，腫瘤 ・敗血症関連びまん性血管拡張
腎性	糸球体性	・糸球体腎炎：急速進行性（ANCA関連，Goodpasture症候群），その他（ループス，IgA腎症，感染後，膜性増殖性，血管炎）
	血管性	・溶血性尿毒症症候群：病原性大腸菌，薬剤性（カルシニューリン阻害薬），肺炎球菌，遺伝性 ・血管障害：皮質壊死，腎静脈／動脈血栓，DIC，血栓症，悪性高血圧
	間質性	・急性間質性腎炎：薬剤性，感染後，免疫性 ・感染症／腎盂腎炎
	尿細管性	・急性尿細管壊死：低酸素性／虚血性障害，薬剤性，外毒素（金属，毒液，不法薬剤，キノコ類，エチレングリコール，メタノール），内毒素（横紋筋融解，溶血，腫瘍崩壊症候群），腎前性腎傷害が持続した場合 ・腫瘍崩壊症候群
腎後性 （尿路閉塞）		・尿道閉塞：後部尿道弁，尿道カテーテルの閉塞 ・片腎の尿路閉塞：先天性（腎盂尿管移行部，尿管狭窄，尿管膀胱移行部，腫瘤），結石，腫瘤 ・両側の尿管閉塞：結石，腫瘤

ANCA：抗好中球細胞質抗体，DIC：播種性血管内凝固．

（Avner ED, et al. Pediatric Nephrology, 7th ed, Springer-Verlag, 2015. p.2139-67[1]より一部省略）

性AKIの頻度が高い．

- テキサス小児病院からの254例の報告[2]では，1998〜2001年における原因疾患別の小児AKIの頻度は，腎虚血(21%)，腎毒性薬剤(16%)，敗血症(11%)，原発性腎疾患（急性糸球体腎炎，腎盂腎炎，溶血性尿毒症症候群）(7%)であった．

- トルコの多施設コホートの472例の報告[3]では，2006〜2007年において低酸素/虚血(28%)，敗血症(18.2%)，急性胃腸炎以外の脱水(14.8%)，糸球体疾患(10.8%)，薬剤性(6.4%)であった．新生児AKIの基礎疾患としては未熟性(prematurity, 42.2%)，先天性心疾患(11.7%)があり，乳児以降のAKIでは，悪性腫瘍(12.9%)，先天性心疾患(12.3%)が多かった．

- 1990年代のデータを中心とした515例のreview[4]では，原因は溶血性尿毒症症候群(21%)，腎炎(12.6%)，急性尿細管壊死(23.3%)などの腎疾患が中心となっていたが，アメリカのthe Prospective Pediatric Continuous Renal Replacement Therapy (ppCRRT) Registryからの報告[5]では，2001〜2005年における透析中の344例の原因疾患は敗血症(23.5%)，骨髄移植(16.0%)，心疾患（移植含む，11.9%），腎疾患(9.3%)，悪性腫瘍（腫瘍崩壊症候群含まず，8.4%），肝疾患（移植含む，8.4%），虚血/ショック(5.5%)と非腎原性疾患が主体となっていた．

- 2012年の15歳未満の小児に対する急性血液浄化療法の実態調査（重複回答）[6]では，2008年度〜2009年度の2年間に121施設が669例に施行し，そのうち283例がAKIに対する血液浄化療法を行っていた．適応は術前・術後管理(116例)，敗血症(90例)，肝不全(90例)，代謝性疾患(56例)，原疾患の治療(126例)，薬物中毒(12例)で，腎疾患以外が半数を超えていた．★1

- 2014年の3か月間に，欧米に加えアジア，オーストラリアを含む32のPICUに入った生後3か月〜25歳の症例（末期腎不全を除く）の報告[7]では，PICU入室後1週間以内に20%がAKIを発症していた．生存4,518例および入室28日後までの死亡165例のうち，生存例 対 死亡例はそれぞれ，AKIなし(3,339例 対 83例)，AKIステージ1(698例 対 22例)，ステージ2(280例 対 14例)，ステージ3(203例 対 46例)で，死亡割合はAKIの程度と相関していた(AKIのステージは入室後1週間以内の最悪値を使用)．腎代替療法を行った例では，49例 対 24例であった．腎泌尿器系の基礎疾患をもつ例では，307例 対 14例で有意な相関はなかった★2．

2 小児AKIの診断

a ― AKI診断

- 2004年に成人領域で作成されたRIFLE分類から2007年にpediatric RIFLE (pRIFLE)分類が，小児AKIの基準として定義された．2012年のKDIGOによる定義は小児も含んでおり，日本でもこの診断基準を使用することが提案されている（**表2**）[8,9]．

★1
血液浄化療法を施行した各施設の疾患群の割合に関してはこの論文[6]だけではなく全体的に，心臓手術が多い，救急疾患が多い，血液腫瘍疾患が多い，移植が多いなど，施設の性質に依存していると考えられる．

★2
この論文[7]では，KDIGOの尿量におけるAKI基準を満たす528例中355例で血清クレアチニン(sCr)でのAKI基準を満たしておらず，尿量の測定の重要性が指摘されている．小児AKIのため，糖尿病や肝硬変などの基礎疾患がなく，AKIと死亡率の関係を示すのに有利であるが，AKIが死亡率に関して原因として関与しているのかは直接証明されてはいない．

▶KDIGO：
Kidney Disease Improving Global Outcomes

▶RIFLE分類については3章「3-1 急性腎傷害(AKI)の定義」(p.80)参照

表2 pRIFLE，AKIN，KDIGO 診断基準と重症度分類

病期	pRIFLE		AKIN		KDIGO	
	eGFR	尿量	sCr	尿量	sCr	尿量
1	Risk：eGFRが25％以上低下	8〜16時間で<0.5mL/kg/時	基礎値の1.5〜1.9倍 または ≧0.3mg/dLの増加	6〜12時間で<0.5mL/kg/時	基礎値の1.5〜1.9倍 または ≧0.3mg/dLの増加	6〜12時間で<0.5mL/kg/時
2	Injury：eGFRが50％以上低下	16時間以上で<0.5mL/kg/時	基礎値の2.0〜2.9倍	12時間以上で<0.5mL/kg/時	基礎値の2.0〜2.9倍	12時間以上で<0.5mL/kg/時
3	Failure：eGFRが75％以上低下 または eGFR<35mL/分/1.73m²	24時間以上で<0.3mL/kg/時 または 12時間以上の無尿	基礎値の3倍以上 または ≧4.0mg/dLの増加で0.5mg/dL以上の急な増加 または RRTの開始	24時間以上で<0.3mL/kg/時 または 12時間以上の無尿	基礎値の3倍以上 または ≧4.0mg/dLの増加 または RRTの開始 または eGFR<35mL/分/1.73m²（18歳未満）	24時間以上で<0.3mL/kg/時 または 12時間以上の無尿
	Loss：腎代替療法を要する腎不全が4週間以上					
	ESKD：腎代替療法を要する腎不全が3か月以上					

eGFR：推算糸球体濾過量，sCr：血清クレアチニン，RRT：腎代替療法，ESKD：End-Stage Kidney Disease（末期腎不全）．
（AKI〈急性腎障害〉診療ガイドライン作成委員会，編．AKI〈急性腎障害〉診療ガイドライン2016．東京医学社：2016[9]．p.72 より）

- 血清Cr値（もしくは尿量）からAKIのステージが決定される．
- 慢性腎臓病既往や補液量が多いことによる尿量の増加によりマスクされることに注意する．
- Crは筋肉から産生・代謝されるため，体格により基準値が変化する．小児の場合，年齢により基準値が異なるため，基準値と比較することが必要である（表3）[10]．
- 2〜12歳未満の正常血清Cr中央値の推算式：
  血清Cr（mg/dL）=0.3×身長（m）
- 2〜19歳未満の血清Cr基準値とeGFRの推算式：
  身長（Ht）を変数とした5次式で
  eGFR（mL/分/1.73m²）=110.2×血清Cr基準値/血清Cr+2.93
  血清Cr基準値（mg/dL）
  男児：$-1.259\,Ht^5+7.815\,Ht^4-18.57\,Ht^3+21.39\,Ht^2-11.71\,Ht+2.628$
  女児：$-4.536\,Ht^5+27.16\,Ht^4-63.47\,Ht^3+72.43\,Ht^2-40.06\,Ht+8.778$
- 2〜12歳未満の簡易式：
  eGFR（mL/分/1.73m²）=0.35×身長（m）×100/血清Cr（mg/dL）
- 新生児AKIはKDIGO診断基準をベースに作成された修正基準を参考にする（表4）．ステージ3は血清Cr 2.5mg/dL以上（小児は4mg/dL）．
- 出生直後は母体クレアチニンの影響を受ける（1mg/dL以下）．

> **アドバイス**
> 日本小児腎臓病学会のホームページからeGFR換算式のエクセルファイルをダウンロードできる．
> http://www.jspn.jp/kaiin/2014_egrf/

表3 sCr基準値（mg/dL）

3か月以上12歳未満（男女共通）

年齢	2.5 パーセンタイル	50 パーセンタイル	97.5 パーセンタイル
3～5か月	0.14	0.20	0.26
6～8か月	0.14	0.22	0.31
9～11か月	0.14	0.22	0.34
1歳	0.16	0.23	0.32
2歳	0.17	0.24	0.37
3歳	0.21	0.27	0.37
4歳	0.20	0.30	0.40
5歳	0.25	0.34	0.45
6歳	0.25	0.34	0.48
7歳	0.28	0.37	0.49
8歳	0.29	0.40	0.53
9歳	0.34	0.41	0.51
10歳	0.30	0.41	0.57
11歳	0.35	0.45	0.58

12歳以上17歳未満（男女別）

年齢	2.5 パーセンタイル		50 パーセンタイル		97.5 パーセンタイル	
性別	男児	女児	男児	女児	男児	女児
12歳	0.40	0.40	0.53	0.52	0.61	0.66
13歳	0.42	0.41	0.59	0.53	0.80	0.69
14歳	0.54	0.46	0.65	0.58	0.96	0.71
15歳	0.48	0.47	0.68	0.56	0.93	0.72
16歳	0.62	0.51	0.73	0.59	0.96	0.74

sCr：血清クレアチニン．
（AKI〈急性腎障害〉診療ガイドライン作成委員会，編．AKI〈急性腎障害〉診療ガイドライン2016．東京医学社；2016[9]．p.73より）

表4 新生児修正KDIGO診断基準と重症度分類

病期	sCr	尿量
0	変化なし または <0.3mg/dLの増加	≧0.5mL/kg/時
1	48時間以内に≧0.3mg/dLの増加 または 7日以内に基礎値[*1]の1.5～1.9倍	6～12時間で <0.5mL/kg/時
2	基礎値[*1]の2.0～2.9倍	12時間以上で <0.5mL/kg/時
3	基礎値[*1]の3倍以上 または ≧2.5mg/dLの増加[*2] または 腎代替療法の開始	24時間以上で <0.3mL/kg/時 または 12時間以上の無尿

[*1]：sCrの基礎値とは，診断以前のsCrの最低値と定義する．
[*2]：sCr 2.5mg/dLはGFR<10mL/分/1.73m^2を意味する．
sCr：血清クレアチニン．
（AKI〈急性腎障害〉診療ガイドライン作成委員会，編．AKI〈急性腎障害〉診療ガイドライン2016．東京医学社；2016[9]．p.73より）

b ― 腎前性，腎性，腎後性の診断

- 超音波検査で，腎後性の鑑別，腎の大きさ（小児の年齢ごとの基準値〈図1〉[11]との比較），血流，膀胱の尿貯留，循環血液量の評価を行う．
- 循環血液量の評価は，①肝静脈流入部直下のIVC径＞$11\,mm/m^2$，②呼吸性変動（IVC呼気径－IVC吸気径）/IVC呼気径＞0.8，③体重，④血圧・心拍数（小児の年齢ごとの基準値と比較），⑤CTR（心胸比），BNP，⑥HANP，⑦Hb/Hct/Alb，などで行う．
- LVDd（mm）の標準値：①身長75cm未満の男児；0.40×身長（cm）－1.1，②女児；0.39×身長（cm）－3.0，③身長75cm以上の男児；0.22×身長（cm）＋12.2，④女児；0.20×身長（cm）＋13.3）[12]
- LVDd（実測値）/LVDd（標準値）×100＞110％で左室拡張と判定する．
- 腎前性AKI，腎性AKIの鑑別には**表5**を参考にする．
- NGAL，シスタチンC，2011年に保険収載されたL-FABP，IL-18，KIM-1などのバイオマーカーの検討が小児でも多数行われ，早期診断と生命予後予測において有用である可能性が示唆されている[13]．これらの指標に基づく治療介入が予後を改善するとは現段階ではいえない[9]．

3 小児AKIの治療[14-17]

a ― 保存的治療

- 細胞外液の輸液：小児では腎前性の頻度が高く，疑った場合は細胞外液10～20mL/kgを投与する．
- 水分制限：前日尿量＋不感蒸泄（$400\,mL/m^2$）を基本に，状態に応じて調節する．
- 利尿薬の投与：低用量ドパミン，フロセミドに腎予後改善効果はないが，循環血液量増加の際はフロセミド（ラシックス®）静注を考慮する．
- 高カリウム血症の治療：以下を行う．
    ① グルコン酸カルシウム（カルチコール®）0.5mL/kgを15分かけて静注．
    ② GI療法として，速効型インスリン0.1単位/kg＋グルコース0.5g/kgを60分かけて静注．
    ③ 炭酸水素ナトリウム（メイロン®）1～2mEq/kgを30分かけて静注．
    ④ β_2刺激薬サルブタモール（ベネトリン®）0.02mL/kg（最大1mL）の吸入．
    ⑤ ポリスチレンスルホン酸カルシウム（カリメート®）1g/kg/日（最大20g）を経口もしくは注腸．
    ⑥ 利尿薬フロセミド（ラシックス®）1～2mg/kg/回を静注．
- 栄養投与：AKIは異化が亢進している状態にあり，不十分な栄養は腎機能回復の妨げになる．

▶ IVC：
inferior vena cava（下大静脈）

▶ CTR：
cardiothoracic ratio

▶ BNP：
brain natriuretic peptide（脳性ナトリウム利尿ペプチド）

▶ HANP：
human atrial natriuretic peptide（ヒト心房性ナトリウム利尿ペプチド）

▶ LVDd：
left ventricular diastolic dimension（左室拡張末期径）

▶ バイオマーカーについては3章「3-3 AKIのバイオマーカー」(p.105)参照

▶ GI療法：
glucose insulin therapy

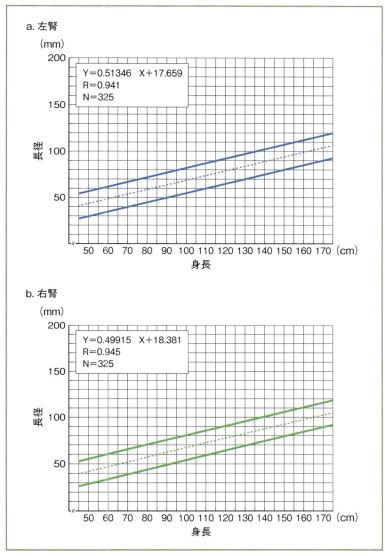

図1 小児の身長と左右腎長径

(Dinkel E, et al. Pediatr Radiol 1985；15：38-43[11] より)

b ― 透析治療

- 透析導入した小児の生命予後に直結する因子は，導入時の体液過剰の存在である．

  % fluid overlord＝(fluid in − fluid out)/入院時の体重×100％

  20％以上で死亡率増加，15％で透析導入となる．(fluid in − fluid out) はPICU入室後のインアウトバランスである．

- 透析適応は，体液量過剰，高カリウム，高度のアシドーシス，低ナトリウム，尿毒症症状，必要な治療（輸血，薬剤投与，栄養）のためのスペースが

表5　腎前性AKIと腎性AKIの鑑別

		腎前性	腎性
尿所見		軽微	タンパク尿，血尿，円柱
尿比重		>1.020	~1.010
尿浸透圧		>500	<350
尿Na		<20	>40
尿/血漿UN		>8	<3
尿/血漿Cr		>40	<20
FE	Na	<1	>2
	Urea	<35	>35
	尿酸	<7	>15
尿β_2MG		低値	高値

ループ利尿薬使用下ではFENaは高値をとる．尿細管機能が保たれている糸球体性AKIでは，しばしばFENaは低値をとる．新生児では，尿細管でのナトリウム再吸収能が低いため，一般小児と比べてFENaは高い（2％未満なら腎前性AKI，2.5～3％以上なら腎性AKI）．
FE：fractional excretion，MG：ミクログロブリン．

表6　新生児・小児に対する血液浄化療法の治療条件

体重（kg）		0～	1	2	3	5	10	15	20	25
血液浄化器	膜面積（m²）	◀			0.1	▶◀	0.3	▶◀	0.7	▶
プライミング	赤血球±アルブミン（A）	A	A	A	A	A	A/B	C	C	C	C
	アルブミン（B）										
	生食（C）										
カテーテル	サイズ（G，Fr）	18G	17G	◀	6Fr	▶◀	7Fr	▶◀	8Fr	▶◀	9Fr	10Fr	11Fr
多用途血液処理用装置	ACH-Σ	可能									▶
	TR55X/JUN55X	可能									▶
血液ポンプ（QB）	1～5（mL/分）×体重				3～15		10～50			
透析液ポンプ（QD）	QB×（0.2～2.0）				36～1,800		120～6,000			
補液ポンプ（QF）	QB×（0～0.2）				0～180		0～600			
濾液ポンプ	QD+QF（除水0）				36～1,980		120～6,600			
抗凝固薬	ナファモスタット				1.5～3mg/時		5～10mg/時			
	ヘパリン				30～60IU/時		100～200IU/時			

QB：血液流量，QD：透析液流量，QF：濾過流量．
（AKI〈急性腎障害〉診療ガイドライン作成委員会，編．AKI〈急性腎障害〉診療ガイドライン2016．東京医学社；2016[9]．p.81 より）

ないこと，である．
- 新生児・小児に対する血液浄化療法の治療条件（**表6**）[9]を示す．除水は10mL/kg/時を超えない．

施行例

- 間欠的血液透析（IHD）：血流量（QB）は3～5mL/kg/分，透析液流量（QD）はQB×1～2，透析時間4時間．
- 持続的腎代替療法（CRRT）：QBは2～5mL/kg/分，QDはQBの0.2～0.5倍，濾過流量（QF）はQBの0～5％，多臓器不全のときはQDはQBの0.3～1.0倍，QFはQBの0～20％．

▶IHD：
intermittent hemodialysis
▶QB
blood flow rate
▶QD
dialysate flow rate
▶CRRT：
continuous renal replacement therapy
▶QF：
filtration flow rate

表7 小児透析治療に使用する装置・器具

小児用ダブルルーメンカテーテル	ベビーフロー（ニプロ）6Fr，ツインエンド（ニプロ）8Fr，ガムキャス（バクスター）など多種
小児用血液浄化装置	TR-55X（東レ・メディカル），ACH-Σ（旭化成メディカル），プラソートiQ21（旭化成メディカル），KM-9000（川澄化学工業）があり，プライミング容量はそれぞれ39 mL/ 43 mL/ 44.7 mL/ 60 mL，血液ポンプ1 mL/分から可能
血液浄化器	HFジュニア（Minntech）〈最小〉： 　膜面積0.09 m^2，膜種PS，プライミング容量9 mL UTフィルターS　UT-01S eco（ニプロ）： 　膜面積0.1 m^2，膜種CTA，プライミング容量10 mL UT-500/500S： 　膜面積0.5 m^2，膜種CTA，プライミング容量35 mL AEF-03（旭化成メディカル）： 　膜面積0.3 m^2，膜種PS，プライミング容量26 mL AEF-07： 　膜面積0.7 m^2，膜種PS，プライミング容量47 mL CH-0.3W（東レ・メディカル）： 　膜面積0.3 m^2，膜種PMMA，プライミング容量22 mL CH-0.6N： 　膜面積0.6 m^2，膜種PMMA，プライミング容量38 mL　など

PS：ポリスルホン，CTA：セルローストリアセテート，PMMA：ポリメチルメタクリレート．

- 使用する器具・装置については**表7**にまとめる．
- 血液循環量の目安：新生児85 mL/kg，乳児～学童（体重30 kg未満）80 mL/kg，10歳以降（体重30 kg以上～成人）70 mL/kg．
- プライミング：体外循環量が循環血液量の10％を超える場合は血液プライミングを行う．例；濃厚赤血球：5％アルブミン＝2～3：1
- 血液プライミング時には血液洗浄（透析回路内で循環させ同時に透析液を流しカリウムを除去）を行う．
- 抗凝固薬は，ナファモスタットにヘパリン5～10 IU/kg/時を併用する方法もある．
- 腹膜透析（PD）は小児では頻用される方法で，バスキュラーアクセスが不要で出血傾向があっても施行可能であり，慢性腎不全になるなど長期化した場合の利点も多いが，水分管理が難しい．除水のためには貯留時間を40分程度に短く設定する．高糖濃度の液が必要なことが多く，高血糖の出現に注意する．
- AKI後の慢性腎臓病（chronic kidney disease：CKD）にも注意する．

（綾　邦彦）

▶PD：
peritoneal dialysis

▶腹膜透析については4章「4-4 特殊な腎代替療法──小児の血液透析と腹膜透析」（p.161）参照

文献

1) Avner ED, et al, eds. Pediatric Nephrology. 7th ed. Berlin：Springer-Verlag；2015. p.2139-67.
2) Hui-Stickle S, et al. Pediatric ARF epidemiology at a tertiary care center from 1999 to 2001. Am J Kidney Dis 2005；45：96-101.

3) Duzova A, et al. Etiology and outcome of acute kidney injury in children. Pediatr Nephrol 2010 ; 25 : 1453-61.
4) Flynn JT. Choice of dialysis modality for management of pediatric acute renal failure. Pediatr Nephrol 2002 ; 17 : 61-9.
5) Symons JM, et al. Demographic characteristics of pediatric continuous renal replacement therapy : A report of the prospective pediatric continuous renal replacement therapy registry. Clin J Am Soc Nephrol 2007 ; 2 : 732-8.
6) 伊藤秀一, ほか. わが国の小児急性血液浄化療法の実態調査. 日本小児腎不全学会雑誌 2012 ; 32 : 231-2.
7) Kaddourah A, et al. Epidemiology of acute kidney injury in critically ill children and young adults. N Engl J Med 2017 ; 376 : 11-20.
8) Kidney Disease : Improving Global Outcomes (KDIGO) Acute Kidney Injury word Group. KDIGO clinical practice guideline for acute kidney injury. Kidney Int Suppl 2012 ; 2 : 1-138.
9) AKI（急性腎障害）診療ガイドライン作成委員会, 編. AKI（急性腎障害）診療ガイドライン2016. 東京：東京医学社；2016.
10) Uemura O, et al. Age, gender, and body length effects on reference serum creatinine levels determined by an enzymatic method in Japanese children : A multicenter study. Clin Exp Nephrol 2011 ; 15 : 694-9.
11) Dinkel E, et al. Kidney size in childhood. Sonographical growth charts for kidney length and volume. Pediatr Radiol 1985 ; 15 : 38-43.
12) Nagasawa H, et al. Longitudinal observations of left ventricular end-diastolic dimension in children using echocardiography. Pediatr Cardiol 1996 ; 17 : 169-74.
13) Filho LT, et al. Accuracy of neutrophil gelatinase-associated lipocalin for acute kidney injury diagnosis in children : Systematic review and meta-analysis. Pediatr Nephrol 2017 Jun 14. doi : 10.1007/s00467-017-3704-6.
14) 伊藤秀一, 和田尚弘, 監修. 小児急性血液浄化療法ハンドブック. 東京：東京医学社；2013.
15) 東京都立小児総合医療センター腎臓内科, 編. 小児のCKD/AKI実践マニュアル―透析・移植まで. 東京：診断と治療社；2013.
16) 茨 聡, ほか. 体外循環による新生児急性血液浄化療法ガイドライン. 日本未熟児新生児学会雑誌 2013 ; 25 : 89-97.
17) 伊藤克己, 監修. 小児急性血液浄化療法マニュアル. 東京：医学図書出版；2002.

4-9 高齢者におけるAKI

はじめに

- 日本の高齢化率（総人口における65歳以上の高齢者人口の比率）は，平成27年（2015年）10月1日現在26.7％（3,392万人），75歳以上は12.9％であり，諸外国と比較して最も高い数値である[1]．超高齢社会を迎え，加齢がリスクとなる病態を把握し先制的に予防措置をとることは，急性腎傷害（acute kidney injury：AKI）を含め治療法が確立していない疾患領域では重要である．
- AKIは入院や急性疾患に合併し，その発生頻度は増加している．古典的には腎機能は回復するとされていたが，現在は"self-limited"な病態ではなく，ごく軽度あるいは一時的な腎傷害であっても，高血圧，心血管疾患や慢性腎臓病（chronic kidney disease：CKD）発症だけでなく，末期腎不全（end-stage kidney disease：ESKD）や死亡のリスクとなる[2]．
- 高齢者のAKIの特徴は大きく2つあり，加齢による腎予備能力の低下を背景に，種々の併発疾患（感染症，悪性腫瘍，栄養障害など）があることと，手術侵襲，各種検査，薬物療法など医療行為により発症しやすく，発症したら予後が悪いことである．
- 高齢者AKIの診断，予防や治療法を考慮する際には，老年医学の視点から日常生活の自立度，栄養，家庭・社会環境などの問題を含め総合的にとらえる必要がある．日本の『AKI（急性腎障害）診療ガイドライン2016』には，「高齢者におけるAKIと倫理的側面」との章立てがあり，エキスパートオピニオンとしてまとめられている[3]．

> **ここがポイント**
> AKIはさまざまな病態を背景にして発症する疾患スペクトラムの広い症候群

> **ここに注意**
> AKIはself-limitedな疾患ではないことを，高齢者ではとくに認識すべき

1 高齢者におけるAKIの疫学

- 医療技術の進歩にもかかわらず時代の変遷とともにAKI発生率は増加し，どの時代も高齢者の割合が高い．アメリカの調査では，透析を必要としないAKI患者は10万人あたり年322.7例（1996年）から522.4例（2003年）に経年的に上昇し，80歳以上の高齢者は50〜59歳と比較すると，約10倍高い発生率であると報告している[4]．
- また，入院中において透析が必要なAKI患者の発生率は毎年10％ずつ増加しているが，80歳以上ではその割合が減少していた．これは背景に治療バイアスが関係していると考えられている[4]（図1）．
- 同じくアメリカの調査から，65歳以上の高齢者の約半数は複数の併発疾患をもち，AKI患者はよりその傾向が強い．たとえば心不全患者は20〜40％がCKDを併発し，入院中に血清クレアチニン（serum creatinine：sCr）0.3mg/dL以上の上昇を27〜45％に認めた[5]．

> **ここがポイント**
> 80歳以上に医療側が透析療法を積極的に勧めない，患者側も選択しないとの背景が伺える

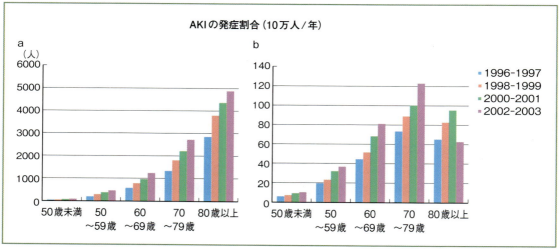

図1　高齢者AKIの疫学
a：1996〜2003年の透析を必要としないAKIの発生率．AKIの発生率は年齢とともに増加し，どの時代も高齢者の割合が高い．
b：1996〜2003年の透析が必要なAKIの発生率．AKIの発生率は各年齢層で79歳まで増加しているが，80歳以上では減少に転じている．

(Hsu CY, et al. Kidney Int 2007；72：208-12[4])より)

2 加齢による腎臓の変化[6,7]

a ― 構造と機能の変化（図2）

- 腎重量は40〜50歳をピークに減少する．腎皮質が髄質より優先的に減少し，それに伴い機能している糸球体数も低下し，尿細管間質の線維化が進行する．遠位尿細管や集合管には囊胞形成に関連する憩室様の拡張が観察される．筋型動脈や細動脈に中膜平滑筋の肥厚，内膜の線維性肥厚と，硝子様細動脈硬化病変が観察され，尿細管周囲の傍尿細管毛細血管の密度も低下する．
- 縦断研究や横断研究の結果から，加齢とともに腎血流量や糸球体濾過量（glomerular filtration rate：GFR）は低下することが明らかにされている．その他に尿濃縮力，ナトリウムやカリウムなどの電解質の調節力も低下する．一方で，腎機能増加や不変群も存在し，加齢による腎機能低下は必然的な生理的現象なのか疑問を投げかけている★1．

b ― 細胞生物学的な変化（図3）

- 腎尿細管細胞の修復能は年齢とともに低下する．動物実験により細胞レベルからの加齢の影響が報告されている．さまざまな細胞内代謝，遺伝子発現や細胞周期調節に変化を認め，ホメオスタシスや傷害時の反応に影響する．
- 細胞が老化に陥ると，細胞周期の進行が不可逆的に停止した状態となる．最近，代謝活性を維持しながらサイトカインやケモカインなどを過剰に分泌する形質を獲得し，病態形成に関与する細胞老化（老化細胞）が報告されて

> **ここがポイント**
> 加齢とともに単純性腎囊胞の発生頻度上昇，数の増加，腎実質量の低下が生じる

> **★1**
> Jiangらの245人の健常者（平均年齢58.9歳）を5年間，推算糸球体濾過量（estimated glomerular filtration rate：eGFR）で検討した縦断研究では，腎機能の不変あるいは上昇を43%に認めている（Jiang S, et al. Maturitus 2012；73：230-8）．Horioらの日本人70歳以上の腎移植ドナーの検討でも，腎機能が保たれていた（Horio M, et al. Clin Exp Nephrol 2012；16：415-20）．

> **ここがポイント**
> 老化マーカーとして細胞周期調節遺伝子$p16^{INK4a}$が有用との報告がある

構造変化（顕微鏡的変化）

- 糸球体硬化
- 基底膜肥厚
- メサンギウム領域の拡大
- 尿細管総量・長さの減少
- 大血管の壁肥厚
- 尿細管萎縮
- 間質線維化
- 被膜周囲線維化

構造変化（肉眼的変化）

- 密度
  （30～80歳で20～25％減少）
- 重量
  （10年で10％減少）
- 径
  （40歳以上では10年で0.5 cm短縮）
- 腎実質
  （10年で10％減少）

機能変化

- 腎血流量の減少
  （40歳以上で－10％/10年）
- GFRの減少
  （45歳以上で－1 mL/分/年）
- 尿濃縮力の低下
- ナトリウム保持能低下
- NO産生の低下

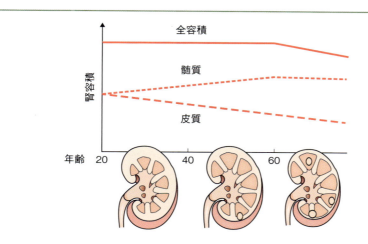

図2　加齢による腎臓の構造，機能の変化
腎臓の大きさは，成人を過ぎて皮質容積が減少するが髄質容積の増加により全容積は変化しない．60歳後に髄質容積の増加が止まると総容量が減少する．また，加齢とともに嚢胞数が増加し，実質容積の減少に関連する．
（Denic A, et al. Adv Chronic Kidney Dis 2016；23：19-28[6]/O'Sullivan ED, et al. J Am Soc Nephrol 2017；28：407-20[7]をもとに筆者作成）

低下

- 血管密度および調整
- 抗酸化能
- テロメア長
- オートファジー
- PPARγ
- klotho遺伝子発現
- 酸素運搬能

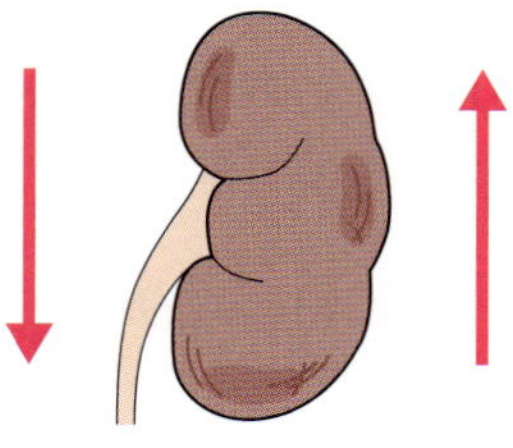

増加

- AT II感受性
- 炎症
- ペリサイト活性および線維化
- Wntシグナル経路
- FGF23発現
- *p16*^{INK4a}＋老化
- 活性酸素産生

図3　加齢による腎臓の細胞レベルの変化
細胞内代謝，遺伝子発現や細胞周期調節に変化を認め，ホメオスタシスや傷害時の反応に影響する．
PPARγ：peroxisome proliferator-activated receptor γ，AT II：angiotensin II（アンジオテンシンII），FGF：fibroblast growth factor（線維芽細胞増殖因子）．
（O'Sullivan ED, et al. J Am Soc Nephrol 2017；28：407-20[7]より）

> **Column** 急性尿細管壊死
>
> 　急性腎不全の剖検腎における検討から，急性尿細管壊死の尿細管の病変はtubulorrhexic lesionとnephrotoxic lesionの2種類に大きく分類される．前者は虚血性腎不全と腎毒性腎不全の双方にみられ，尿細管上皮細胞の壊死とともに尿細管基底膜の破壊を伴い，近位尿細管から遠位尿細管まで局所性に観察される．一方，nephrotoxic lesionは近位尿細管の広範囲な細胞壊死であるが，尿細管基底膜は破壊されない．

いる[★2]．

3 高齢者におけるAKIの原因[8)]

- AKIの原因は腎前性，腎性，腎後性に大別される．病歴聴取においては，①時間（AKIの時間経過），②場所（院内，院外，ICUなど），③契機（AKIのリスク因子や頻度の高い発症シナリオ）が重要である．
- 心拍出量の減少（心不全および心膜疾患），体液分布異常（肝硬変，ネフローゼ症候群，敗血症など），体液量喪失（嘔吐，下痢，出血など）など多くの併発疾患の影響を受け，腎灌流圧・量の減少から腎前性AKIが多い．
- 腎性AKIは多彩な病態が原因となる．急性尿細管壊死（acute tubular necrosis：ATN）が高頻度で約60%を占め，抗菌薬，化学療法剤などの腎毒性薬物の使用に関連する．腎動脈閉塞や血栓塞栓症などの血管疾患もAKIの原因となる．抗好中球細胞質抗体（ANCA）[★3]および抗糸球体基底膜抗体による急速進行性糸球体腎炎の発生率が高い．
- 高齢者の腎後性AKIの原因には悪性腫瘍がある．リンパ腫，膀胱および直腸癌や，男性では前立腺癌，女性では子宮頸癌および卵巣腫瘍のような骨盤内悪性疾患が原因となる．

4 高齢者におけるAKIの診断：AKIの臨床経過の把握[9)]（図4）

- AKIでは，従来考えられてきた急性腎不全の重症度よりも，さらに軽度の腎機能低下が生命予後や腎予後を悪化させることが明らかにされ，より軽度の腎機能低下をさらに早期に発見し対応することが求められる．

a — 高齢者AKIの発症リスク因子（図4黒の枠囲み）

- 最初のステップは，AKI発症のさまざまなリスクを同定し層別化することである．先に述べたように，加齢による腎臓の構造，機能への影響や，細胞生物学的な変化によりAKI発症のリスクが高まる．

▶ 加齢による発症リスク因子となりうるその他の要因

- 薬物の吸収においても，加齢による胃腸系の生理的変化の影響を受ける．高齢者では脂肪分画が減少するため，アミノグリコシド，ジゴキシン，および

[★2] 老化した細胞が有するSASP (senescence-associated secretory phenotype) という形質が注目されている．細胞の寿命や環境のストレスなどから$p21$や$p16^{INK4a}$の発現誘導により細胞周期を停止した状態で，この細胞が慢性炎症や発癌に関与するとの報告は注目されている．

[★3] ANCA (anti-neutrophil cytoplasmic antibody) 関連血管炎による急速進行性腎炎症候群は，顕微鏡的多発血管炎（MPA），多発血管炎性肉芽腫症（GPA），好酸球性多発血管炎性肉芽腫症（EGPA）の3つのタイプに分けられる．

▶ MPA
microscopic polyangiitis

▶ GPA
granulomatosis with polyangiitis

▶ EGPA
eosinophilic granulomatosis with polyangiitis

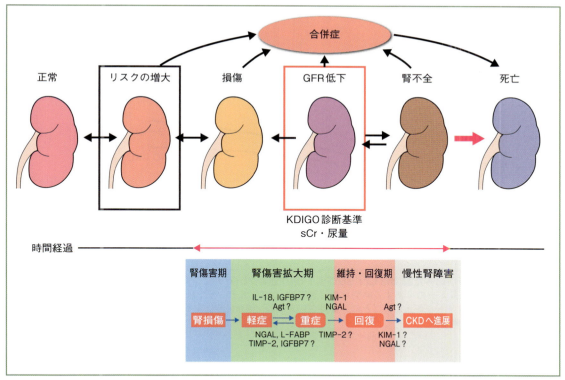

図4　高齢者AKIの臨床病期とバイオマーカー
sCrや尿量による診断基準（赤の枠囲み）は，効果的な介入のためには遅い．バイオマーカーは診断だけでなく，リスクアセスメント（黒の枠囲み），介入の標的の特定，介入に対する反応のモニタリングにおいても有用である．新規AKIバイオマーカーであるIL-18やアンジオテンシノーゲン（Agt）は傷害の拡大時期に，好中球ゼラチナーゼ結合性リポカリン（neutrophil gelatinase-associated lipocalin：NGAL），L型脂肪酸結合タンパク（liver-type fatty acid-binding protein：L-FABP），kindey injury molecule-1（KIM-1），tissue inhibitor of metalloproteinase-2（TIMP-2），およびIGF binding protein 7（IGFBP7）は回復期に，AgtやKIM-1，NGALは障害の持続や修復の遅延時に高値が持続する．
GFR：糸球体濾過量，KDIGO：Kidney Disease Improving Global Outcomes.
（Mehta RL. Kidney Int 2010；77：947-9[9]／Alge JL, et al. Clin J Am Soc Nephrol 2015；10：147-55[12]をもとに筆者作成）

アミノフィリンなどの水溶性薬物は，非脂肪区画でより高い濃度に達し，利尿薬併用などにより血漿レベルが上昇し腎毒性が増大する．
- 高齢者はアルブミンの産生低下，その結合活性の低下により，遊離薬物の割合が増加し毒性が高まる．また肝・腎薬物排泄が減少し，薬物半減期の延長をもたらし有害作用が起こる．

高齢者AKI発症リスクとしてのCKD

- Hsuらは，1,746人の透析を要した入院患者AKIとAKIに至らなかった600,820人のコホート内症例対照研究で，年齢，性，人種，高血圧，タンパク尿などでAKIのリスク補正をしても，CKDそのものが独立したリスク因子であると報告している[10]．

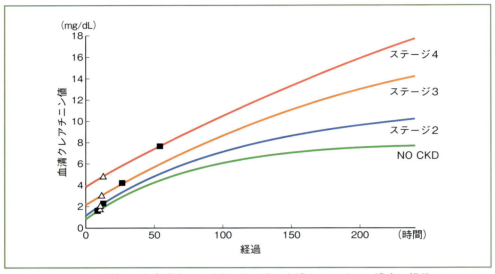

図5 CKDステージ別にみた急激なCcr 90％低下後の血清クレアチニン濃度の推移
sCr値が1.0 mg/dL上昇するのに要する時間は慢性腎臓病（CKD）ステージでは変化がない（△）．一方で，CKDステージが上がるごとに，血清クレアチニン値が2倍化するまでに時間がより長くかかった（■）．

（Waikar SS, et al. J Am Soc Nephrol 2009；20：672-9[11]より）

b ― 高齢者AKI診断と問題点

- AKIの診断基準やステージ分類は，依然としてGFRと尿排泄量の機能的マーカーに依存している（**図4**，赤の枠囲み）．sCr上昇とGFR低下は直線的な関係でなく，GFR低下に遅れてsCrが上昇する．sCrは筋肉のクレアチリン酸の代謝産物であり，食事内容や筋肉量などによる影響を受ける．とくに高齢患者では筋肉量が少なくクレアチニン生成が減少するため，sCrは年齢とともにGFRの低下を過小評価する．
- 実臨床ではベースラインのsCrが不明なことも多い．eGFR 75と仮定して逆算したsCrを用いることが許容されているが，高齢者では過大評価になることが多い★4．
- 高齢者ではCKDの有病率が高い．クレアチニンクリアランス（creatinine clearance：Ccr）が急激に90％低下したAKIモデルで，sCrの推移をCKDステージに分けて検討すると，sCrの2倍化に要する時間が，CKDステージが進むにつれて長くなる．絶対値の上昇はステージに左右されないとの報告があり，高齢者は絶対値の変化で診断すべきである[11]（**図5**）．
- 腎生検時の合併症の発生率は高齢者においても高くなく，施行を躊躇してはならない．とくに糸球体疾患の診断や治療方針の決定には欠かせない．AKIの組織像と臨床経過の関連はよくわかっていない．組織像で確認したATNや急性間質性腎炎などのAKI診断は，KDIGO診療ガイドラインのAKIやAKD（acute kidney disase）診断基準を必ずしも満たさない★5．

★4
高齢者の診断には有核細胞で産生される血清シスタチンC測定がsCrより早期に診断できる．AKI診療ガイドラインでも測定を提案している．しかし，重症度予想における有用性は不明としている．

ここがポイント
KDIGO診療ガイドラインのAKI診断基準と病期分類ではsCr基準として絶対値と上昇率を明記している

★5 AKD
KDIGO診療ガイドラインではAKIとCKDの定義を満たさないグループとして定義している．

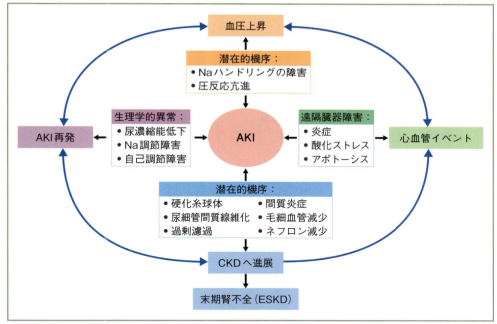

図6 AKI回復後の長期的影響
AKIは長期的に，①Naハンドリングの障害と昇圧反応の増大を介して血圧の上昇（上），②AKI後の生理学的異常により傷害の閾値を下げるためAKI再発（左），③尿細管間質線維化および進行性ネフロン喪失によるCKDの発症と進展（下），④遠隔臓器障害に関連した心臓血管イベントなどに関与する（右）．

（Parr SK, et al. Adv Chronic Kidney Dis 2016；23：186-94[2]）より）

C ― 高齢者AKI診断の新規診断バイオマーカー（図4，黒の枠囲み）[12]

- sCr基準によるAKI診断後の治療介入研究では有意な結果が示されていない．sCr基準ではすでに治療介入するには診断時期が遅く，より早期に診断を可能とする精度の高い新規バイオマーカーが検討されてきた．新規バイオマーカー[★6]の発現時期や特性を考慮し，いくつかの組み合わせのパネル化により，AKI臨床病期（腎傷害期，腎傷害拡大期，腎傷害維持・回復期，慢性腎障害期）や病態を推測することが治療方針に有効と考えられる（図4の下段）．
- 短期的なアウトカムが性能評価に用いられていたが，さまざまな臨床経過を示す高齢者では長期予後の推測に有用なバイオマーカーが必要である．

5 高齢者におけるAKIの短期予後と回復後の経過 [2,13]

- 高齢者では予備能や回復能力の低下によりさまざまに臨床経過を示すため，長期の経過把握が重要である（図6）．動物実験では尿細管間質の線維化，進行性の機能ネフロン喪失から永続的な腎機能障害や，その後の傷害に対する

★6
バイオマーカーは，2001年のNIHバイオマーカー定義ワーキンググループにより「正常な生物学的プロセス，病理学的プロセス，または治療的介入に対しうる薬理学的応答の指標として客観的に測定および評価される特性値」と定義されている．

ここがポイント
高齢者AKIは，長期の臨床経過の観察が重要である

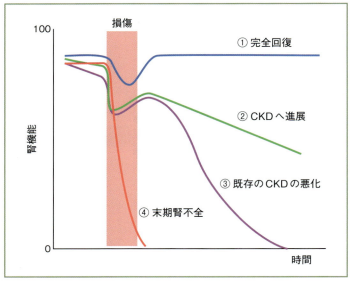

図7　AKIの自然史
AKIを発症した患者は，腎機能が①完全に回復，②回復しないときは慢性腎臓病（CKD）への進展，③既存CKDの進行速度の悪化，または④不可逆的な腎機能の喪失および末期腎不全（ESKD）への進展の可能性がある．
（Cerdá J, et al. Epidemiology of acute kidney injury. Clin J Am Soc Nephrol 2008；3：881-6 より）

閾値を低下させることを明らかにしている．AKI罹患後の影響は，血圧上昇，心血管イベントや死亡率との関連，AKI再発，CKDの新規発症やCKDへの進展に関係する．AKI発症後の臨床経過は，①完全に回復，②AKIから不完全に腎機能が回復しCKDへ移行する，③回復するが年単位でCKDへ移行，すでにCKDを有していると増悪因子となる，④AKI発症後，直接末期腎不全（ESKD）に至る，などが容易に想像される（**図7**）．高齢者では，とくに③の経過の認識が重要と考える．

a ― 短期死亡率

- 高齢者AKIの院内死亡率は，15〜40％の範囲である．最近の報告では，非透析例も含め死亡率は改善している．さらに，65歳未満と80歳以上のAKIを比較した研究でも死亡リスクに有意差は認めない．したがってAKIによる短期的な転帰は変わらないといえる．

b ― 長期死亡率

- 最近の報告では，AKIは独立して退院後の長期死亡リスク増加と関連している．eGFR 45mL/分/1.73m² 以上でAKIを発症した場合，非AKI例に比較して死亡リスクが2倍に上昇していたとの報告がある．

ここに注意
高齢者AKIでも，発症前に大きな健康障害を認めず日常生活を送れていた場合には，年齢だけで血液浄化療法を回避すべきではない

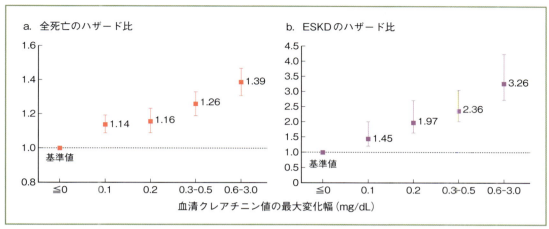

図8 血清クレアチニン値の最大変化幅と全死亡，ESKDのハザード比との関係
血清クレアチニン値の最大変化幅が大きいほど，全死亡とESKDのリスクが高くなる．
(Newsome BB, et al. Arch Intern Med 2008；168：609-16[15] より)

c ― CKD・ESKDへの移行

- AKI診療ガイドラインでは，AKI発症後のCKDへの移行リスクとして糖尿病，高血圧，心不全，低アルブミン血症，腎機能低下と加齢が抽出されている[3]．最近のメタアナリシスによると，65歳以上の高齢者はAKI後の腎機能の回復が，65歳未満に比較して約28％低い．この結果は未補正の検討で，腎臓の加齢の影響，あるいは慢性腎臓病を含む合併疾患のためかは明らかではない[14]．

- Newsomeらはメディケア加入者のうち心筋梗塞で入院した高齢者を対象に，入院後のAKI発症と予後との関係を後ろ向きに解析した．sCr値の上昇を0.1〜3.0mg/dLのあいだで4分位に分割して解析すると，最もsCr値の変化幅の大きい4分位では，糖尿病，高血圧，心筋梗塞・うっ血性心不全・脳卒中の既往率が高く，腎機能の低下がみられた．これら諸因子で補正し，sCr値の変化幅とAKI発症後のESKDへの移行率と死亡とのあいだに有意な相関があることを示した（図8）[15]．また，AKIの発症回数とCKDへの移行率に関係が示され，複数回発症例ではステージG4 CKDへの移行率が高い．

- 年齢が上がるにつれてESKDへのリスクは低下するとの相反する報告もある．高齢者AKIは合併症も多く，腎代替療法を選択せず死亡した例が多く含まれ，結果として非高齢者に比してESKDの割合が低下している可能性が推測されている．

d ― 高齢者AKI患者の機能的予後：ADLとQOL

- 高齢者AKIのアウトカムでは，生存率だけでなくADLやQOLも重要である．高齢者が対象ではないが，AKI発症後に腎代替療法を必要とした患者は，移動などの身体活動能力は低下する傾向を認めるが，QOL評価の低下

> **Advice** 水・電解質管理に加え積極的な栄養管理を！
>
> もともと栄養障害を認めない場合，初期には消化管機能が保持される程度の投与量（500 kcal/日，目標量の1/4）で開始し，最終的には20〜30 kcal/kg/日を目標とする．タンパク投与量は異化状態や透析，持続的腎代替療法（CRRT）で判断する．最大で1.7 g/現体重kg/日の投与を検討する．CRRT施行中の低リン血症は，AKIの進展，合併症，生命予後に悪影響をもたらすため補正が必要である．

は認められず，透析療法に満足した結果が報告されている．

6 高齢者AKIの治療戦略

a — 予防と保存的治療

- 高齢者におけるAKIの予防戦略は，AKIに対する脆弱性を把握し，認識することである．また日ごろから正確なGFRの把握を心がけるべきである．
- 高齢者AKIの治療方針も変わらない．医原性AKI（腎毒性ATN）または急性間質性腎炎が診断された場合，これらの原因となる薬物回避，閉塞性AKIの場合の導尿による解除と，共通して体液，電解質，酸塩基バランスの管理，適切な栄養管理を行う．急速進行性糸球体腎炎や尿細管間質性腎炎などの場合，薬物動態の変化や，日和見感染症および合併症のリスクが高いことを考慮しつつコルチコステロイドおよび免疫抑制薬を使用する．
- 高齢者AKI患者は，栄養障害を合併する場合が多い．集中治療室での栄養不良状態は，高い死亡リスクと関連している．評価する指標の選択や判断が難しいが，水・電解質管理に加えて積極的に栄養管理を行うべきである．とくに腎代替療法を避ける目的や，BUN上昇を危惧してのタンパク質の制限は注意が必要である．このことはAKI診療ガイドラインでも述べられている．

ここがポイント 高齢者AKIの予防にはAKIへの脆弱性と正確なGFRの把握を心がける

ここがポイント 高齢者AKIでは水・電解質管理と栄養管理を積極的に行う

b — 血液浄化療法

血液浄化療法の開始

- 血液浄化療法を必要とする高齢者AKI（とくに75歳以上）が増加している．AKIが高度に進展して尿毒症症状を呈した場合に，高齢者を含むAKI症例で血液浄化療法が生命予後を改善してきた．しかし，生命予後を主要評価項目にして行われたRCT研究ならびにシステマティックレビューはない．ガイドラインでは，「高齢者AKI症例においては，単なる暦年齢のみでは判断せずAKIの重症度や進行速度に加え，AKI発症前の健康状態の情報収集を十分に行い，血液浄化療法施行を考慮すべき」と述べている[3]．

アドバイス 逆にAKI発症前からADLが低い症例は，腎予後や生命予後も悪い可能性が高く，施行は十分考慮し決定する

血液浄化療法の手技・方法

- 高齢者は，血液浄化療法による電解質や浸透圧の急激な変化に起因する神経学的合併症に対してもより脆弱である．一般的に持続的血液浄化療法が間欠

的血液浄化療法よりも循環動態も安定し不均衡症候群のリスクも少なく，脆弱な高齢者には有用との意見がある．しかし，持続的な抗凝固に伴う出血リスクの増加と高いコストも考慮する必要がある．

- 持続的血液浄化療法を選択した場合，間欠的血液浄化療法よりも腎機能の改善が良いとの報告がある．持続的血液浄化療法を受けた患者の腎機能の予後を9つのスタディで検討しているが，65歳以上と未満では差を認めず，一方，間欠的血液浄化療法を受け腎機能の予後を検討した4つのスタディでは，高齢者では腎機能が回復しないリスクが50%以上に上昇している．
- 高齢者では，間欠的と持続的血液浄化療法の中間に位置づけられるSLED（sustained low-efficiency dialysis）が安全で忍容性があるとの意見もある．

7 治療の倫理的側面と問題

- 高齢者AKIは，治癒する一過性の病態ではなく，むしろ長期入院，合併症増加，そして死亡率上昇につながる病態ととらえられる．高齢のAKI患者においては腎代替療法開始の選択は，患者の生活の質に重大な影響を与えることも意識する必要がある．
- 高齢者AKIへの腎代替療法の導入，非導入という問題においては，純粋な病態からの適応判断にとどまらない総合的な判断および，患者（もしくは代諾者）との適切な対話とそこから得られる合意形成がきわめて重要であると考えられる．医療者には患者・家族とともに悩み考える"shared decision making"[★7]が求められる．
- 高齢化の進行とそれに伴う社会保障費の増大が問題となり，高齢者AKI診療にも少なからず影響を与えることが推測される．

8 今後の課題

- 高齢者ではAKIの発症が多くなっている．腎代替療法の治療効果を含め短期的生命予後は改善してきたが，長期的には死亡リスクの改善は乏しく，心血管系疾患やCKD，ESKDへの移行など，長期的な視点での管理が重要である．したがって，長期的な観察と，かかりつけ医と腎専門医の連携が求められる．
- 高齢者AKIは，加齢による影響により正確に臨床経過や予後を評価するのは困難であるが，機能的予後（ADLとQOL）の検討も含めて，今後の研究やエビデンスの発信が待たれる．高齢社会でのAKI診療は重要な問題であり，高齢者AKIに特化したガイドライン作成が待たれる．

（佐々木　環，城所研吾）

ここがポイント
高齢者AKIへの腎代替療法の適応は，患者の生活の質にも影響する

★7 shared decision making

アメリカからガイドラインが発刊されている．Shared Decision-Making in the Appropriate Initiation of and Withdrawal from Dialysis, Clinical Practice Guideline, second edition. ⓒ Renal Physicians Association. https://c.ymcdn.com/sites/www.renalmd.org/resource/resmgr/ESRD_Guidelines/Toolkit_Summary.pdf

文献

1) 内閣府．平成28年版高齢社会白書．http://www8.cao.go.jp/kourei/whitepaper/w-2016/zenbun/28pdf_index.html
2) Parr SK, Siew ED. Delayed consequences of acute kidney injury. Adv Chronic Kidney

Dis 2016 ; 23 : 186-94.
3) AKI（急性腎障害）診療ガイドライン作成委員会, 編. AKI（急性腎障害）診療ガイドライン 2016. 東京：東京医学社；2016. p.86-90.
4) Hsu CY, et al. Community-based incidence of acute renal failure. Kidney Int 2007 ; 72 : 208-12.
5) Fonarow GC, Heywood JT. The confounding issue of comorbid renal insufficiency. Am J Med 2006 ; 119 : S17-25.
6) Denic A, et al. Structural and functional changes with the aging kidney. Adv Chronic Kidney Dis 2016 ; 23 : 19-28.
7) O'Sullivan ED, et al. Renal aging : Causes and consequences. J Am Soc Nephrol 2017 ; 28 : 407-20.
8) Dinna N, et al. Acute kidney injury in the elderly. In : Neil N, et al, eds. Oxford Textbook of Clinical Nephrology. 4th ed. Oxford : Oxford University Press ; 2017. p.2038-46.
9) Mehta RL. Timed and targeted therapy for acute kidney injury : A glimpse of the future. Kidney Int 2010 ; 77 : 947-9.
10) Hsu CY, et al. The risk of acute renal failure in patients with chronic kidney disease. Kidney Int 2008 ; 74 : 101-7.
11) Waikar SS, Bonventre JV. Creatinine kinetics and the definition of acute kidney injury. J Am Soc Nephrol 2009 ; 20 : 672-9.
12) Alge JL, Arthur JM. Biomarkers of AKI : A review of mechanistic relevance and potential therapeutic implications. Clin J Am Soc Nephrol 2015 ; 10 : 147-55.
13) Vanmassenhove J, et al. Management of patients at risk of acute kidney injury. Lancet 2017 ; 389 : 2139-51.
14) Schmitt R, et al. Recovery of kidney function after acute kidney injury in the elderly : A systematic review and meta-analysis. Am J Kidney Dis 2008 ; 52 : 262-71.
15) Newsome BB, et al. Long-term risk of mortality and end-stage renal disease among the elderly after small increases in serum creatinine level during hospitalization for acute myocardial infarction. Arch Intern Med 2008 ; 168 : 609-16.

[代謝異常]

5章

電解質・代謝異常

5-1 ナトリウム異常

はじめに

- 重症患者において，血清ナトリウム（Na）濃度の異常は珍しくないが，それにより合併症や死亡率が増加すると報告されている[1,2]．
- この分野は無作為化比較対照試験が少ないので，専門家の意見，症例報告，臨床経験を参考にするが，治療はしばしば専門家の経験的推奨と患者の初期治療に対する反応に基づいている．ナトリウム異常の治療においては，基礎となる病態の理解が重要である．

1 低ナトリウム血症（hyponatremia）

a ― 定義，分類

- 低ナトリウム血症は，血清Na濃度＜135 mEq/Lの状態である．
- 血清Na濃度130〜135 mEq/Lを軽度，125〜129 mEq/Lを中等度，＜125 mEq/Lを重度に分類する．
- 低ナトリウム血症は発症から48時間以内であれば急性，発症から48時間以上であれば慢性に分類する．
- 低ナトリウム血症は，血清浸透圧により低張性，等張性，高張性に分類され，低張性低ナトリウム血症は，さらに循環血液量の減少，正常，過多に分けられる（図1）[3]．

b ― 原因，病態

- 低ナトリウム血症を呈する代表的な疾患を表1に示す[3-5]．

> **ここがポイント**
> 低ナトリウム血症はNa濃度＜135 mEq/Lの状態

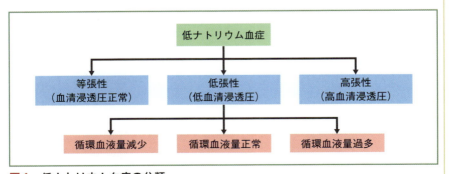

図1　低ナトリウム血症の分類
（行岡秀和．集中治療専門医テキスト〈電子版〉．一般社団法人日本集中治療医学会；2013．p.560-72[3]より）

表1 低ナトリウム血症を呈する疾患

1. 等張性低ナトリウム血症(血清浸透圧275〜295mOsm/kg・H_2O)
   偽性低ナトリウム血症(高脂血症,高タンパク血症)★1
2. 高張性低ナトリウム血症(血清浸透圧＞295mOsm/kg・H_2O)★2
   高血糖,浸透圧利尿薬(マンニトール,グリセロール)投与
3. 低張性低ナトリウム血症(血清浸透圧＜275mOsm/kg・H_2O)★3
   a. 循環血液量減少(TBW減少,体内総Na量明らかに減少)
   　1) 腎性喪失:副腎不全,過度の利尿(利尿薬:とくにサイアザイド系,浸透圧利尿薬),塩類喪失性腎症,中枢性塩類喪失症候群
   　2) 腎外性喪失:嘔吐,下痢,腸閉塞,膵炎,熱傷,発汗過多
   b. 循環血液量正常(TBW増加,体内総Na量ほぼ正常)
   　1) 抗利尿ホルモン不適合分泌症候群(syndrome of inappropriate antidiuretic hormone:SIADH)★4:急性精神疾患,中枢神経障害・脳卒中,悪性疾患,肺疾患,薬剤(多くの薬剤が原因となる:ハロペリドール,カルバマゼピンなど),外傷
   　2) 副腎不全
   　3) 甲状腺機能低下
   c. 循環血液量過多(TBW著明に増加,体内総Na量増加)★5
   　1) 肝硬変
   　2) うっ血性心不全
   　3) ネフローゼ症候群
   　4) 腎不全

TBW:体内総水分量.

表2 低ナトリウム血症の症状

重症度	症状
中等症 (moderately severe)	嘔気(嘔吐なし),錯乱,頭痛
重症 (severe)	嘔吐,心肺機能の低下,傾眠,痙攣,昏睡,Glasgow Coma Scale≦8

(谷山佳弘,ほか.臨床麻酔2017;41:613-8[7] より)

c ― 症状

- 低ナトリウム血症の症状は,血清浸透圧の変化,中枢神経系への水分移動(脳浮腫)により生じる(表2)[7].これらの症状は,低ナトリウム血症の進行の速さや程度に関係する.
- 血清Na濃度≧125mEq/Lでは無症状,急速な血清Na濃度＜125mEq/Lへの低下では症状が出現する.血清Na濃度＜110mEq/Lでは,痙攣,昏睡が出現する[8].鎮静中の人工呼吸患者は,症状がわかりにくいので注意する.

d ― 検査,鑑別

- 2014年に欧州の3学会(欧州腎臓・透析・移植学会,欧州内分泌学会,欧州集中治療医学会)合同で,低ナトリウム血症の診断・治療ガイドラインが発表されている(Clinical Practice Guideline on Diagnosis and Treatment of Hyponatremia 2014, 以下,欧州ガイドライン).

★1 偽性低ナトリウム血症

著明な高脂血症や高タンパク血症のように血清の非水性部分の増加により生じる.血清の水性部分のNa濃度は正常であるため,真の低ナトリウム血症ではない.イオン選択性電極を用いてNa濃度を測定することで減少する.

★2 高張性低ナトリウム血症

高血糖やマンニトールのようなNaを含まない高張性溶液の投与で生じる.水分が細胞から細胞外液へ移動し,血清Naが希釈され,細胞内脱水が起こる.ブドウ糖が100mg/dL増加するごとに,血清Na濃度は約2.4mEq/L減少する[6].

★3 低張性低ナトリウム血症

Na量に比べて水分量が多い場合に生じる.この病態は,体内総Na量が減少,不変,増加のいずれでも起こりうる(図1参照).

★4 抗利尿ホルモン不適合分泌症候群(SIADH)

循環血液量正常低張性低ナトリウム血症の最も一般的な原因である.SIADHでは,ADH過剰分泌によりNaの排泄は正常であるが,自由水の排泄が障害される.

★5

心不全,腎不全,肝不全のような重症患者においては,しばしば循環血液量が増加する.このとき体内の総Na量も増加していることが多い.循環血液量過多低張性低ナトリウム血症は,大量輸液により術後患者にも起こる.

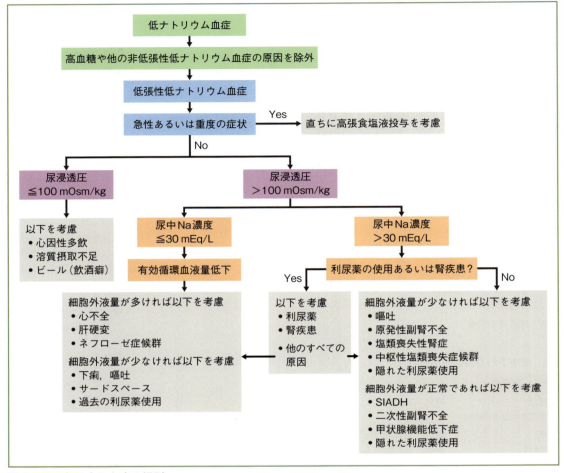

図2　低ナトリウム血症の鑑別
SIADH：抗利尿ホルモン不適合分泌症候群.
（Spasovski G, et al. Intensive Care Med 2014；40：320-31[6]より）

- 2014年の欧州ガイドラインでは，図2の診断アルゴリズムを推奨している[6].

e ― 治療

- 低ナトリウム血症の治療を行う前に，患者の体液量・循環血液量を評価することが大切である.
- 5％ブドウ糖のような低張輸液大量投与による低ナトリウム血症では，輸液の制限で十分である.
- 一方，重篤な症状を示す低ナトリウム血症（表2）[7]は，3％高張食塩水持続静注（150 mL〈2 mL/kg〉/20分）ですみやかに補正する必要がある（欧州ガイドライン，図3[6]）.
- 循環血液量が増加している場合は，フロセミドを併用する.
- 治療開始1時間で血清Na濃度が5 mEq/L上昇し，症状が改善した場合は高張食塩水の投与は中止する（症状が改善しない場合は継続）.

> **アドバイス !**
> 治療の前に患者の体液量・循環血液量を評価する

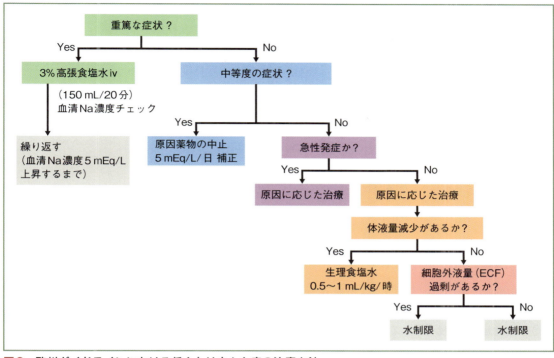

図3 欧州ガイドラインにおける低ナトリウム血症の治療方針
(Spasovski G, et al. Intensive Care Med 2014;40:320-31[6] より)

> **Advice　浸透圧性脱髄症候群**[3,7]
>
> 　浸透圧性脱髄症候群は，低ナトリウム血症の急速な補正後1～6日以内に出現する．脳の縮小が橋ならびに橋外の神経細胞の脱髄を起こし，神経学的異常を生じる．四肢麻痺，仮性球麻痺，痙攣，昏睡が出現し，死亡する場合もある．アルコール中毒，低栄養，低カリウム（K）血症，熱傷，血清Na濃度＜105 mEq/Lの患者などは，浸透圧性脱髄症候群を生じやすいので注意が必要である．また，低ナトリウム血症治療中に尿量が急に増加した場合は，血清Na濃度が上昇する危険性があるため，頻回（2時間ごと）に血清Na濃度をチェックする．

- 血清Na濃度の補正は130 mEq/Lまでにとどめる．急速補正の後は，血清Naの補正は緩やかに行い，8～10 mEq/L/日を超えないようにする（浸透圧性脱髄症候群の危険性が増加する；Advice「浸透圧性脱髄症候群」参照）．
- 中等症の症状を示す低ナトリウム血症（**表2**）[7]は，原因を調べ低ナトリウム血症を起こす薬物を中止する．3%高張食塩水（150 mL/20分）単回投与も可能である．
- 急性発症で低ナトリウム血症の症状がない場合は，原因に応じた治療を行う．
- 慢性発症で低ナトリウム血症の症状がない場合は，原因に応じた治療を行う．軽度低ナトリウム血症は治療を行わない．

アドバイス
血清Na濃度の補正は130 mEq/Lまでにとどめる

- 体液過剰低張性低ナトリウム血症の治療は，原因に対する治療，Naと水の制限，フロセミドによる利尿などである．非代償性心不全患者の重症低ナトリウム血症に対しては，体外限外濾過法（ECUM）も考慮する．
- 症状がなく慢性の低ナトリウム血症で，体液量が減少している場合は，Na欠乏と体液不足を補うために生理食塩水か乳酸リンゲル液0.5〜1.0mL/kg/時間を投与する．Na欠乏量は以下の式で推定する[4,9]．

    Na欠乏量（mEq）＝体内総水分量（TBW）×（140－実測血清Na濃度）
    ［TBW（男性）＝0.6（高齢者は0.5）L/kg×体重（kg），TBW（女性）＝0.5（高齢者は0.45）L/kg×体重（kg）］

    最初の24時間で推定Na欠乏量の50％を投与し，次の24〜72時間で残りを投与する．過度の補正はすべきでない（血清Na濃度＜135mEq/Lにとどめる）．
- 3％高張食塩水や生理食塩水1L投与による血清Na濃度の増加は，以下の式で推定できる[4]．
    ① 3％塩化ナトリウム1L投与による血清Na濃度の増加
    ＝（513－実測血清Na濃度）／（TBW＋1）
    ② 生理食塩水1L投与による血清Na濃度の増加
    ＝（154－実測血清Na濃度）／（TBW＋1）
- NaとKを含む輸液1L投与による血清Na濃度の増加は，以下の式で推定できる[9]．
    ③ NaとKを含む輸液1L投与による血清Na濃度の増加
    ＝（輸液中のNa濃度＋K濃度－実測血清Na濃度）／（TBW＋1）
- 一方，上式①〜③では，尿量，尿中Na濃度などは考慮されていないので，正確な補正には，血清Na濃度の頻回の測定が重要である（2〜8時間ごと）．ただし，一般に尿中電解質測定は必須ではない．循環血液量が減少している場合は，輸液により細胞外液量が増すと希釈尿が増加し，血清Na濃度の増加が促進することに留意する．
- 抗利尿ホルモン不適合分泌症候群（SIADH）の原因が薬剤である場合は，投与を中止する．SIADH治療の基本は水制限であるが，重症であれば，フロセミド静注や3％高張食塩水の投与が行われる．

▶ECUM：
extracorporeal ultrafiltration method

▶TBW：
total body water

2 高ナトリウム血症（hypernatremia）

a ― 定義，分類

- 高ナトリウム血症は，血清Na濃度＞145mEq/Lの状態である．
- 高ナトリウム血症は，体内総Na量に比して水分量が少ない場合に生じ，高張性であり，循環血液量の減少，正常，増加に分けられる．血清浸透圧は以下の式で表される．

    血清浸透圧（mOsm/kg・H_2O）＝2×血清Na濃度（mEq/L）＋血中尿素窒素（BUN）（mg/dL）/2.8＋血清ブドウ糖濃度（mg/dL）/18

ここがポイント
高ナトリウム血症はNa濃度＞145mEq/Lの状態

表3　高ナトリウム血症の原因

1. 循環血液量減少（TBW著明に減少，体内総Na量減少）
   [低張液の喪失]
   a. 腎外性喪失
      1) 消化管：嘔吐，下痢，経鼻胃管吸引
      2) 皮膚：熱傷，発汗過多
   b. 腎性喪失
      1) 内因性腎疾患
      2) ループ利尿薬（フロセミド）
      3) 浸透圧利尿（ブドウ糖，マンニトール）
2. 循環血液量正常（TBW減少，体内総Na量ほぼ正常）
   [純粋な水分不足]
   a. 腎外性喪失
      　発汗過多，発熱，呼吸性不感蒸泄
   b. 腎性喪失
      　尿崩症（中枢性，腎性）
   c. 本態性高ナトリウム血症
3. 循環血液量増加（TBW正常，または増加，体内総Na量増加）
   a. 高張液投与
      1) 高張食塩水の過剰投与
      2) 重炭酸ナトリウムの過剰投与
   b. 鉱質コルチコイド過剰（高アルドステロン症）

TBW：体内総水分量．
（行岡秀和．集中治療専門医テキスト（電子版）．一般社団法人日本集中治療医学会；2013．p.560-72[3]）より）

血清Na濃度の上昇により血清浸透圧は著明に増加する．

b — 原因，病態

- 高ナトリウム血症の原因を**表3**に示す[3,4,10]．
- 高ナトリウム血症は，水分の喪失あるいは高張ナトリウムの増加で生じるが，水分の喪失によるものが一般的である．
- 循環血液量減少高ナトリウム血症は，低張液の喪失で起こり，循環血液量正常高ナトリウム血症は純粋な水分不足で生じる．純粋な水分不足は，尿崩症患者で典型的に認められる★6．循環血液量増加高ナトリウム血症は，重炭酸ナトリウム大量投与による代謝性アシドーシスの治療などで生じる危険性がある．

c — 症状

- 高ナトリウム血症の症状は，中枢神経系の血清浸透圧の変化（細胞内脱水）に関係する．
- 口渇，嗜眠，過敏，不穏，反射異常亢進，痙攣，昏睡が出現する（脳出血合併の危険性もある）．
- 上記症状や予後は，高ナトリウム血症の程度や進行の速さに関係する（血清Na濃度＞160mEq/Lでは，75％以上の高死亡率である）．
- 高齢者は，症状が出現しにくいので注意が必要である．

★6 尿崩症

尿崩症[4,11]は，中枢性尿崩症と腎性尿崩症に分けられる．中枢性は抗利尿ホルモン（ADH）の合成・放出障害であり，腎性はADHの腎における反応の欠乏である（リチウム投与で生じる）．中枢性尿崩症はデスモプレシン投与で治療が可能である．

▶ADH：
antidiuretic hormone

d ― 検査，鑑別

- 体重減少，脈拍数増加，血圧低下，尿量減少，尿中Na濃度＜10mEq/L，BUN/血清クレアチニン濃度＞20は体液量減少を考慮する．
- 尿量がきわめて多い場合は尿崩症を疑う（低張尿3〜15L/日，水制限試験も時に行われる）．

e ― 治療

- 患者の体液量・循環血液量の評価が重要である．
- 急性高ナトリウム血症では，脳浮腫を防ぐために1〜2mEq/L/時以下の速度で補正する．
- 慢性高ナトリウム血症の補正は，脳浮腫，脳ヘルニア予防のため，0.5mEq/L/時以下の速度でゆっくりと行う[4]．
- 水分欠乏高ナトリウム血症患者では，水分欠乏量を以下の式で推定する[10]．

    水分欠乏量(L) = TBW × (1 − [140/実測血清Na濃度])
    [TBW(男性) = 0.5L/kg × 体重(kg)，TBW(女性) = 0.4L/kg × 体重(kg)]

- 最初の24時間で，推定水分欠乏量の50％を投与し，次の24〜72時間で残りを投与する．
- 血清Na濃度は，最大10〜12mEq/L/日の補正にとどめる（最終的には145mEq/Lまで補正する）．
- 循環血液量減少患者や低血圧患者では，生理食塩水か乳酸リンゲル液を投与し，循環動態を安定させた後に，高ナトリウム血症の補正のため，5％ブドウ糖，低張食塩水(0.225％または0.45％塩化ナトリウム)を投与する．
- 5％ブドウ糖や0.45％塩化ナトリウム1L投与による血清Na濃度の減少は，以下の式で推定できる[4]．
  ① 5％ブドウ糖1L投与による血清Na濃度の減少
     = (0 − 実測血清Na濃度)/(TBW + 1)
  ② 0.45％塩化ナトリウム1L投与による血清Na濃度の減少
     = (77 − 実測血清Na濃度)/(TBW + 1)
- 高ナトリウム血症の症状があれば，2〜4時間ごとに血清Na濃度を測定する．症状が消えれば4〜8時間ごとに測定する．
- 循環血液量増加高ナトリウム血症は，一般には高張食塩水，重炭酸ナトリウム，生理食塩水投与の結果生じる医原性合併症である．Na除去，Na制限，利尿薬の使用，5％ブドウ糖や低張食塩水投与を行う．

おわりに

- ナトリウム異常は重症患者によくみられる合併症であるが，予後と関係するため注意が必要である．

（行岡秀和）

> **ここがポイント**
> 体液量・循環血液量の評価が重要

> **アドバイス**
> 補正は最大10〜12mEq/L/日にとどめる

文献

1) Funk GC, et al. Incidence and prognosis of dysnatremias present on ICU admission. Intensive Care Med 2010;36:304-11.
2) Stelfox HT, et al. The epidemiology of intensive care unit-acquired hyponatraemia and hypernatraemia in medical-surgical intensive care units. Crit Care 2008;12:R162.
3) 行岡秀和. 電解質異常（ナトリウム, カリウム, カルシウム, マグネシウム, リン）. 岡元和文, ほか編. 集中治療専門医テキスト（電子版）. 一般社団法人日本集中治療医学会；2013. p.560-72.
4) Kraft MD, et al. Treatment of electrolyte disorders in adult patients in the intensive care unit. Am J Health Syst Pharm 2005;62:1663-82.
5) 清田和也. 低ナトリウム血症. 救急・集中治療 2008;20:77-81.
6) Spasovski G, et al. Clinical practice guideline on diagnosis and treatment of hyponatraemia. Intensive Care Med 2014;40:320-31.
7) 谷山佳弘, 有馬秀二. 低ナトリウム血症. 臨床麻酔 2017;41:613-8.
8) Lee JW. Fluid and electrolyte disturbances in critically ill patients. Electrolyte Blood Press 2010;8:72-81.
9) Adrogué HJ, Madias NE. Hyponatremia. N Engl J Med 2000;342:1581-9.
10) Adrogué HJ, Madias NE. Hypernatremia. N Engl J Med 2000;342:1493-9.
11) 本多 満, ほか. 高ナトリウム血症. 救急・集中治療 2008;20:71-6.

5-2 カリウム異常

はじめに

- 成人体内のカリウムイオン（K^+）総量は約3,500 mEqである．筋肉に約3,000 mEq，赤血球に約240 mEq，肝臓に約200 mEq存在する．ただし，体内K^+の98％は細胞内液に存在する．細胞外液のK^+はわずか2％である．
- 細胞内液のK^+濃度は150 mEq/Lと高い．一方，細胞外液のK^+濃度は3.5〜5.0 mEq/Lと低い．細胞内液と外液のこの大きなK^+勾配は，ほぼすべての体細胞膜にあるナトリウムイオン（Na^+）/K^+ ATPaseポンプ★1によって維持されている．
- 成人の食事からのカリウム（K）総摂取量は50〜100 mEq/日である．食事による1日のK総摂取量は細胞外液K^+総量より多い．したがって，K^+排出能が障害されると容易に高カリウム血症となる[1-4]．
- K^+排出の90％は腎に依存する．残り10％は便や汗からの排出である．腎からのK^+排出は腎皮質集合管で行われる．皮質集合管のK^+排出量は皮質集合管へ達したK^+量，尿量，ナトリウム（Na）量，アルドステロン，酸塩基平衡の影響を受ける[1-4]．

1 低カリウム血症 (hypokalemia)

- 低カリウム血症とは血清K^+＜3.5 mEq/Lのことである．血清K^+ 3.4〜3.0 mEq/Lを軽度，2.9〜2.5 mEq/Lを中等度，2.5 mEq/L未満を重度低カリウム血症とする．
- 低カリウム血症は，K摂取の減少，K^+の細胞内シフト，腎性K^+喪失，非腎性K^+喪失で起こる[1-4]．
- 実際の血清K^+値は低くないのに検査上で低くなることがある．これを偽性低カリウム血症という．白血球数が10万以上ある血液検体を室温に放置した場合に，検体中の白血球が血清K^+を細胞内に取り込み偽低値が生じる．また，インスリン投与直後に採血すると検体中の血清K^+は約0.3 mEq/L低

★1 Na^+/K^+ ATPaseポンプ

細胞膜のNa^+/K^+ ATPaseポンプは，細胞内のATPを1個消費し細胞内から3個のNa^+を細胞外へ汲み出し，細胞外から細胞内へ2個のK^+を汲み入れている．こうして細胞内K^+濃度が定常状態になると，汲み入れられた余分なK^+は細胞膜のK^+チャネルを介して細胞外へ漏出する．

▶ATPase：adenosine triphosphatase

ここに注意
偽性低カリウム血症では実際の血清K^+値は低くないのに検体中で低くなることがある

Advice 細胞外液量の計算

細胞外液K^+総量を計算する．体重60 kgの人の20％が細胞外液量とすると，細胞外液量＝60×0.2＝12 Lとなる．細胞外液のK^+濃度を4 mEq/Lとすると，細胞外液のK^+総量＝4 mEq/L×12＝48 mEqとなる．したがって，細胞外液K^+総量は1日のK総摂取量（50〜100 mEq/日）より少ない．

くなる.

a ― 原因

▶ カリウム摂取の減少
- K摂取の減少で重度の低カリウム血症が生じることはまれである．正常腎は，体内K^+量が減少するとK^+排泄を最大10mEq/日まで抑制できる．このK^+排出抑制には約2週間を要する．この間，体内K^+量は徐々に減少する．しかし，体内K^+総欠乏量が300mEqを超えることはない．

▶ カリウムの細胞内シフト
- K^+の細胞内シフトが生じると血清K^+は低下する[2-4]．K^+の細胞内シフトは，インスリン，アルドステロン，カテコラミン（$β_2$受容体刺激★2），アルカローシス，周期性四肢麻痺★3，巨赤芽球性貧血★4，甲状腺中毒症★5などで起こる．アルカリ血症ではpHが0.1上昇すれば血清K^+は約0.3mEq/L低下する．

▶ 腎性カリウム喪失
- 腎性K喪失には種々の原因がある．代謝性アシドーシス，代謝性アルカローシス，酸塩基障害を伴わないものがある[4]．

1. 代謝性アシドーシスを伴うもの
- 低カリウム血症を伴う尿細管性アシドーシスには，遠位尿細管における水素イオン（H^+）分泌の排泄障害（I型），近位尿細管における重炭酸イオン（HCO_3^-）の再吸収障害（II型）がある．
- 糖尿病性ケトアシドーシス，遠位尿細管が障害されるトルエン中毒やシンナー吸入，炭酸脱水酵素阻害薬（アセタゾラミド〈ダイアモックス®〉），尿管S状結腸吻合術でも低カリウム血症と代謝性アシドーシスを起こす．

2. 代謝性アルカローシスを伴うもの
- 過剰なHCO_3^-は再吸収されにくい陰イオンとして働き，腎臓の集合管へNa^+を運び，そこでNa^+とK^+交換を増し，K^+排泄を増す．
- 代謝性アルカローシスは常に低カリウム血症を伴う．その理由はアルカローシスを起こす原因そのものも血清K^+減少を起こすからである．原因としては，嘔吐や経鼻胃チューブ，利尿薬，高二酸化炭素血症，原発性アルドステロン症，続発性アルドステロン症（肝硬変，Gitelman症候群，Bartter症候

Topics　副腎偶発腫瘍

画像診断の発達に伴い副腎腫瘍が偶然発見される例が増えている．副腎偶発腫瘍（accidental incidentaloma）という．日本の副腎偶発腫瘍（3,678例）の集計では，非機能性副腎腺腫が50.8%と多い．しかし，低カリウム血症を起こすコルチゾール産生腺腫が10.8%，アルドステロン産生腺腫が5.1%と機能性副腎腺腫も少なくない[5]．Cushing症候群，原発性アルドステロン症などは低カリウム血症の原因として注意を要する．

★2 $β_2$受容体刺激

細胞膜のNa$^+$/K$^+$ATPaseポンプを刺激し細胞内へのK$^+$移動を増し血清K$^+$低下を起こす．心筋梗塞，振戦せん妄，重症頭部外傷，喘息治療薬の$β_2$受容体刺激で観察される．同じ喘息治療薬のテオフィリン中毒でも細胞内へのK$^+$移動が起こる．テオフィリンで低カリウム血症が起こる機序は不明である．

★3 周期性四肢麻痺

反復性に骨格筋の脱力発作が生じる疾患である．家族性と症候性がある．発作時の血清K値により低K性，正K性，高K性の3群に分類される．発症頻度は，低K性が最も多く，正K性は少ない．家族性低カリウム血症性周期性四肢麻痺は常染色体優性で細胞内へのK$^+$移動を起こし，筋脱力を起こす．糖質に富む食事が引き金となる．発作時のK$^+$は3mEq/L未満となる．

★4 巨赤芽球性貧血

重症の巨赤芽球性貧血では治療開始後に赤血球内へのK$^+$移動が起こり低カリウム血症を起こす．治療開始2日後に起こることが多い．

★5

甲状腺中毒症に低カリウム血症が合併することがある．アジア人に多い．

群），偽アルドステロン症（甘草〈グリチルリチン〉を含む漢方薬などの副作用，Liddle症候群），血中コルチゾールが過剰なCushing症候群，鉱質コルチコイド過剰症候群がある．

3．酸塩基平衡障害を伴わないもの

- 急性腎傷害の回復期，尿路閉塞解除後の利尿期（post-obstructive diuresis），浸透圧利尿が腎性K喪失を起こす[4]．機序はNaが集合管に大量に運ばれ，そこでK喪失が増すことによる．生理食塩水投与でも低カリウム血症が起こることがある．マグネシウム（Mg）枯渇も複雑な機序で腎性K喪失を起こす．
- 腎性尿崩症 ★6 も低カリウム血症を起こす．腎性尿崩症は低カリウム血症自体でも起こるが，低カルシウム（Ca）血症，慢性腎盂腎炎，医薬品の副作用でも起こる．
- ペニシリンも再吸収されにくい陰イオンとして集合管へのNa運搬を増し，Na^+-K^+交換を増す．ゲンタマイシンなどのアミノグリコシド系薬とシスプラチンは直接尿細管を障害し，K^+喪失を起こす．

▶ 非腎性カリウム喪失

- 重症下痢では消化管からのK^+喪失とともにHCO_3^-喪失による代謝性アシドーシスを起こす．慢性の下剤乱用は低カリウム血症と代謝性アルカローシスを起こす．直腸S状結腸の絨毛腺腫は，多量の粘液性下痢により低カリウム血症とともに脱水，代謝性アシドーシスを起こす．
- 汗は約9mEq/LのK^+を含む．激しい運動では発汗量は12L/日に達するので相当なK^+喪失を起こす．

b ― 臨床症状

- 血清K^+が3.0mEq/L未満の中等度および重度の低カリウム血症でなければ症状は起こらない．
- 脱力，易疲労，麻痺，筋肉痛，下肢筋痙攣を起こす．平滑筋機能も障害され便秘，麻痺性イレウスを起こす．重度の低カリウム血症では完全麻痺，低換気，横紋筋融解を起こすことがある[2-4]．

c ― 診断

- 原因が不明なときは，1日の尿中K^+排出量と酸塩基平衡を調べる[2-4]．
- 1日蓄尿で尿中K^+排出が20mEq/日以上であれば腎性低カリウム血症を考える．20mEq/日未満のときは非腎性低カリウム血症を考える．
- 低カリウム血症があり，ある時点での尿（スポット尿）K^+が15mEq/L未満であれば腎はK^+保持能力があることを意味し，腎性低カリウム血症の可能性は低い．
- 酸塩基平衡の異常があるかないかを確認する．酸塩基平衡の異常は細胞内K^+移動や腎性K^+排出に影響する．代謝性アシドーシスを伴う低カリウム血症であれば鑑別診断は狭まる ★7．
- 心電図では，T波の平坦化と逆転，高いU波，ST低下，QT間隔の延長をみ

ここに注意

腎性K喪失が持続するときはMg枯渇を考慮するべき

★6 腎性尿崩症

腎尿細管細胞の抗利尿ホルモンに対する感受性が低下し，尿濃縮障害が惹起されて多尿を起こす疾患．先天性と後天性がある．後天性腎尿崩症の原因となる医薬品は，気分安定薬（炭酸リチウム〈リーマス®〉），抗リウマチ薬，抗HIV薬，抗生物質（イミペネム・シラスタチンナトリウム配合〈チエナム®〉），抗ウイルス薬（ホスカルネットナトリウム水和物〈ホスカビル®〉）など広範囲にわたる．

★7

transtubular potassium gradient（TTKG）の計算が腎皮質集合管におけるK^+排出能の指標としてK異常症の鑑別診断に利用されてきた．しかし，TTKG算出の根拠となる前提が崩れたことから，原著者自身がTTKG計算は意味がないと報告している[6]．

表1 軽度と重度の低カリウム血症の治療

経口的補正	方法	軽度の低カリウム血症は経口的補正を考慮する．経口薬には，塩化カリウム（スローケー®：徐放錠，600mg〈K 8mEq〉，1回2錠，1日2回など），グルコン酸カリウム（グルコンサンK®：錠5mEq，1回2錠，1日3〜4回など），L-アスパラギン酸カリウム（アスパラカリウム®：錠300mg〈K 1.8mEq〉，1回1〜3錠，1日3回など）がある
	注意点	L-アスパラギン酸カリウムは塩化カリウムに比べ2倍以上組織移行性がよい．塩化カリウムやグルコン酸カリウムとL-アスパラギン酸カリウムのK投与量（mEq）を同量とすると過剰投与となる
経静脈的補正	方法	重度の低カリウム血症では経静脈的補正を行う．塩化カリウム（K.C.L.®：点滴液15%，2モル/20mL/A〈K 40mEq〉，L-アスパラギン酸カリウム（アスパラカリウム®：1,712mg〈K 10mEq〉/10mL/A）などがある．注射用水で希釈し，通常はK投与速度が10mEq/時以下で点滴補正する
	注意点	K.C.L.®（2mEq/mL）はアスパラカリウム®（1mEq/mL）の2倍の濃度である．希釈時に注意する．点滴速度は，特別な場合を除いて，K投与速度が20mEq/時を超えるべきではない．輸液中のK濃度が30mEq/L以上になると静脈炎を起こす

る．重度の低カリウム血症ではPR間隔の延長，低電位，QRS complexの拡大を起こし危険な不整脈を生じる．とくにジギタリス使用下では重症不整脈を起こす可能性がある．

d ─ 治療（表1）

- K補正の原則として，無理な急速補正はしない，過剰補正は絶対にしない．治療の根幹は原因を除くことである．原因除去ができれば，異常値は自然に改善する．
- 体内総K欠乏量を推定する．血清K値が1mEq/L低いと体内総K量の10%欠乏または約300mEqの欠乏がある．
- 代謝性アルカローシスでは，pHが0.1下がると血清K^+値は約0.3mEq/L上昇する．代謝性アシドーシスでは，pHが上昇すれば血清K^+値はさらに低下する．したがって，代謝性アシドーシスを合併した低カリウム血症は治療の緊急度が高い．
- 低カリウム血症は低マグネシウム血症を伴うことが多い．K補正にはMg補正が不可欠である[4]．

2 高カリウム血症（hyperkalemia）

- 高カリウム血症とは血清K^+が5.0mEq/Lより高い場合をいう．血清K^+ 5.0〜5.9mEq/Lを軽度，6.0〜6.9mEq/Lを中等度，7.0mEq/L以上を重度の高カリウム血症とする．
- 高カリウム血症は，腎不全，K^+の細胞外シフト，アルドステロン欠乏または反応性の低下，種々の薬剤で起こる[2-4]．
- 偽性高カリウム血症は，検査ミス，採血時の溶血，採血バンド後に拳を繰り返し強く握ったとき，100万/μL以上の血小板増多症，20万/μL以上の白血球増多症，単核症，検査前に赤血球からK^+が漏れ出す家族性偽性高カリウ

> **ここに注意**
> K補正の原則は，無理な急速補正をしない，過剰補正は絶対にしない

> **ここがポイント**
> 偽性高カリウム血症の存在に注意する

ム血症で起こる[3,4].

a ― 原因

🟩 腎不全
- 正常腎は，体内Kが過剰なときはK排出能を最大10mEq/kg/日まで増すことができる．K含有量が高い野菜などを大量に摂取しても，正常腎ではK排泄を増すことで体内K量の恒常性を維持している[1,4].
- 体重60kgの人のK排出能は最大600mEq/日である．糸球体濾過率が正常の10%まで低下していれば，最大K排出能は体重60kgで60mEq/日まで低下している．通常，成人が食事から摂取するK量は約1mEq/kgである．体重60kgでは約60mEq/日である．濾過率が正常の10%まで低下した人では，通常の食事ではこの時点で高カリウム血症が進展することになる．
- 腎不全では腎からのK排出量は減少する．腎不全下の最大K排出能は糸球体濾過率に比例すると考えてよい．一方，腎傷害の程度は中程度以下であるにもかかわらず高カリウム血症があれば，高カリウム血症の原因は腎以外にある[4].

🟩 アルドステロン欠乏またはアルドステロンへの反応不良
- 4型尿細管性アシドーシスは，アルドステロン産生低下またはアルドステロンに対する遠位尿細管の反応不良が原因で高カリウム血症を起こす[1-4].
- 自己免疫疾患，結核浸潤，癌浸潤，出血を原因とする原発性副腎不全もコルチゾールとアルドステロン欠乏を招き高カリウム血症を起こす．
- 低レニン性低アルドステロン症候群（syndrome of hyporeninemic hypoaldosteronism：SHH）は，血漿の低レニン活性と低アルドステロン血症および高カリウム血症を特徴とする．軽度の代謝性アシドーシスと軽度〜中程度の腎傷害を伴うことが多い．糖尿病などを主な原因とする．
- 腎尿細管のアルドステロンへの反応不良は種々の間質性腎傷害で起こる．臨床症状は低アルドステロン血症と類似するが，血漿レニン活性とアルドステロン値は低くない．

🟩 カリウムの細胞外シフト

1. 代謝性および呼吸性アシドーシスによるもの
- 代謝性および呼吸性アシドーシスではH^+が細胞内へ移動しK^+の細胞外シフトが起こる[2-4]．代謝性アシドーシスでは，pHが0.1低下するごとに血清K^+は約0.7mEq/L高くなる．呼吸性アシドーシスでは，pHが0.1低下するごとに血清K^+は約0.3mEq/L高くなる．乳酸アシドーシスやケトアシドーシスなどの有機酸性アシドーシスでは，K^+の細胞外シフトは起こらない．

2. 周期性四肢麻痺
- 高カリウム血症性周期性四肢麻痺は常染色体優性で，血清K^+は6.0〜8.0mEq/Lに達する．過度の運動，暴飲暴食，寒冷曝露，空腹により，反復する四肢筋の対称性の脱力発作が起こる．呼吸筋障害はない．数時間〜数日持続する．

> **ここがポイント**
> 糸球体濾過率が正常値の20％以上もあるのに高カリウム血症があれば高カリウム血症の原因は腎以外にある

3. 大量の細胞破壊
- 挫滅症候群や腫瘍崩壊症候群による大量の細胞破壊は細胞内K^+の細胞外への大量放出を起こし，高カリウム血症をきたす．

▶薬剤性高カリウム血症
1. カリウムを含む薬剤
- K製剤，塩化Kを含む薬剤，ベンジルペニシリンカリウム（注射用ペニシリンGカリウム®，100万単位に1.7 mEqを含む）などがある．

2. カリウムの細胞外シフト
- ジギタリス中毒では細胞膜のNa^+/K^+ ATPaseポンプが抑制され高カリウム血症を起こす．脱分極性筋弛緩薬サクシニルコリン（スキサメトニウム）は，重度熱傷，脊髄損傷，神経筋疾患では筋細胞膜のK透過性を増し重度の高カリウム血症を招く．β遮断薬はK^+の細胞外シフトにより血清K^+を約0.1～0.2 mEq/L上昇させる．マンニトールは浸透圧効果で血清K^+を上げる．

3. アルドステロン欠乏またはアルドステロン不応性
- 低アルドステロン血症または尿細管のアルドステロンへの反応不良を起こす薬剤には，非ステロイド性抗炎症薬（NSAIDs），アンジオテンシン変換酵素阻害薬（ACE阻害薬），アンジオテンシンⅡ受容体拮抗薬（ARB），抗凝固薬ヘパリン（heparin-induced hypoaldosteronism），免疫抑制薬（シクロスポリン，FK506），カリウム保持性利尿薬（カンレノ酸カリウム〈ソルダクトン®〉など），抗真菌薬ペンタミジン，タンパク分解酵素阻害薬ナファモスタットメシル酸塩などがある．これらの薬剤は軽度の慢性高カリウム血症を起こすことが多い．K負荷または腎機能障害を合併すると高度の高カリウム血症となる．

▶NSAIDs：
nonsteroidal anti-inflammatory drugs

▶ACE：
angiotensin converting enzyme

▶ARB：
angiotensin Ⅱ receptor blocker

b ― 臨床症状
- 血清K^+ 6.5 mEq/L以上で臨床症状は出現する．高カリウム血症の問題点は，血清K^+が心筋細胞の膜電位に影響を及ぼし致死的な不整脈を起こすことである．頻脈，意識消失，突然の心停止となる．重症高カリウム血症は，骨格筋細胞膜の部分的な脱分極をも起こし，脱力，弛緩性麻痺となる．呼吸筋が障害されると低換気が起こる．

c ― 診断
- 高カリウム血症を起こす原因がなく無症状のときは，まず偽性高カリウム血症を疑う．また，腎性K排出量とレニン・アンジオテンシン・アルドステロン系の評価を行うと，高カリウム血症の鑑別診断を狭めることができる．
- 心電図では，T波の増高またはテント状Tを認める．高カリウム血症が進行するとPR間隔延長，QRS拡大，房室伝導遅延，P波平坦化が起こる．さらにK高値が進行すると心室固有調律，深いS波を伴うwide QRS，T波が融合した正弦波（sine wave）となり（**図1**）[7]，心室細動を起こす．

5章 電解質・代謝異常

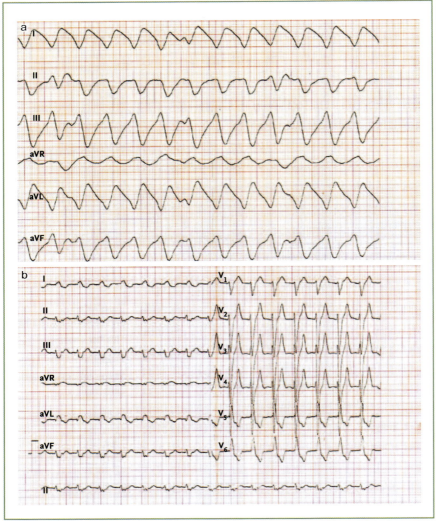

図1 高カリウム血症で起きた正弦波（sine wave）
62歳男性．慢性腎不全．酸素飽和度の低下あり．
a：P波なし，規則正しい正弦波（sine wave）型のwide QRS complexあり．血清K値 9.1mEq/Lであった．
b：塩化Caと炭酸水素Naの投与，グルコース・インスリン療法を行いながら血液透析を施行．治療開始24時間後はQRS complexは狭まり，左脚ブロック型の洞調律となった．高カリウム血症が生じると，テント状TとPR間隔の延長から始まり，QRS拡大とP波消失を起こす．時に正弦波となり心室細動に移行する．
（Petrov DB. N Engl J Med 2012；366：1824[7]より）

d—治療

- 心電図変化を伴った高カリウム血症は緊急事態である．心電図の持続モニターを開始する．K製剤および血清K値を上昇させる薬剤は中止する．緊急処置を示す（**表2**）．
- 慢性期治療では，食習慣を改善し，高カリウム食品を避ける．経口投与によ

表2 緊急時の高カリウム血症の治療手順

手順1：グルコン酸カルシウム投与	投与法	8.5%グルコン酸カルシウム10mL（カルチコール®10mL Ca：0.39mEq/mL）を5分で静注．効果は2～3分で生じ約1時間持続．投与5分後に心電図の改善がなければ同量を再投与
	作用機序	心筋細胞膜を安定化させ高カリウム血症による心筋作用に拮抗する
	注意点	ジギタリス中毒を伴う場合は中毒が増悪する．ジギタリス服用中の人ではカルチコール®は100mL生理食塩水で希釈し，心電図監視下でゆっくり点滴投与
手順2：グルコース・インスリン療法	投与法	50%ブドウ糖50mL（25g）に10単位のレギュラーインスリン（インスリンヒト；ヒューマリンR®など）を加え15～30分で点滴静注．30～60分で効果が出現し約1時間持続する
	作用機序	K^+の細胞内シフトを起こす
	注意点	高血糖を起こす可能性．もともと高血糖がある場合はブドウ糖に対するヒューマリンR®の比率を血糖値を参考に増す
手順3：炭酸水素ナトリウム（$NaHCO_3$）投与	投与法	代謝性アシドーシスがあれば，50mEq/Lの炭酸水素ナトリウム（メイロン®8.4%：1mEq/mL，メイロン®7%：0.84mEq/mL）を5分で静脈注射．$NaHCO_3$の必要投与量＝不足塩基量（mEq）×体重（kg）×0.2で計算し，必要ならさらにこの半量を投与．半量投与の10分後に血液ガスを再測定しpH 7.40未満とする
	作用機序	アシドーシスを改善すると細胞外K^+が細胞内へ移動する
	注意点	メイロン®は生理食塩水の5倍以上のNa負荷を起こし高ナトリウム血症を招く．低カルシウム血症下では痙攣やテタニーを招く
手順4：フロセミド静注	投与法	フロセミド（ラシックス®など）20～60mg静注する．30分～2時間持続する
	作用機序	腎からのK^+排泄を増す
	注意点	利尿がなければ効果はない
手順5：イオン交換樹脂の投与	投与法	ポリスチレンスルホン酸ナトリウム（ケイキサレート®）とポリスチレンスルホン酸カルシウム（カリメート®）は，1回量15gを水50mLに懸濁し服用/1回量30gを水100mLに懸濁し注腸．血清K^+を1～2時間以内に0.5～1.0mEq/L下げ，4～6時間持続する
	作用機序	ケイキサレート®は腸管内でNa^+とK^+の交換を促進．カリメート®は結腸付近でCa^{2+}とK^+との交換を促進
	注意点	ケイキサレート®はNaを体内に蓄積させ浮腫や血圧上昇の可能性あり．従来，便秘防止のためにソルビトール溶液での懸濁が行われてきた．しかし，結腸壊死を起こすのでソルビトール液は使用禁止
手順6：血液透析	方法	最も確実な方法である．重度高カリウム血症では緊急透析の準備を迅速に開始する
	注意点	透析機器の準備や血管確保に時間を要する．少なくとも，確実な効果が見込まれるグルコン酸カルシウム投与とグルコース・インスリン療法を開始しながら血液透析を準備する

> **Topics　高カリウム血症治療薬**
>
> **$β_2$受容体刺激薬**：喘息治療薬としての$β_2$受容体刺激薬は血清Kの細胞内シフトを起こす[2-4]．日本ではサルブタモール硫酸塩（ベネトリン®）吸入，欧米ではアルブテロール（albuterol）吸入が報告されている．ただし，ベネトリン®吸入は保険適用外である．アルブテロールは日本では未発売である．$β_2$受容体刺激薬の効果は3～5分で発現し，2～4時間持続する．
> **新規K吸着薬patiromer**：有用性が報告されている[8]．patiromerはK^+が多い遠位結腸でKとCaを交換し高カリウム血症を改善する．
> **その他**：新規の選択的陽イオン交換樹脂sodium zirconium cyclosilicateも開発中である．

るアルカリ化での代謝性アシドーシスの補正,利尿薬によるK利尿,低アルドステロン症では外因性に電解質コルチコイドを投与する.

(岡元和文)

文献

1) Gumz MJ, et al. An integrated view of potassium homeostasis. N Engl J Med 2015;373:60-72.
2) Viera AJ, Wouk N. Potassium disorders:Hypokalemia and hyperkalemia. Am Fam Physician 2015;92:487-95.
3) Mutneja A, et al. Hypokalemia. Hyperkalemia. In:Bhat P, et al, eds. The Washington Manual of Medical Therapeutics. 35th ed. Philadelphia:Lippincott Williams & Wilkins;2016. p.367-71.
4) Preston RA. Hypokalemia. Hyperkalemia. In:Preston RA, ed. Acid-Base, Fluids, and Electrolytes Made Ridiculously Simple. 6th printing. Miami:MedMaster, Inc;2002. p.77-96.
5) 柳瀬敏彦. 副腎偶発腫瘍. 門脇 孝, ほか監修. 日常診療に活かす診療ガイドライン UP-TO-DATE 2016-2017. 大阪:メディカルレビュー社;2016. p.392-6.
6) Kamel KS, et al. Intrarenal urea recycling leads to a higher rate of renal excretion of potassium:A hypothesis with clinical implications. Curr Opin Nephrol Hypertens 2011;20:547-54.
7) Petrov DB. An electrocardiographic sine wave in hyperkalemia. N Engl J Med 2012;366:1824.
8) Weir MR, et al. Patiromer in patients with kidney disease and hyperkalemia receiving RAAS inhibitors. N Engl J Med 2015;372:211-21.

5-3 糖尿病：急性期血糖管理

はじめに

- 救急領域，集中治療領域では，耐糖能異常を管理することが多い．救急外来では，別な主訴で受診した患者が，高血糖や低血糖を合併していることを偶然発見する場合も多い．これは，交感神経緊張に伴うインスリン分泌抑制とグルカゴン分泌促進，高コルチゾール血症による影響，サイトカインによるインスリン効果器におけるインスリン抵抗性，膵細胞障害に伴うインスリンやグルカゴンの分泌低下などによる．
- また，緊急性の高い代謝異常病態として，糖尿病性ケトアシドーシス（DKA）や高血糖高浸透圧症候群（hyperglycemic hyperosmolar syndrome：HHS）などにも注意が必要となる．1型糖尿病は，ケトーシスやケトアシドーシスを伴って，感冒症状や腹痛の後に発症する場合も多い．インスリン治療中の糖尿病患者では，入院中を含めたシックデイに注意する必要がある．発熱，嘔吐，下痢などの感冒様所見に併発して，著しい高血糖やケトアシドーシスに陥りやすい．本項では，このような急性期の糖尿病病態を，概念，機序，治療の観点からまとめる．

▶DKA：
diabetic ketoacidosis

1 糖尿病管理の概念

- 糖尿病（diabetes mellitus）は，インスリン作用の低下により高血糖が導かれる病態である．一般外来などのように自覚症状を聴取できる場合には，口渇，多飲，多尿，体重減少などの症状の聴取により糖尿病を疑って検査を進めるが，救急・集中治療領域では，血液ガス分析や血液・生化学検査による異常血糖値から臨床的糖尿病として，インスリンの持続投与を開始する場合も多い．糖尿病の管理においては，成因を病態学的に評価し，血糖コントロールを行う必要がある．糖尿病を管理するための概念は，原則として以下の4つの要素として整理される．

a—インスリンの作用低下の機序の概念

- 糖尿病は，インスリンの作用低下により糖，タンパク，脂質のすべての代謝に異常が生じる病態であり，ランゲルハンス島の膵β細胞からのインスリンの分泌低下，インスリンが作用する効果器のインスリン感受性低下（インスリン抵抗性★1）の2つの機序に留意する．インスリン量の低下に加えて，インスリン受容体作用の減弱によりインスリン作用が低下し，結果として高血糖が生じる．高血糖が存在する場合でインスリン作用が低下している際には，糖タンパクによる炎症の増強，免疫力低下，そしてタンパクおよび脂質

★1 インスリン抵抗性

インスリン反応性が低下することを，インスリン抵抗性とよぶ．これは，インスリンとインスリン受容体を介した細胞内情報伝達系の異常による．

の保持に異常をきたすことを念頭におく．急性相反応として，痩せの進行，intensive care unit-aquired weakness（ICU-AW）として，高血糖に随伴するインスリン作用低下の機序に注意した管理とする．

b ― 遺伝要因と環境要因を評価する概念

- 糖尿病が発症する要因には，遺伝的要因と環境的要因が関与しており，膵β細胞の量と機能の低下によるインスリン供給量の低下に遺伝と生体環境が関与する．遺伝と環境の各要因は，救急・集中治療管理前の段階ですでに糖尿病として評価されている場合が多い．
- インスリン抵抗性の環境要因としては，肥満，炭水化物などの食事，アルコールやタバコなどの嗜好品，服用薬，身体活動性などが影響する．耐糖能異常（IGT）が生じる隠れた要因を検索する必要がある．

▶IGT：impaired glucose tolerance

c ― 糖尿病重篤化の概念

- 糖尿病の代謝異常が軽度である場合は，患者は自覚症状をもたず，耐糖能異常が潜伏している場合がある．重症感染症などの侵害刺激をきっかけとしてケトアシドーシスや高血糖高浸透圧症候群などを生じ，致死的状態となる場合があり，潜在的糖尿病の危険性に注意する．このような致死的代謝病態の誘導にも注意する．

d ― 多臓器不全誘導の危険性としての概念

- 高血糖によりさまざまなタンパクが糖化されることが知られている．これらの受容体は，receptor of advanced glycation end-products（RAGE）などとして知られており，糖化タンパク（advanced glycation end-products：AGE）を作動分子として，炎症や細胞死を誘導する．
- また，ブドウ糖の代謝経路におけるポリオール経路の促進によるソルビトール蓄積による細胞内浸透圧上昇，ソルビトールから代謝されるフルクトースによる糖化タンパク産生増強とRAGE反応の増強，ヘキソサミン経路の亢進による活性酸素種産生亢進，グリセルアルデヒド3-リン酸からのメチルグリ

Column RAGE

RAGEは，45 kDa のイムノグロブリン・スーパーファミリーに属する1回膜貫通型免疫グロブリンスーパーファミリーの一つである．血管内皮細胞，平滑筋細胞，好中球，マクロファージ，神経細胞，心房筋細胞，メサンギウム細胞，肝細胞などの多くの細胞に発現している．高血糖状態においてタンパクの糖化反応であるMaillard反応により産生されたAGE（advanced glycation end-product）がRAGEと反応すると，転写因子nuclear factor-κBなどの活性化を介して炎症性サイトカインや一酸化窒素などの発現を増加させ，炎症や血管透過性亢進を誘導する．さらに，NADPHオキシダーゼの活性化による活性酸素種の産生を介してアポトーシスなどの細胞死を誘導する．

▶NADPH：nicotinamide adenine dinucleotide phosphate

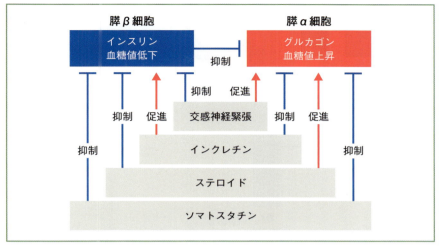

図1 血糖調節に作用する因子

オキサールの産生やプロテインキナーゼC-βの活性化が，細胞障害に関与する．
- このような炎症および細胞障害は，血管内皮細胞，腎臓，網膜，神経などで生じ，動脈硬化，心筋梗塞，脳卒中，下肢壊疽，腎不全，視力障害，末梢神経障害などとして進行することに留意する．一方，インスリンのインスリン受容体を介した細胞保護作用は，高血糖阻止以外の作用が存在する．

- 以上の4つ（a～d）の内容のように，救急・集中治療領域の患者において高血糖が持続する場合には，インスリンシグナルによる糖，タンパク，脂質の代謝の正常化に注意し，多臓器不全の進展が認められる場合には，肝・胆道・膵管・胃・十二指腸，血管内皮機能（播種性血管内凝固管理）を含めて，膵ランゲルハンス島の細胞維持を考慮する．耐糖能異常が，長期的予後に影響を及ぼす危険性に注意する．

> **ここがポイント**
> 糖尿病管理では，インスリン作用低下の要因を評価し，遺伝的要因と環境的要因を把握し，重篤化による浸透圧性の異常や，臓器障害の増悪作用を考える

2 糖尿病の定義と診断

a ─ 糖尿病の定義

- 糖尿病は，インスリン作用の絶対的あるいは相対的低下による慢性の高血糖を呈する症候群であり，糖，タンパク，脂質の代謝異常の病態と定義される．糖尿病は，①1型（自己免疫性，特異性），②2型（インスリン分泌低下，インスリン抵抗性），③その他の特定の機序や疾患によるもの（インスリン遺伝子異常，グルコキナーゼ遺伝子異常，ミトコンドリア異常，アミリン遺伝子異常，膵外分泌疾患，内分泌疾患，肝疾患，感染症，薬剤など），④妊娠糖尿病の大きく4つに分類される．

b ─ 血糖調節に働く因子（図1, 2）

- 血糖調節に作用する因子として，インスリンとグルカゴンを中心として整理

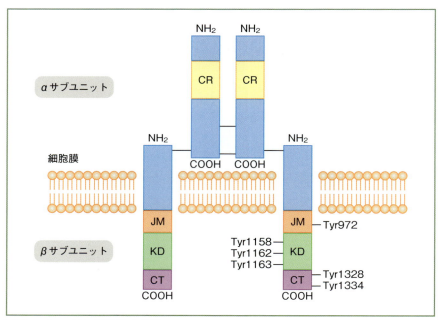

図2 インスリン受容体の構造
インスリン受容体は，αサブユニットとβサブユニットのジスルフィド結合から成る四量体である．インスリンは，細胞外に存在するαサブユニットと結合し，細胞膜を貫通するβサブユニットのチロシン残基（Tyr）を自己リン酸化する．βサブユニットは，細胞膜近傍のTyr972の自己リン酸化によりIRS（insulin receptor substrates）との結合を高める．リン酸化ドメイン内のTyr1158, Tyr1162, Tyr1163の自己リン酸化により，インスリン受容体下流のシグナル分子の活性化がもたらされる．
CR：cysteine-rich domain, JM：juxtamembrane domain, KD：kinase domain, CT：carboxyl-terminal domain.

する（図1）．まず，血糖値を低下させるように作用するインスリンは，プレプロインスリンとして膵β細胞で産生され，プロインスリンを経て，Cペプチドと等モルで生成される．このインスリンは，分子量5,807のペプチドで21のアミノ酸で形成されるA鎖（GIVEQCCTSICSLYQLENYCN）および30のアミノ酸で形成されるB鎖（FVNQHLCGSHLVEALYLVCGERGFFYTP-KT）のジスルフィド結合した二量体であり，膵β細胞から分泌された後に，肝臓，筋肉，脂肪などの効果器[★2]のインスリン受容体と結合して作用を発揮する．このインスリンの作用するインスリン受容体は，インスリンと結合する2つのαサブユニットと細胞質内でチロシンキナーゼ活性をもつβサブユニットがジスルフィド結合した四量体である．

- インスリン受容体（図2）の発現は，肝細胞，骨格筋細胞，脂肪細胞，血管内皮細胞などで高密度であり，インスリン-インスリン受容体反応として，細胞膜へのグルコース輸送体4（glucose transporter 4：GLUT4）の移動によって細胞内への糖取り込みが行われ，血糖値が低下する．その血糖値低下の傍らで，インスリン受容体シグナルは血管内皮細胞を含むさまざまな細胞で，AktやBadの活性化によるアポトーシス抑制，mTORの活性化などによるタンパク同化作用を誘導し，細胞保護作用をもつことが知られている．

★2 **インスリンの効果器**
インスリン受容体の発現する細胞であり，肝，骨格筋，脂肪血管内皮などが代表となる．

▶mTOR：
mammalian target of rapamycin（ラパマイシン標的哺乳類蛋白）

- 一方，血糖値を上昇させる要因として，グルカゴンは強力な血糖値上昇作用をもち，プレプログルカゴンとして膵α細胞と消化管L細胞などで産生され，29個のアミノ酸，分子量3,485のペプチドとして血中に分泌される．膵ランゲルハンス島では，インスリン分泌β細胞が主に膵島中心部に位置しており，α細胞を含む非β細胞は主に膵島辺縁部と中心部では毛細血管に面してβ細胞を取り囲むように位置している．グルカゴンは，血糖値低下や交感神経緊張で分泌が促進され，インクレチン★3で分泌が低下する．また，交感神経緊張時には，アドレナリン作動性α2受容体を介して膵β細胞からのインスリン分泌が低下し，さらに血糖値が上昇しやすい．一方，グルカゴンの分泌抑制には，インクレチン以外に，β細胞からのインスリンや亜鉛の分泌がパラクリン作用として関与している．交感神経緊張による神経終末からのノルアドレナリンを介したβ細胞のインスリン分泌抑制は，グルカゴン分泌を維持させる．
- その他の血糖値の基準値の調節因子としては，ペプチドではソマトスタチン，トランスポータでは他のGLUT，そしてグルココルチコイドが関与する．膵δ細胞，消化管δ細胞，視床下部などから分泌されるソマトスタチンは，インスリンとグルカゴンの分泌を抑制する．また，GLUTは，細胞内への糖輸送に関与する12回膜貫通型タンパクである．インスリンにより主に細胞内へ膜輸送を増強するのはGLUT4であり，次にGLUT1である．GLUTは，ヒトにおいて少なくとも7種（GLUT1～GLUT7）が血糖値を下げるように作用しており，GLUT4以外は組織間糖濃度に依存して細胞内への糖取り込みに関与する．また，GLUT5はフルクトースの細胞内への輸送体として知られている．
- グルココルチコイドは血糖値を高めるが，この機序として①肝臓における糖新生亢進，②筋肉におけるタンパク分解亢進を伴う糖産生亢進，③インスリン受容体シグナル抑制，④グルカゴン分泌促進，⑤GLUT1やGLUT2などのGLUTの発現抑制，⑥インスリン分泌抑制などが関与する[1]．インスリン分泌は，膵β細胞の糖濃度上昇により誘導されるが，このβ細胞への糖取り込みに関与するのは主にGLUT2であるため，GULT2の発現抑制によりインスリン分泌が低下する．慢性のステロイド投与は，β細胞のGLUT2発現を低下させ，インスリン分泌を低化させる危険性がある．

C — 糖尿病の診断

- 糖尿病の診断には，血糖検査が必須であり，複数日の血糖検査で血糖値が高い「糖尿病型」を示せば，糖尿病と診断できる．また，ヘモグロビンA1c（HbA1c）★4は測定日から振り返り1～2か月の血糖値の平均を反映するものであり，血糖値異常とHbA1c≧6.5%により糖尿病と診断できる．救急外来および集中治療において，糖尿病の診断がつけられていない患者では，血糖値異常とHbA1c≧6.5%の評価により，糖尿病と診断する．
- 糖尿病の一般的診断では，①空腹時血糖≧126mg/dL，②75g経口ブドウ糖

★3 インクレチン

血糖値に依存して主に消化管から分泌されるホルモンとして，インクレチン（INtestine seCRETion INsulin）が知られている．GIPとGLP-1が，インクレチンとして同定されている．これらの受容体は，膵β細胞に存在し，インスリン分泌を促進させる．また，GLP-1受容体は膵α細胞にも存在し，グルカゴン分泌を抑制する．GIPおよびGLP-1は，DPP-4で分解され，失活するため，糖尿病状態のインスリン分泌低下に対してGIPとGLP-1の濃度を維持する目的として，DPP-4阻害薬が臨床応用されている．

▶GIP：
glucose-dependent insulinotropic polypeptide（グルコース依存性インスリン分泌刺激ポリペプチド）

▶GLP-1：
glucagon-like peptide-1（グルカゴン様ペプチド-1）

▶DPP-4：
dipeptidyl peptidase-4

★4 HbA1c

HbA1cの測定法は，①高速液体クロマトグラフィ法（HPLC法），②免疫法，③酵素法の3種類が用いられている．

▶HPLC：
high pressure liquid chromatography

表1　糖尿病診断に用いられる項目

①空腹時血糖≧126 mg/dL,
②75g経口ブドウ糖負荷試験の2時間値≧200 mg/dL
③随時血糖値≧200 mg/dL
④HbA1c≧6.5%

注：同日検査では，①，②，③のいずれかと，④の組み合わせで糖尿病と診断する．

負荷試験（oral glucose tolerance test：OGTT）の2時間値≧200 mg/dL，③随時血糖値≧200 mg/dL，④HbA1c≧6.5%により，「糖尿病型[★5]」と判定する（表1）．同日検査では，①，②，③のいずれかと，④の組み合わせで糖尿病と診断する．また，①，②，③の異常に加えて，口渇，多飲，多尿，体重減少などの糖尿病症状を認める場合や眼科による網膜症診断が得られる場合には，①，②，③の異常が1回であっても糖尿病と診断する．①，②，③の異常が，複数回で確認できる場合には，糖尿病と診断できる．一方，集中治療などにおいて高カロリー輸液をしている場合などにおいて，随時血糖値≧200 mg/dLを認める場合は多い．この場合には，前述の糖尿病の概念に照らすとともに，医原的な過剰糖負荷を否定し，集中治療領域の糖尿病と診断できる．

- HbA1cは，ヘモグロビンのβ鎖のN末端に存在するバリン残基にグルコースが結合したものである．血糖値上昇は，さまざまなタンパクを糖化させることが知られており，その測定可能な代表的な糖化タンパクおよびバイオマーカーとしてHbA1cが利用されている．HbA1cの標準的な測定法は，陽イオン交換樹脂を用いたHPLCであり，検査室で広く採用されているが，Hbの誤測定に注意が必要となる．その他の測定法として，免疫法と酵素法がある．免疫法は，HbA1cを抗原として作成された抗体を用いた測定法であり，HbA1c以外のHbを測定しない．また，酵素法は，Hbのβ鎖N端の糖化ジペプチドを特異的に解離するプロテアーゼを用いることで，フルクトシルペプチドオキシダーゼにより発色定量する方法である．免疫法と酵素法は，大量検体処理に適しており，検査コストも安いために，多くの病院の検査室や検査センターで採用され始めている．

- 現在，日本を含めて，HbA1cは国際標準としてNational Glycohemoglobin Standardization Program（NGSP）による標準値（NGSP値）として算出され，Hb全体に対するHbA1cの割合（%）としてHbA1c≦6.5%が，正常として提唱されている[2]．一方で，HbA1cの評価については，赤血球寿命の短縮や延長に注意が必要である．赤血球寿命の短縮として，溶血性貧血，肝硬変，腎性貧血，出血性ショック，輸血後などの病態ではHbA1cは低値となる．また，赤血球寿命の延長として，匙状爪などが認められる慢性の鉄欠乏状態ではHbA1cは低値となる．

- 一方，75gOGTT試験[★6]は救急・集中治療領域で厳密に施行されることはないが，75gOGTT試験に準じた評価の可能性はあり，理解していることが期待される．75gOGTT試験では，血糖値とインスリン値を評価する．この

★5　糖尿病型とは？

血液ガス分析や生化学検査で随時血糖値≧200 mg/dLの高血糖であっても，慢性的に高血糖であるとは診断できない．随時血糖値≧200 mg/dLである場合，これを「糖尿病型」とよぶ．また，HbA1c≧6.5%についても「糖尿病型」とよぶ．

★6　75gOGTT

75gOGTTは，150g以上の糖質を含む食事を3日以上摂取した後，夜7時から11時ごろまでから10〜14時間の絶食とし，翌日の午前9時に施行するのがよいとされている．75gOGTT前後の，血糖値と血漿インスリン値を評価する．

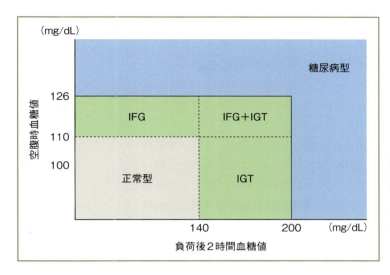

図3　75gOGTTの評価と判定
空腹時血糖値と75g経口ブドウ糖負荷試験（OGTT）2時間値を用いて，図のように評価する．正常型は，空腹時血糖110mg/dL未満かつ，75gOGTT 2時間値が140mg/dL未満である．IFG（空腹時血糖異常）とIGT（耐糖能異常）を糖尿病境界型として注意する．

ための採血は，空腹時および，デンプン部分分解液75gの服用開始時間から30分後，1時間後，2時間後の合計4回である．75gOGTT試験の結果は，正常型，境界型，糖尿病型の3つに分類する（図3）．正常型は，空腹時血糖110mg/dL未満かつ，75gOGTT 2時間値が140mg/dL未満とするが，75gOGTT 1時間値が180mg/dL以上の場合には，糖尿病の発症リスクに注意する．また，75gOGTT 2時間値が140mg/dL未満であっても，空腹時血糖値が110〜125mg/dLのものを空腹時血糖異常（IFG）とよぶ．さらに，75gOGTT 2時間値が，200mg/dL未満であっても140〜199mg/dLであるものを耐糖能異常（IGT）とし，心血管系リスクとして管理する．IFGおよびIGTが境界型であり，糖尿病型にも正常型にも含まれない病態であり，救急・集中治療領域の重症患者に認められやすい．

d ― 糖尿病の補助診断

- 糖尿病の補助診断として，空腹時と糖負荷後の血中インスリン濃度と血糖値を用いる．血中インスリン濃度は，空腹時におけるインスリンの基礎分泌，糖負荷後はインスリンの追加分泌として評価できる．現在，インスリン値は，従来のRIA法に代わって，ELISA法での測定が主流となっている．ELISAによる酵素法では，抗インスリン抗体を用いて定量するため，抗インスリン抗体と反応する免疫活性をもつインスリンを測定することから，測定されたインスリンは免疫インスリン（immunoreactive insulin：IRI）とよばれている．このIRIを用いた空腹時インスリン正常値は，約5〜10μU/mLである．
- そこで，IRIを用いた評価として，糖尿病の補助診断が存在する．インスリン抵抗性の指標として，HOMA-R＝空腹時IRI（μU/mL）×空腹時血糖値（mg/dL）÷405を用いると，一般に1.6以下を正常，2.5以上でインスリン抵抗性と評価できる★7．また，空腹時血糖値と空腹時インスリン値を用いて

▶IFG：
impaired fasting glucose

▶RIA：
radioimmunoassay（ラジオイムノアッセイ）

▶ELISA：
enzyme-linked immnosorbent assay（酵素免疫吸着法）

▶HOMA：
homeostasis model assessment

★7 インスリン値を用いた評価

HOMA-R（2.5以上：インスリン抵抗性），HOMA-β（30未満：インスリン分泌低下），インスリン分泌指数（C.4以下：初期分泌低下）などがある．

HOMA-β＝360×空腹時IRI（μU/mL）÷｛空腹時血糖値（mg/dL）−63｝を用いると，一般に正常値40〜60，30未満でインスリン分泌低下と評価できる．インスリンを投与している場合や抗インスリン抗体のもつ可能性のある場合には，プロインスリンよりインスリンとともに等モルで切り出されるCペプチドの免疫活性をC-peptide immunoreactivity（CPR）として測定し，同等の評価とする．

- 糖負荷後30分レベルのインスリン分泌の評価としては，インスリン分泌指数＝Δ血中インスリン値（30分値−空腹時）（μU/mL）÷Δ血糖値（30分値−空腹時）（mg/dL）を用い，0.4以下でインスリンの初期分泌が低下していると評価する．以上の内容については，救急・集中治療領域では今後，より厳密な独自の評価が期待される．

3 糖尿病に合併する病態のモニタリング

- 1型糖尿病を合併する患者管理ではケトン体産生による糖尿病性ケトアシドーシス（DKA），2型糖尿病では高血糖高浸透圧症候群（HHS）に注意し，血液ガス分析を定期的に施行し，インスリン持続投与による血糖管理，脱水の補正として適切な輸液と利尿を行い，アシドーシスを管理する．DKAでは，インスリン欠乏状態において，遊離脂肪酸が肝臓で急激な酸化を受けることで，ケトン体（アセト酢酸とβヒドロキシ酪酸）が産生され，強いアシドーシスが誘導されることが特徴である．呼気のケトン臭とKussmaul大呼吸が，DKAの理学所見の特徴となる．

- HHSにおいては，随伴する高血糖により300mOsm/Lを超える高血漿浸透圧（血漿浸透圧の簡略式：2×Na＋血糖値/18＋BUN/2.8）となりやすく，低ナトリウム血症におけるNa補正の方法と同様に，急激に血糖値を下げることによる浸透圧性脱髄症候群（osmotic demyelination syndrome：ODS）の発症に注意が必要である．血糖値300〜250mg/dLを初期の血糖管理の目安とし，HHSの改善を計る．このようなDKAやHHSにならないために，急性期病態における血糖管理は重要となる．

- 一方，高血糖が持続するだけではなく，高血糖や血糖低下へのゆらぎは，ブドウ糖の細胞内代謝異常として腎症，網膜症，四肢壊疽を含む血管内皮細胞傷害を誘導する．血管内皮細胞傷害の進展を，腎機能（尿量，血清クレアチニン値，血清シスタチンC値，アルブミン尿など），網膜虚血，黄斑浮腫，血液凝固線溶系（血小板数，D-ダイマーなど）に注意して，血糖値の適正化を目標とした管理とする．四肢の血流については，血流障害と神経障害の両面からのアプローチが必要であり，皮膚色調，光沢，皮膚温，脱毛，足背動脈拍動，足趾血圧/上腕血圧比（toe brachial pressure index：TBI）の時系列評価は重要である．四肢壊疽を阻止するための追加としては，急性期は歩行リハビリテーションに準じたベッド上の他動的フットケアがあげられる．

- 末梢神経障害は，集中治療領域の耐糖能異常における盲点であり，集中治療領域の多発神経障害やICU-AWの成因となる危険性に注意する．糖尿病性

多発神経炎の特徴は，四肢末端から生じる遠位対称性多発神経障害(distal symmetric polyneuropathy：DSPN)であり，アキレス腱反射が低下する．耐糖能異常に伴うRAGE作用，活性酸素種，ラジカルグルコース代謝系におけるポリオール系異常などが関係し，血糖コントロールが重要とされる．
- その他，好中球およびリンパ球の細胞性免疫低下による歯周病を含めた感染症併発に注意する．血液・生化学検査による炎症増悪の危険性に注意する．

4 救急・集中治療領域における急性期血糖コントロール

- 救急・集中治療領域の血糖値コントロールは，これまでの臨床研究から，速攻型インスリンの持続投与による血糖値180 mg/dLを超えない管理が推奨されている．また，急性期病態では，輸液や血管透過性亢進により毛細管血を用いた簡易血糖測定に誤差が生じやすいために，血液は動脈血や静脈血を用い，血液ガス分析器を利用する．
- このような急性期血糖値管理は，供給される糖，アミノ酸，脂質，電解質，微量電解質，ビタミンなどの栄養管理と並行して評価することが重要であり，25 kcal/kgを超える過栄養や低アミノ酸血症には十分な注意が必要である．現在，急性期栄養管理に関しては，アミノ酸投与量1.5 g/理想体重/日を目標とした経腸栄養が推奨される[3]．
- ベルギーのルーヴェン大学の2001年の強化インスリン療法の報告[4]は，2000年2月から2001年1月までの単一施設で施行された前向き臨床研究であり，APACHE-IIスコア9レベルの重症度の外科系患者1,548人を対象とし，術後血糖値を80〜110 mg/dLおよび180〜200 mg/dLの2群に分類し，死亡率を解析したものである．管理初病日から1日量200〜300 gのグルコースを投与し，1日あたり約71単位の速効型インスリンを用いて，血糖値を80〜110 mg/dLレベルに維持した．結果として，この強化インスリン療法で血糖値を80〜110 mg/dLレベルに維持した群では180〜200 mg/dLレベルに維持した群と比較して，集中治療室での死亡率を8.0%から4.6%，院内死亡率を10.9%から7.2%に減じたとして，厳格血糖管理に注目をもたらす報告となった．
- しかし，その後，2009年に報告されたNICE-SUGAR trialにより，血糖値110 mg/dLを目標とした厳格血糖管理は90日死亡率を増加させる結果となった[5]．NICE-SUGAR trialの結果を含めたシステマティックレビューの結果として，日本版敗血症診療ガイドライン2016[6]は，敗血症診療領域においても，過栄養プロトコールにおける強化インスリン療法を推奨していない．集中治療領域における血糖管理は，血糖値180 mg/dL以上に対して速攻型インスリンの持続投与を開始するものとし，血糖値は144〜180 mg/dLとし，低血糖に注意する．強化インスリン療法や厳格血糖管理の危険性は，①糖負荷を中心とした過栄養，②血糖モニタリングの非連続性，③低血糖発症性，④耐糖能異常患者における最適血糖値が不明であることなどである★8
- 次に，インスリン持続投与を基本とした血糖管理において，血糖測定を行う

▶APACHE-II：
Acute Physiology and Chronic Health Evaluation-II

▶NICE-SUGAR：
Normoglycaemia in Intensive Care Evaluation and Survival Using Glucose Algorithm Regulation

ここがポイント
NICE-SUGAR trial[5]のデータより，血糖管理は144〜180 mg/dLを目指す

★8 集中治療領域における血糖管理

低血糖発症を未然に阻止する．

アドバイス
集中治療室では，速攻型インスリンの持続投与により血糖値180 mg/dL以下とする

時間間隔については，適切なタイミングを選択するとよい．この明確な臨床エビデンスは存在せず，超急性期や血糖値の不安定な状態では少なくとも4時間ごとの血糖測定を基準とし，血糖値のとくに不安定な時期は1時間あるいは2時間ごととし，安定後は6時間ごとに変更する．また，毛細管血を使用した簡易血糖測定は，静脈血を使用した簡易血糖測定や血液ガス分析器による血糖測定と比較して，不正確で安定性に欠ける[7,8]．救急・集中治療領域における血糖測定は，動脈血や静脈血を用いた血液ガス分析器での測定を行うこととする[8]．

- 現在，2型糖尿病の管理において，経口血糖降下薬が広く用いられている．インスリン抵抗性の認められる場合や長期化した集中治療管理においては，経腸栄養とともに，DDP-4阻害薬，α-グルコシダーゼ阻害薬，スルホニルウレア，チアゾリン薬，SGLT2阻害薬などの併用を検討することとなる．このような治療薬に対する多施設前向き臨床研究の推進が期待される．

おわりに

- 本項では，救急・集中治療領域における耐糖能異常に対して，糖尿病を疑い，血糖管理を指標として，タンパクおよび脂質代謝を維持する重要性を論じた．高血糖では，インスリン投与による血糖値180mg/dL以下の管理が推奨されている．

（松田直之）

文献

1) Hansen KB, et al. Increased postprandial GIP and glucagon responses, but unaltered GLP-1 response after intervention with steroid hormone, relative physical inactivity, and high-calorie diet in healthy subjects. J Clin Endocrinol Metab 2011；96：447-53.
2) American Diabetes Association. Diagnosis and Classification of Diabetes Mellitus. Diabetes Care 2010；33：S62-9.
3) McClave SA, et al；Society of Critical Care Medicine；American Society for Parenteral and Enteral Nutrition. Guidelines for the Provision and Assessment of Nutrition Support Therapy in the Adult Critically Ill Patient：Society of Critical Care Medicine (SCCM) and American Society for Parenteral and Enteral Nutrition (A.S.P.E.N.). JPEN J Parenter Enteral Nutr 2016；40：159-211.
4) van den Berghe G, et al. Intensive insulin therapy in critically ill patients. N Engl J Med 2001；345：1359-67.
5) Finfer S, et al. Intensive versus conventional glucose control in critically ill patients. N Engl J Med 2009；360：1283-97.
6) 一般社団法人 日本集中治療医学会 日本版敗血症診療ガイドライン2016 作成特別委員会，編．日本版敗血症診療ガイドライン2016．日本集中治療医学会雑誌 2017；24 Suppl 2. http://www.jsicm.org/pdf/jjsicm24Suppl2-2.pdf
7) Inoue S, et al. Accuracy of blood-glucose measurements using glucose meters and arterial blood gas analyzers in critically ill adult patients：Systematic review. Crit Care 2013；17：R48.
8) Kanji S, et al. Reliability of point-of-care testing for glucose measurement in critically ill adults. Crit Care Med 2005；33：2778-85.

5-4 急性副腎不全(副腎クリーゼ)

はじめに

- 副腎不全(adrenal insufficiency：AI)は，その責任病変部位により原発性(副腎原発)，続発性(下垂体疾患，視床下部疾患)と分類されるのが一般的である．
- 一般にAIは，副腎皮質ホルモン機能または産生不全であり，髄質から産生されるカテコラミン分泌不全によるショックは別途概念である．
- AIの症状は非特異的であるため，AIと診断するためには，まずAIを疑う必要がある．
- 重症疾患患者での血漿コルチゾール値の基準値は不明であり，診断を困難にしている．
- 重症関連コルチコステロイド障害(critical illness-related corticosteroid insufficiency：CIRCI)という集中治療領域で扱われる一連の概念がある．その発生率は10〜20%といわれ，敗血症に限れば60%とも報告されている．
- 重症疾患患者のなかには，副腎皮質刺激ホルモン(adrenocorticotropic hormone：ACTH)濃度は低値であり，コルチゾール濃度は上昇しているという，コルチゾール分泌の一般的なメカニズムと異なった病態を呈する患者群がいる．
- 輸液や昇圧薬に反応しないショック症例，とくに敗血症症例の場合は，副腎不全を考慮し，早期にヒドロコルチゾンを200〜300mg/日投与する．

1 副腎と視床下部-下垂体-副腎系

a—副腎 ★1

- 腎臓の頭側に存在する内分泌組織である．
- 副腎は内(中)側と外(皮)側から分泌されるホルモンが異なるため，副腎皮質と髄質に分けられている．発生学的に，副腎髄質は外胚葉から，副腎皮質は中胚葉由来であり，副腎皮質が髄質を取り囲む．副腎皮質は内分泌器官であるが，副腎髄質は節後線維の欠落した交感神経節である．
- 副腎皮質からは，副腎皮質ホルモンいわゆるステロイドホルモンが分泌される．副腎髄質クロマフィン細胞から，アドレナリン(Ad)，ノルアドレナリン(NA)が交感神経刺激で分泌される．
- 副腎は，単位重量あたりの血流量が最も多い臓器の一つであり，血流は皮質から髄質へ流れる．副腎皮質ホルモンは，この血管に分泌され，副腎髄質を灌流し，副腎髄質の機能を調節していると考えられている★2．

★1
成人では，脂肪組織と見分けがつきにくく，内視鏡下副腎摘出手術の際，"この患者には副腎がない！"などの発言も昔は聞かれたものである．

★2
副腎皮質ホルモン不足時の循環動態不安定は，この副腎皮質ホルモンによるカテコラミン分泌調節不全が原因の一つと考えられている．グルココルチコイドによりカテコラミン産生酵素が誘導され，クロマフィン細胞からカテコラミン遊離が増加することが知られている．

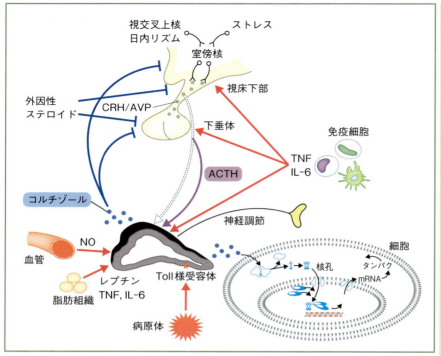

図1 視床下部-下垂体-副腎系(HPA系)の分泌調節
副腎皮質刺激ホルモン放出ホルモン(CRH)とアルギニンバソプレシン(AVP)は視交叉上核により調節され,日内リズムで室傍核から分泌される.ストレスによっても室傍核からCRH,AVPは分泌される.正常時は,ACTH・CRHの分泌に対しコルチゾールはネガティブ・フィードバックをかける.
TNF:腫瘍壊死因子,IL-6:インターロイキン6.

b ― 視床下部-下垂体-副腎系(HPA系)(図1)

- 視床下部-下垂体-副腎系(hypothalamic-pituitary-adrenal axis:HPA系)において,副腎皮質ホルモンは,視床下部と下垂体によりその分泌の制御を受けている.
- ストレス刺激により視床下部から副腎皮質刺激ホルモン放出ホルモン(corticotropin-releaseing hormone:CRH),アルギニンバソプレシン(arginine vasopressin:AVP)が分泌される.次いでCRH(AVPも[★3])により,下垂体前葉から副腎皮質刺激ホルモン(ACTH)が分泌され,副腎皮質にて糖質コルチコイド(glucocorticoid:GC)が産生され分泌される.GCの産生と分泌を制御している因子はACTHである(Column「ACTH」参照).
- 急性・慢性ストレスに対する反応について,一般的な手術侵襲では,術後一過性にACTH濃度は上昇するが,翌日には基準値に戻る.慢性的なACTHの刺激によって,副腎は肥大・過形成,またステロイド産生酵素を増やし,ステロイド産生を増加させる.

[★3] CRHとAVPは相乗的に作用する.

> **Column ACTH**
>
> 39個のアミノ酸から成るペプチドホルモンで，分子量は約4,500，半減期は8〜10分である．分泌には日内リズムがあり，早朝にピーク，夕方に最低値をとる．この分泌リズムは，生物時計の支配を受け，睡眠にはほとんど影響されない．カテコラミンやアンジオテンシンIIはACTH分泌を促進する（カテコラミン，アンジオテンシンIIの血管に対する感受性低下作用がある）．糖質コルチコイドは下垂体レベルでACTH分泌を抑制する．副腎皮質の束状層と網状層の細胞に作用し，糖質コルチコイドと副腎アンドロゲン合成を促進する．また，副腎皮質の構造を維持する作用がある．ACTHは，副腎皮質細胞表面にあるメラノコルチン受容体2（melanocortin 2 receptor：MC2受容体）に結合し，数分以内にステロイド合成が開始される．これはP450sccの活性化に由来するが，P450scc遺伝子発現には数時間から数日を要する．ACTH自身に正のフィードバック機構があり，①ACTH受容体発現の増加，②コレステロール取り込みタンパク（LDL受容体やSRB1〈HDLコレステロールの取り込み受容体〉）遺伝子発現の増加，③脂肪組織からのコレステロール遊離促進，④コレステロール合成促進遺伝子発現増加，⑤ステロイド合成酵素遺伝子発現増強，などの作用がある．

▶P450scc：
P450 side-chain cleavage

▶LDL：
low-density lipoprotein（低比重リポタンパク）

▶SRB1：
scavenger receptor class B member 1

表1 ステロイドホルモンと副腎皮質刺激ホルモン（ACTH）の血漿濃度

	名称	血漿濃度 (ng/mL)	1日分泌量 (mg/日)
糖質コルチコイド	コルチゾール	40〜180	15〜20
	コルチコステロン	2〜6	2〜5
鉱質コルチコイド	アルドステロン	0.05〜0.2	0.05〜0.15
	11-DOC	0.05〜0.3	0.1〜0.2
副腎アンドロゲン	DHEA	2〜8	7〜15
	DHEA-S	1〜4	
	アンドロステンジオン	1〜2	2〜3
ACTH		7〜50pg/mL	

11-DOC：11-deoxycortisol，DHEA：dehydroepiandrosterone，DHEA-S：dehydroepiandrosterone sulfate.

（小澤瀞司，ほか監修．標準生理学．第8版．医学書院；2014. p.943-52[1]より）

2 糖質コルチコイド（GC）産生と代謝

a ― 糖質コルチコイド（GC）産生（表1[1]）

- 副腎皮質から分泌されたGCは，血漿中のトランスコルチン（transcortin；コルチコイド結合グロブリン〈corticoid binding globulin：CBG〉）に70〜90％，アルブミンに5〜25％結合し，残りの5％が遊離型として存在する．ホルモン作用があるのは，細胞内へ移行できる遊離型である．
- GCの血漿濃度が25〜30μg/dLを超えると，タンパクとの結合は飽和し，遊

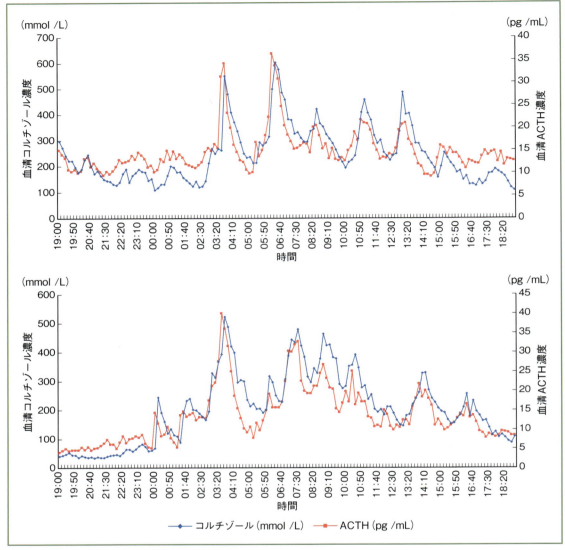

図2　血清コルチゾールとACTHの日内変動
健常者2例のACTHとコルチゾール血清濃度．ACTHの分泌は日内リズムがある．コルチゾールは，ACTH分泌に依存している．

(Henley DE, et al. J Med Eng Technol 2009；33：199-208[2]より)

- 離型が増加する．
- 日内リズムがあり，早朝（午前6〜8時）にピークとなり，午前0時前後に最も少なくなる（**図2**[2]）．
- 加齢とともにGC分泌量は，わずかに多くなる．

b ― 副腎皮質ホルモン（GC）代謝

- GCの半減期は，60〜90分である．
- 主に肝臓でA-ring reductase（5α-，5β-reductases）により不可逆的に代謝

され，グルクロン酸抱合を受け，尿中に排泄される．また腎で，11β-hydroxysteroid dehydrogenases（11β-HSDs）によって可逆性に代謝される．
- 以前は代謝産物である尿中の17-ケトステロイド（17-ketosteroids：17-KS）と17-ヒドロキシコルチコイド（17-hydroxycorticoids：17-OHCS）を測定し，排泄量としたが，現在は直接尿中コルチゾールをRIAで測定する．

▶RIA：radioimmunoassay（ラジオイムノアッセイ）

3 重症疾患時のHPA系（図1）

a ── 一般的または従来から提唱されているHPA系

- HPA系が活性化され，コルチゾールは通常の数倍の濃度に上昇する．コルチゾール濃度の上昇によりネガティブフィードバックがかかり，ACTH・CRH産生は抑制される．その結果，CRHとACTH濃度はコントロールされ，HPA系は，通常の恒常的状態に戻る．
- 全身炎症反応症候群（systemic inflammatory response syndrome：SIRS）を伴う重症疾患患者の場合は，コルチゾールの早朝分泌が増加する（2倍未満）．一方，SIRSを伴わない重症患者では増加を認めない．

b ── ACTH非依存性GC濃度上昇

- ACTH濃度に依存しない，コルチゾール濃度上昇を認める患者群が存在する．

▶ コルチゾール代謝の低下★4
- 一般にコルチゾール濃度が上昇すると，ネガティブフィードバックによりACTH濃度が低値となり，コルチゾール濃度も低下する．しかし，ACTH濃度が低値になったにもかかわらずコルチゾール濃度が低下しない，コルチゾール代謝低下患者群がいる．
- 敗血症や外傷刺激により一過性にACTH濃度は上昇するが，2〜3日で健常者よりも低値となる．一方，コルチゾール濃度は上昇したままである[3]．
- ICUに長期滞在した患者のコルチゾール濃度はICU入室1日目から上昇し，ACTHは抑制されたままである[4]．
- 日中のコルチゾール濃度は，健常者の2倍程度であるが，半減期は5倍に延長している．これは炎症の有無に関係なく生じ，代謝酵素（A-ring reductase, 11β-HSDs）活性の低下を示唆している[4]．
- 重症疾患患者では，夜間（21：00〜6：00）は，ACTH，コルチゾールの両者とも，基礎分泌・拍動性分泌ともに若干低下しているが，ACTHに対するコルチゾールの反応性は維持されている．一方，日中は，ACTHに依存せずコルチゾール分泌は増加している[4]．
- 7日以上遷延する重症疾患患者では，副腎組織には副腎皮質ホルモンの元になるコレステロールが枯渇し，ACTHによって制御を受ける遺伝子発現も抑制されていたが，急性患者では，そのような所見は認められない[5]．
- ACTH刺激に対するコルチゾール分泌反応は，不変または低下しており，ACTH濃度の低下は，副腎のACTH受容体感受性上昇によるものではない[6]．

★4
重症疾患時のコルチゾール代謝の低下は，生体の防御システムではないかと推察されている．神経性食思不振症，外傷後ストレス障害（posttraumatic stress disorder：PTSD），抑うつなどの精神疾患では，コルチゾール代謝が低下することが知られている．

■ その他のACTH非依存性コルチゾール分泌（図1）

- 交感神経関連・免疫関連・その他によるものが知られているが，ACTHが低値であるとは限らない．

1．交感神経関連
- 副腎は，副腎皮質と副腎髄質が相互に作用し合って恒常性を保っている．
- CRHはACTHを介さず単独で副腎髄質系を活性化することが可能である★5．
- 実験では，クロマフィン細胞とともに副腎皮質細胞を培養すると，コルチゾール分泌が10倍にも増加する．

2．免疫関連
- ウイルス感染，Alzheimer病，慢性肺疾患，骨折，アルコール依存症，肥満患者などで，ACTH非依存性GC濃度上昇を認める報告がある．
- マクロファージなどの免疫担当細胞から分泌されるメディエーターによって，副腎皮質細胞が活性化または抑制される．
- 副腎皮質細胞は，Toll様受容体（Toll-like receptor）を発現しており，グラム陰性菌・陽性菌に直接刺激を受ける．

3．その他
- アディポカイン，血管内皮細胞からのメディエーターなどがコルチゾール分泌を増やしていることが知られている．

★5 たとえば，下垂体切除後に副腎皮質の萎縮が生じないのは，このメカニズムによると考えられている．

4　炎症に関連するGC作用分子メカニズム（図3[7]）

- GC受容体（glucocorticoid receptor：GR）はシャペロン（熱ショックタンパクやイムノフィリン〈immunophilin〉）と結合し，細胞質に存在する．
- GCと結合したGR（GCGR）は構造変化を生じ，シャペロンと解離し核内に入る．
- 核内に入ったGCGRは炎症性遺伝子，抗炎症性遺伝子のプロモーター（promoter）に結合し，遺伝子発現を促進または阻害する．
- 核内に入らなかったGCGRの一部は，NF-κB（nuclere factor-κB）の構成分子であるp65と結合し，p65-p50ヘテロダイマーとして核内へ移行し，炎症性サイトカインの発現遺伝子を抑制する．
- 膜結合型GRにGCが結合すると，数分でMAPK（mitogen-activated protein kinases）経路が活性化され，ホスホリパーゼ$A_2\alpha$が抑制される．一方，ホスファチジルイノシトール3キナーゼを活性化し，eNOS（endothelial nitric oxide synthetase）を誘導する結果，一酸化窒素が産生される．
- チロシンキナーゼの一種であるFYN oncogene-related kinaseおよびlymphocyte-specific protein tyrosine kinaseをGCGRが阻害し，T細胞受容体の伝達を抑制する．

5　副腎不全（AI）の一般的な原因分類（表2[7]）

- 副腎不全★6には，副腎皮質ホルモンの血中濃度とは関係しない副腎不全という概念も存在するが，一般的に副腎不全は絶対的な副腎不全（absolute AI：AAI），すなわち血中GC濃度が低下する病態を指す．

★6 1855年にThomas Addisonが易疲労性，衰弱，食思不振，腹痛，体重減少，起立性低血圧，塩分渇望，皮膚色素沈着を主徴候とする副腎不全を初めて記述した．以後，1949年にコルチゾンが合成されるまでは，致死的疾患であった．

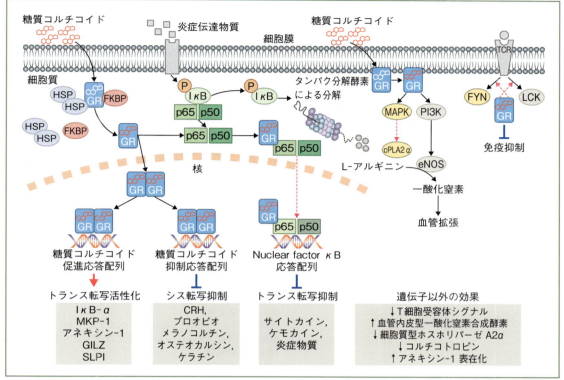

図3 糖質コルチコイド（GC）の分子的作用機序
GR：糖質コルチコイド受容体，HSP：熱ショックタンパク，FKBP：FK結合タンパク，IκB：inhibitor of kappa B, p65：転写因子p65, p50：転写因子p50, MAPK：mitogen-activated protein kinases, PI3K：ホスファチジルイノシトール3キナーゼ，TCR：T細胞受容体　FYN：FYN oncogene-related kinase, LCK：リンパ球特異的タンパクチロシンキナーゼ, MKP-1：MAPK phosphatase 1, GILZ：glucocorticoid-induced leucine zipper protein, SLPI：secretory leukoprotease inhibitor, CRH：副腎皮質刺激ホルモン放出ホルモン，eNOS：血管内皮型一酸化窒素合成酵素，cPLA2α：細胞質型ホスホリパーゼA2α.

（Charmandari E, et al. Lancet 2014；383：2152-67[7]）より）

- 原発性AI，二次性AI，三次性AIに分類される．二次性・三次性を合わせて中枢性（または続発性）副腎不全ともいう．
- 原発性：副腎皮質そのものの障害による．以前は結核によるものが多かったが，2011年（平成23年）度全国調査報告では特発性（自己免疫性副腎皮質炎）49％，感染性27％，その他11％．感染性の内訳としては，結核性57％，真菌性3％，その他5％と報告されている．
- 二次性：下垂体からACTHが分泌されない（産生障害を含む）病態である．原因としていちばん多い．下垂体機能不全により，ACTHのみが分泌されない場合があり，自己免疫性疾患が原因のことが多い．
- 三次性：視床下部でCRHまたはAVPの合成・分泌障害，CRHまたはAVPの作用障害によって，ACTHが分泌されない病態である．三次性でいちばん多い原因は，副腎皮質ホルモンの長期投与である．長期投与を行った場合，HPA系を回復させるには，9～12か月かけて副腎皮質ホルモンを漸減

表2　副腎不全（AI）の原因分類

分類	ACTH・CRH分泌状況		原因
原発性	ACTH非依存性 ACTH濃度は上昇	自己免疫性副腎炎	自己免疫性，特発性
		感染性副腎炎	結核，AIDS，真菌，梅毒
		両側副腎出血	髄膜炎菌性敗血症
		両側副腎転移	肺・胃・乳腺・大腸癌
		両側副腎浸潤	原発性副腎リンパ腫
		両側副腎摘出後	Cushing症候群，両側副腎腫，両側褐色細胞腫
		薬剤誘発性	抗凝固薬による出血 トリロスタン，ケトコナゾール，フルコナゾール フェノバルビタール，フェニトイン，リファンピシン
		遺伝疾患	副腎白質ジストロフィー
		先天性副腎過形成	21-水酸化酵素欠損，11β-水酸化酵素欠損など
		先天性副腎低形成	X-linked，常染色体性，IMAge症候群
二次性	ACTH低下	占拠性病変 または外傷	下垂体腫瘍，下垂体術後，放射線治療後 白血病，腫瘍によるHPA系の圧迫 感染，下垂体卒中 浸潤疾患（リンパ球性下垂体炎，ヘモクロマトーシス 結核，髄膜炎，サルコイドーシス，組織球症Xなど） Sheehan症候群
		遺伝子異常	突然変異（orthodentical homeobox 2, LIM homeobox 4, T box 19など）
三次性	CRH低下	占拠性病変 または外傷	視床下部腫瘍，視床下部術後，放射線治療後 感染，外傷 浸潤疾患（リンパ球性下垂体炎，ヘモクロマトーシス 結核，髄膜炎，サルコイドーシス，組織球症Xなど）
		薬剤誘発性	糖質コルチコイド投与 Cushing症候群 mifepristone クロルプロマジン，イミプラミン

ACTH：副腎皮質刺激ホルモン，AIDS：後天性免疫不全症候群，HPA：視床下部-下垂体-副腎系，CRH：副腎皮質刺激ホルモン放出ホルモン．

（Charmandari E, et al. Lancet 2014；383：2152-67[7]より）

して投与する．

6　重症疾患における副腎不全

- 重症疾患のAIの原因には，上述した絶対的副腎不全（AAI）に加え，GC濃度は正常または上昇しているにもかかわらず，GC作用が低下しているまたは不足している相対的副腎不全（relative adrenal insufficiency：RAI）がある[8]．

a―絶対的副腎不全（AAI）

- 基礎疾患に原発性AIがあり，重症疾患に罹患したストレスにより副腎クリーゼ（急性副腎不全）に陥る．

- 新たにDICなどを呈し，副腎出血・副腎梗塞，薬剤などによりAAIとなる．

b — 相対的副腎不全 (RAI)

- RAIではさまざまな要因が考えられる．

▶ HPA系の変化
- HPA系の活性化と抑制．

▶ 副腎
1. 血漿コルチゾール基準値の変化
- 基準値では相対的にコルチゾールが不足している可能性がある．
2. コルチコイド結合グロブリン (CBG) の減少とCBG結合率の低下
3. 遊離コルチゾールの上昇
- とくに敗血症ではCBGが50％まで減少し，遊離コルチゾールが増加する．
- 半減期も120分と延長する．

▶ GC耐性 (不応)
- 敗血症やARDSにおいてGC作用の低下がみられる．その原因としては以下に示すことなどが考えられる．
1. GRの発現低下やGCへの親和性の低下
2. GR-βの増加
- GRには，GR-αとGR-βの2種類のアイソフォーム (isoform) が知られている．GR-βはコルチゾールと結合できず，GR-αの阻害物質として作用する．
3. 組織反応性低下
- COPD・重症喘息・SLE・潰瘍性大腸炎・関節リウマチなどでは，GCに対する反応性が低下していることが知られている．
- 実験モデルでは，GRの転写活性をエンドトキシンや炎症性サイトカインが阻害することを示している．
- GRシャペロンの構成が変化している．
- DNA結合率が低下している．

c — 重症関連コルチコステロイド障害 (CIRCI)

- 重症関連コルチコステロイド障害 (critical illness related corticosteroid insufficiency：CIRCI) は重症度に応じた副腎皮質ホルモン不適切活性と定義され，HPA系の機能不全またはGC耐性 (不応) により生じる．
- AAIを合併していない場合は，時間経過とともに改善する可逆性が特徴の一つである．
- 重症度によってHPA系・GR伝達は活性・抑制の両者がみられる．
- 重症疾患時は，病態が動的に変化しているため，上述したAAIおよびRAI，またRAIのさまざまな要因が混在している．したがって，CIRCIという包括的な概念で表現し，AAIやRAIという一つの病態では表さない．

▶DIC：
disseminated intravascular coagulation (播種性血管内凝固 [症候群])

▶ARDS：
acute respiratory distress syndrome (急性呼吸促迫症候群)

▶COPD：
chronic obstructive pulmonary disease (慢性閉塞性肺疾患)

▶SLE：
systemic lupus erythematosus (全身性エリテマトーデス)

d — 副腎クリーゼ

- 副腎クリーゼとは，ストレスを誘引として急激にGCの絶対的・相対的欠乏が生じ致死的となる病態である．症状としては，血圧低下，ショック，発熱，意識障害など多様であり非特異的である．
- 誘引としては感染症が過半数を占め，次いでステロイド薬の中断が多い．

7 副腎不全の診断

a — 一般的診断

- 基本的診断は，血中のGC濃度が低下していれば副腎不全である．作用のあるコルチゾールは遊離コルチゾールである．刺激試験を含めたすべてのコルチゾール血中濃度は，タンパク結合コルチゾールと遊離コルチゾール両者の合計を測定している．一般に遊離コルチゾールは，総コルチゾール濃度に比例するが，CBGが上昇している妊婦やエストロゲン内服患者では過大評価，CBGが低下している肝硬変患者やアルブミン2.5g/dL未満の場合は，過小評価となる．

▶ **診断方法**（図4[9)]）

- 図4に示した診断フローチャートに沿って診断する．

1．ランダムコルチゾール測定

- 時間を決めずに，コルチゾール濃度を測定するものである．コルチゾール分泌は早朝（午前6〜8時）にピーク，午前0時前後に最も少なくなる日内変動を示す．

2．早朝コルチゾール測定（F値）

- 早朝空腹時安静臥床30分後に測定する．この値を基本とする．

3．迅速ACTH負荷試験

- 合成1-24ACTH（テトラコサクチド酢酸塩〈コートロシン®〉）250μg静注し，30または60分後に採血する．この負荷による血中ACTH濃度は1,000〜6,000pg/mLと生理的濃度（7〜50pg/mL）の20倍以上である．そこで，軽症の診断には1μg負荷試験（血中濃度100〜300pg/mL）のほうが感度がよく有用とする報告がある．

4．連続ACTH負荷試験（連続3日間コートロシン®500μg筋注）

- 慢性中枢性副腎不全症では副腎萎縮が生じ，迅速ACTH試験に対しては低反応を示す場合がある（感度57％，特異度95％）．原発性副腎不全症の合併や程度の確認目的で，ACTH連続負荷試験を行う場合がある．また，原発性副腎不全症でも，副腎予備能の評価に有用である．

5．CRH負荷試験

- 早朝空腹時安静臥床30分後にコルチコレリン（ヒトCRH®）100μgを30秒程度かけて静注する．静注後，15，30，60，90，120分で採血を行う．
- ヒトCRHの副作用は軽微であるが，静注直後に顔面紅潮感，前胸部不快感，

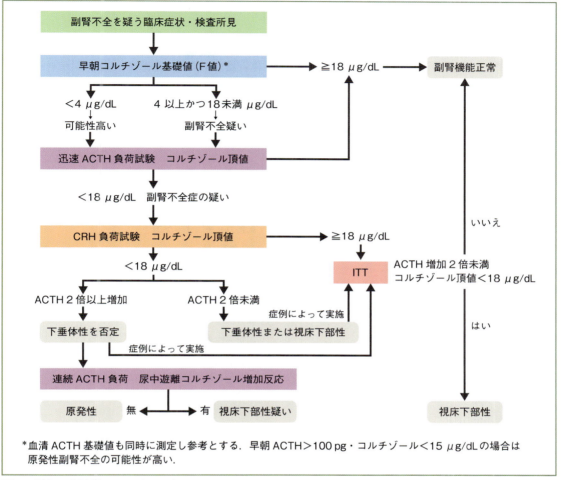

図4 副腎不全診断フローチャート
ACTH：副腎皮質刺激ホルモン，CRH：副腎皮質刺激ホルモン放出ホルモン，ITT：インスリン低血糖試験．

（Yanase T, et al. Endocrine Journal 2016；63：765-84[9]）より）

動悸を自覚することがある．そのほとんどは，静注後15分以内に消失する．

6. インスリン低血糖試験（ITT）

- 低血糖は，コルチゾール分泌最大刺激の一つである．早朝空腹時安静臥床30分後，速効型インスリン0.1単位/kgを静注する（副腎不全が疑わしい場合には0.05単位/kgの投与にとどめる）．静注後，15，30，60，90，120分で採血する．
- 最低血糖値<40 mg/dL下で判定を行うが，低血糖性昏睡のリスクがみられる場合には，直ちに50％ブドウ糖の静注を行い，試験を中止する．60分値まで検体が採取されていれば診断は可能である．
- 60歳以上の高齢者，痙攣の既往，心疾患の既往患者では実施しない．

▶ITT：
insulin tolerance test

 ここに注意

ITTは60歳以上の高齢者，痙攣の既往，心疾患の既往患者では実施しない

b — アルドステロンの分泌による鑑別

- アルドステロンは，副腎皮質の最外層（球状層）で産生され，基本的にはレニン・アンジオテンシン系（RA系）と細胞外液カリウム濃度によって調節を

表3 副腎不全の症状・徴候・検査所見

症状	原発性のみ	病態生理	発現率（％）
疲労，スタミナ低下，筋力低下		GC欠乏 副腎男性ホルモン欠乏	100
食思不振，体重減少，発達障害（小児）		GC欠乏	100
胃痛，悪心，嘔吐 （ほとんどは原発性副腎不全）		GC欠乏 鉱質コルチコイド欠乏	92
筋肉痛，関節痛		GC欠乏	6〜13
めまい		鉱質コルチコイド欠乏 GC欠乏	12
塩分渇望	○	鉱質コルチコイド欠乏	16
乾燥肌とかゆみ（女性）		副腎男性ホルモン欠乏	
性欲の減少・障害（女性）		副腎男性ホルモン欠乏	
症候			
色素沈着（歯肉，関節，手掌の皮溝，爪床，乳輪，手術痕など）	○	POMC由来タンパク過剰	94
皮膚蒼白 （二次性副腎不全のみ）		POMC由来タンパク欠乏	
発熱		GC欠乏	
低血圧，起立性低血圧，脱水		鉱質コルチコイド欠乏	88〜94
（原発性副腎不全で顕著） 腋毛・陰毛の欠如（女性） 副腎皮質性思春期徴候欠如 小児では恥毛の欠如		GC欠乏 副腎男性ホルモン欠乏	
生化学検査			
血清クレアチニン上昇	○	鉱質コルチコイド欠乏	
低ナトリウム血症（135mEq/L以下）		鉱質コルチコイド欠乏 GC欠乏→ADH分泌抑制解除→SIADH	88
高カリウム血症 （原発性副腎不全のみ）	○	鉱質コルチコイド欠乏	64
貧血（男性13g/dL以下，女性12g/dL以下） リンパ球増多，相対的好中球減少 好酸球増多（8％以上）		GC欠乏	
甲状腺刺激ホルモン上昇	○	GC欠乏または （自己免疫性甲状腺機能不全）	
高カルシウム血症	○	GC欠乏（ほとんどの場合，甲状腺機能亢進症を併発）	6
低血糖（70mg/dL以下）		GC欠乏	

GC：糖質コルチコイド，POMC：pro-opiomelanocortin，ADH：抗利尿ホルモン，SIADH：抗利尿ホルモン不適合分泌症候群．

（Charmandari E, et al. Lancet 2014；383：2152-67[7]より）

表4　副腎皮質ホルモンの力価

	糖質コルチコイド活性	鉱質コルチコイド活性
コルチゾール	1	1
コルチコステロン	0.2	2
アルドステロン	0.2	400
デオキシコルチコステロン（DOC）	～0	20
コルチゾン	0.7	0.7
プレドニゾロン	4	0.7
トリアムシノロン	3	～0
デキサメタゾン	30	2

受ける．
- アルドステロン分泌は，下垂体や視床下部の影響を受けにくい．また，自己免疫性による副腎不全の場合は，最外層にありかつ薄い球状層ではじめに障害が生じるため，まずアルドステロンの分泌が低下し，レニン活性が上昇する．したがって，アルドステロンが正常に分泌されている場合は，副腎不全でない，または原発性以外の副腎不全の可能性が高い．

C — 重症疾患における診断

診断困難
- 急性副腎不全（副腎クリーゼ）の診断が困難な背景には，以下の要素がある．

1．症状評価の困難
- 副腎不全に特徴的な症状がない（**表3**[7]）．

2．重症患者での基準値が不明
- コルチゾール低値の場合，その値が機能不全によるものなのか，機能的に不必要であるために低いのか不明である．
- コルチゾール高値の場合，産生が過剰であるのか，代謝が抑制されているのか不明である．

3．遊離コルチゾール濃度が不明
- 一般測定では，総コルチゾール濃度を測定しており，タンパクと結合していない細胞内受容体と結合できる遊離コルチゾールを測定していない★7．したがって，血中濃度はコルチゾール結合タンパク量に大きく影響を受ける．
- 重症患者では，血中アルブミンが2.5g/dL以下では，総コルチゾール濃度は低値であったが，遊離コルチゾール濃度は，アルブミン値と関係しなかったという報告がある[10]．すなわち，血中アルブミンが低いからといって，遊離コルチゾール濃度が低いとは限らない．

4．日内リズムにより評価困難
- GCの分泌には日内リズムがあることから，1点だけのランダムコルチゾール値での評価は困難である．

★7
遊離コルチゾール濃度測定は特殊な方法であり，一般病院では行われていない．

表5　敗血症に対するステロイド投与の有効性

アウトカム	実例比例リスク★（95% CI）		相対効果（95% CI）
	想定リスク 対照	対応リスク ステロイド対対照	
すべての病因による28日死亡率 14〜30日の追跡調査	研究母集団 318/1,000	276/1,000（241〜318）	RR 0.87 (0.76-1)
すべての病因による28日死亡率 低用量・長期副腎皮質ホルモン 投与サブグループ 14〜31日の追跡調査	研究母集団 321/1,000	279/1,000（250〜311）	RR 0.87 (0.78-0.97)
病院死亡率 14〜365日の追跡調査	研究母集団 413/1,000	351/1,000（302〜405）	RR 0.85 (0.73-0.98)
7日におけるショックからの改善症例数	研究母集団 523/1,000	685/1,000（596〜790）	RR 1.31 (1.14-1.51)
7日におけるSOFAスコア		7日の平均SOFAスコアは介入群で1.53低い（2.04〜1.03低い）	
生存者のICU滞在期間 14〜365日の追跡調査		生存者のICU平均滞在日数は介入群で2.19少なかった（3.94〜0.46減少）	
生存者の病院滞在期間 14〜365日の追跡調査		生存者の病院平均滞在日数は介入群で4.11少なかった（8.5〜0.28減少）	
有害事象が発生した参加者数：重複感染	研究母集団 161/1,000	164/1,000（140〜193）	RR 1.02 (0.87-1.2)
有害事象が発生した参加者数：高血糖	研究母集団 348/1,000	438/1,000（403〜476）	RR 1.26 (1.16-1.37)

★：想定リスクの根拠は脚注に記す．対応リスク（および95% CI）は，対照群と介入による相対効果（とその95% CI）の想定リスクに基づいている．
CI：信頼区間，RR：リスク比，SOFA：Sequential Organ Failure Assessment．

GRADE Working Groupによるエビデンスの質のグレード：
高い：今後の研究によって効果推定値に対する確信が変わる可能性は非常に低い．
中等度：今後の研究によって効果推定値に対する確信に重要な影響が及ぶ可能性が高く，推定値が変わる可能性がある．

5．迅速ACTH負荷試験の評価困難

- 迅速ACTH負荷試験の結果は，有用との報告と偽陽性が多いという報告がある．
- 敗血症患者189例に対し，ACTH 250μg負荷後のコルチゾール増加量（Δコルチゾール）が9μg/dLより多い場合は，28日死亡率がOR 0.41（0.27-0.63）と良好であった[6]．
- フランスでのRCTでは，ACTH 250μg負荷後のΔコルチゾール9μg/dL以下の場合のみ，低用量ヒドロコルチゾン（200mg/日，4分割投与静注）とフルドロコルチゾン（50μg点鼻）による28日死亡率がOR 0.54（0.31-0.97）と低下した[11]．

参加者数（研究数）	エビデンスの質（グレード）	コメント
3,176（27件）	⊕⊕○○ 低いa, b	試験は1976～2015年に実施 患者管理方法や敗血症の定義の違いは実質18試験
2,266（22件）	⊕⊕⊕○ 中等度a	多重回帰解析から，低用量投与でより治療に反応
2,014（17件）	⊕⊕⊕○ 中等度a, c	低用量投与でより治療に反応
1,561（12件）	⊕⊕⊕⊕ 高い	低用量投与でより治療に反応
1,132（8件）	⊕⊕⊕⊕ 高い	敗血症に対する他のどの治療よりもSOFAスコアは減少した
778（10件）	⊕⊕⊕⊕ 高い	敗血症に対する他のどの治療よりもICU滞在日数は減少した
710（9件）	⊕⊕⊕○ 中等度c	敗血症に対する他のどの治療よりも病院滞在日数は減少した
2,567（19件）	⊕⊕⊕⊕ 高い	大規模研究の一つで，副腎皮質ホルモン投与が新たな敗血症のリスクを増加させた
2,081（13件）	⊕⊕⊕⊕ 高い	研究の一つで，副腎皮質ホルモンの間欠的投与に比し，持続的投与が高血糖の危険性を低下させた

低い：今後の研究によって効果推定値に対する確信に重要な影響を与える可能性が非常に高く，推定値が変わる可能性が高い．
a：2つの大規模研究で結果が矛盾するため，エビデンスの質を1段下げた．
b：ファネルプロットで出版バイアスの可能性があったため，エビデンスの質を1段下げた．
c：不正確性と上側信頼限界が1に近いため，エビデンスの質を1段下げた．

（Annane D, et al. Cochrane Database Syst Rev 2015；（12）：CD002243[14]より）

- 健常者にACTH 1 μg または250 μg 負荷後のΔコルチゾール9 μg/dL以下はそれぞれ，42.5％，12.8％に認められた．同様に冠動脈バイパス術後ではそれぞれ，58.3％，38.5％に認められた[12]．

■ 重症関連コルチコステロイド障害（CIRCI）の診断

1．AIの症状がなくても，昇圧薬と輸液に反応しない低血圧がある場合

- CIRCIを疑う．2012年のSurviving Sepsis Campaign（SSCG2012）では，昇圧薬と輸液を投与してもショックが続く場合，ACTH負荷試験を行わずにヒドロコルチゾン200 mg/日（日本版敗血症診療ガイドライン 2016〈J-SSCG2016〉では300 mg/日）を静注することを弱く推奨するとしている．

2. 診断基準を設けることが困難

- SSCG2012では，迅速ACTH負荷試験は記述されていない．あえて述べるとすれば，2008年の重症患者に対する副腎不全診断管理勧告[13]によれば，①ACTH 250μg負荷後のΔコルチゾール9μg/dL未満，または②ランダムコルチゾール値が10μg/dL未満，となる．

d ― 副腎クリーゼの診断

- 特異的な症状はないが，**表3**に示したとおり色素沈着★8・皮膚蒼白（二次性のみ）などの症候，ステロイド薬の内服既往や満月様顔貌などのCushing症状があり，ショックを呈している場合はまず疑う．確実な診断基準値はないが，ランダムコルチゾール値が5μg/dL未満の場合は強く疑い，躊躇なくヒドロコルチゾンを投与する．一方，20μg/dL以上の場合は副腎不全を否定できる．

★8 **色素沈着**

色素沈着は，ACTHが慢性的に上昇している慢性副腎不全で生じる．そのメカニズムは，圧迫刺激を受ける皮膚（肘，指関節，手掌線，口唇，頬粘膜）のMC1受容体に高濃度ACTHが作用し，色素沈着が生じる．

▶MC1受容体：
melanocortin receptor 1

8 治療

a ― 一般的な副腎不全に対する治療（表4）

- ヒドロコルチゾンの総量10〜15mg/m²を2〜3回に分割投与する．
- 長時間作用性のステロイド（プレドニゾロンやデキサメタゾン）などは，長期投与で血中濃度が上昇するため，使用しない．また，鉱質コルチコイド作用がないため，副腎原発の副腎不全の場合も使用しない．
- 総投与量の1/2〜2/3を，生理的と同様な早朝にピークがくるよう投与する．就眠6時間以内は，不眠の原因になるため投与を避ける．
- コルチゾールはシトクロムP450（CYP3A4）により代謝されるため，CYP3A4を誘導するリファンピシン，抗てんかん薬などを投与している場合は増量，阻害する抗レトロウイルス薬，グレープフルーツ，甘草などを服用している場合は減量する．
- 原発性副腎不全の場合は，ヒドロコルチゾンを投与していても電解質異常，低血圧をきたすことがある．その場合は，鉱質コルチコイド（フルドロコルチゾン〈フロネリフ®〉）を50〜250μg/日投与する．

b ― 敗血症に対する副腎皮質ホルモン投与

- 敗血症性ショックに対する副腎皮質ホルモン投与は，ヒドロコルチゾンを200mg/日投与する（SSCG2012，J-SSCG2016では300mg/日，弱い推奨）．
- ショック発生6時間以内に投与開始する（J-SSCG2016エキスパートコンセンサス）．
- ショック離脱を目安にヒドロコルチゾン300mg/日を最長7日間投与する（J-SSCG2016エキスパートコンセンサス）．
- 長期低用量副腎皮質ホルモン投与は死亡率を改善する（**表5**）[14]．

c — 副腎クリーゼおよびCIRCI

- 輸液と昇圧薬を投与し,循環の安定に努める.
- ヒドロコルチゾンを100 mg投与し,100〜200 mg/日を持続投与,または6時間ごとに50〜100 mg投与する.
- 安定状態に落ち着くまで継続し,1〜3日かけて減量し維持量とする.
- CIRCIでは,血圧が安定したらまずカテコラミンを漸減中止し,その後ヒドロコルチゾンを減量する.

（江島　豊）

文献

1) 小澤瀞司,福田康一郎,監修.標準生理学.第8版.東京:医学書院;2014. p.943-52.
2) Henley DE, et al. Development of an automated blood sampling system for use in humans. J Med Eng Technol 2009;33:199-208.
3) Vermes I, et al. Dissociation of plasma adrenocorticotropin and cortisol levels in critically ill patients:possible role of endothelin and atrial natriuretic hormone. J Clin Endocrinol Metab 1995;80:1238-42.
4) Boonen E, et al. Reduced cortisol metabolism during critical illness. N Engl J Med 2013;368:1477-88.
5) Boonen E, et al. Impact of duration of critical illness on the adrenal glands of human intensive care patients. J Clin Endocrinol Metab 2014;99:4214-22.
6) Annane D, et al. A 3-level prognostic classification in septic shock based on cortisol levels and cortisol response to corticotropin. JAMA 2000;283:1038-45.
7) Charmandari E, et al. Adrenal insufficiency. Lancet 2014;383:2152-67.
8) Boonen E, et al. New insights into the controversy of adrenal function during critical illness. Lancet Diabetes Endocrinol 2015;3:805-15.
9) Yanase T, et al. Diagnosis and treatment of adrenal insufficiency including adrenal crisis:A Japan Endocrine Society clinical practice guideline. Endocrine Journal 2016;63:765-84. 副腎クリーゼを含む副腎皮質機能低下症の診断と治療.日本内分泌学会診療ガイドライン.
10) Hamrahian AH, et al. Measurements of serum free cortisol in critically ill patients. N Engl J Med. 2004;350:1629-38.
11) Annane D, et al. Effect of treatment with low doses of hydrocortisone and fludrocortisone on mortality in patients with septic shock. JAMA 2002;288:862-71.
12) Widmer IE, et al. Cortisol response in relation to the severity of stress and illness. J Clin Endocrinol Metab 2005;90:4579-86.
13) Marik PE, et al;American College of Critical Care Medicine. Recommendations for the diagnosis and management of corticosteroid insufficiency in critically ill adult patients:Consensus statements from an international task force by the American College of Critical Care Medicine. Crit Care Med 2008;36:1937-49.
14) Annane D, et al. Corticosteroids for treating sepsis. Cochrane Database Syst Rev 2015;(12):CD002243.

[代謝異常]

6章

酸塩基平衡異常

6-1 重炭酸アプローチ

1 酸塩基平衡異常の解釈

- 酸塩基平衡状態を評価する手法としては，本章で取り上げられる重炭酸アプローチ，base excess アプローチ，および Stewart アプローチ，の3つがある．歴史的には重炭酸アプローチが先行し，同じ枠組みの中で新たな指標である過剰塩基（base excess）を用いる base excess アプローチが途中で分派し，その後，まったく異なる視点での解釈となる Stewart アプローチが考案されたという経緯である．
- まず，重炭酸アプローチで頻用する数式を表1に示した．重炭酸アプローチおよび base excess アプローチでは pH の変動要因として $PaCO_2$ および重炭酸イオン濃度［HCO_3^-］を用いて解析を試みる点が特徴であり（表1の式1），横軸に pH，縦軸に重炭酸濃度をプロットしたノモグラム（図1）で酸塩基平衡状態が記述される．
- ノモグラム中の曲線は $PaCO_2$ レベルを示しており，右下から左上方向に $PaCO_2$ が増加していくことが示されている．$PaCO_2$ 増加または［HCO_3^-］の低下がアシドーシスに，この逆のプロセスがアルカローシスに相当する（Column「アシデミア，アルカレミア，アシドーシス，アルカローシス」参照）．

▶$PaCO_2$：
arterial carbon dioxide tension（動脈血二酸化炭素分圧）

表1　重炭酸アプローチで用いられる数式

式1	Henderson-Hasselbalch の式および関連式 ［H^+］＝24×（$PaCO_2/HCO_3^-$） pH＝pK＋log（HCO_3^-/H_2CO_3） total CO_2＝0.03×$PaCO_2$ pH＝6.1＋log（HCO_3^-/CO_2×0.03）
式2	代謝性アシドーシスに対する呼吸性二次反応の評価式（Winters の式） $PaCO_2$＝1.5×［HCO_3^-］＋8±2mmHg
式3	アニオンギャップの定義および基準値 単純なアニオンギャップ＝Na－（Cl＋HCO_3^-）：基準値12〜14mEq/L 在来型のアニオンギャップ＝（Na＋K）－（Cl＋HCO_3^-）：基準値14〜18mEq/L 近代的なアニオンギャップ＝（Na＋K）－（Cl＋HCO_3^-＋lactate）：基準値14〜18mEq/L
式4	アルブミン補正アニオンギャップ（ACAG）の計算式 ACAG＝非補正AG＋2.5×（4.5－Alb［g/dL］）
式5	gap-gap 比（delta ratio）の計算式 delta ratio＝ΔAG/ΔHCO_3^-＝AG実測値－AG基準値/HCO_3^-基準値－HCO_3^-実測値≒AG実測値－12/24－HCO_3^-実測値

$PaCO_2$：動脈血二酸化炭素分圧，HCO_3^-：重炭酸イオン，pK：解離定数，lactate：乳酸イオン値，Alb：アルブミン値．

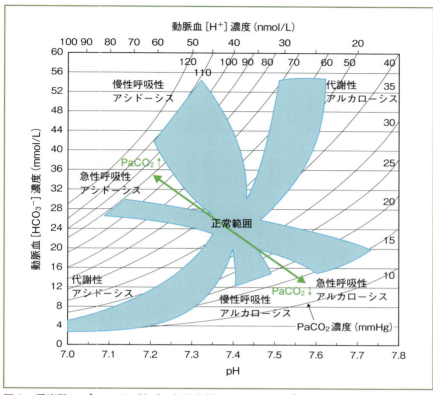

図1 重炭酸アプローチに基づいた酸塩基平衡評価ノモグラム
オリジナルのノモグラムにPaCO₂の増減方向を示す←→を追加している.

- 生体では代償プロセス(二次反応)が生じるため,結果としてアシデミア,アルカレミアが生じるかどうかは一次的変化と二次反応の程度,他の併存する酸塩基平衡異常の総和で決定される.

2 重炭酸アプローチに基づいた酸塩基平衡の評価法(図2, 表1)

- 実際の臨床では段階的な診断方法が広く用いられており,具体的な評価法はMarinoのテキスト[1],Millerのテキスト[2],藤田らのテキスト[3],Berendらの総説[4]および笠置らの総説[5]などに記載されている.本項ではBerendらの総説に沿って記述するが,基本的な流れに関してはどの文献もほぼ同じである.

a — step 1, step 2:アシデミア,アルカレミアの判断および一次変化(代謝性か呼吸性か)の見極め

- この2つのstepに関しては血液ガス分析の結果から比較的容易に判断が可能である.MarinoのテキストではPaCO₂,pHいずれか一方あるいは両方が異常の場合,酸塩基平衡異常が存在すると判断する,と記載されており,必ずしもアシデミア,アルカレミアを呈していない場合でも酸塩基平衡異常とと

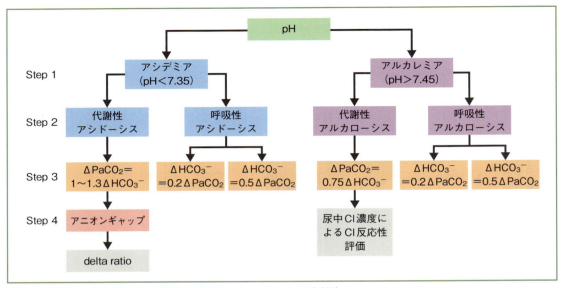

図2 重炭酸アプローチによる酸塩基平衡のstep-by-step診断法
（Neligan P, Deutschman C. Miller's Anesthesia. 8th ed. Elsevier；2015. p.1811-29[2]）より）

> **Column** アシデミア，アルカレミア，アシドーシス，アルカローシス
>
> 　Berendの総説[4]では動脈血のpH，$PaCO_2$および$[HCO_3^-]$の基準値はそれぞれ，7.40±0.02，38±2mmHgおよび24±2mmol/Lと記載されているが，他のテキスト，総説では7.4±0.05程度を基準値としていることが多い．ノモグラムにおける正常範囲もほぼこの定義と一致する．ちなみに静脈血のpH，$PaCO_2$および$[HCO_3^-]$は7.36〜7.38，43〜48mmHg，25〜26mmol/Lとされている．pHが正常範囲を逸脱した状態をアシデミアあるいはアルカレミアとよぶ．
> 　一方，アシドーシス，アルカローシスは生理学的なプロセスを意味し，pHを低下させるプロセスをアシドーシス，pHを増加させるプロセスをアルカローシスとよぶのが本来の意味に近い．とはいえ，従来から結果としてpHが変化する現象についてもアシドーシス，アルカローシスとよぶ場合が多いのが実情である．

らえている．
- この場合は基準値からの偏位の方向で判断すると記載されており，pHと$PaCO_2$が同一方向に偏位していれば一次変化は代謝性，反対方向に変化していれば一次変化は呼吸性，と判断するとのことである．図1においても，代謝性アシドーシスではpHが低下するとともに$PaCO_2$は勾配に沿って低下する向き，呼吸性アシドーシスではpHが低下するのに対して$PaCO_2$は勾配に逆らって増加する向きへの偏位が生じることが示されている．

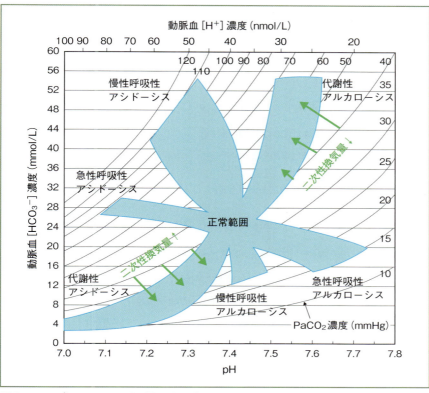

図3 ノモグラムにみる呼吸性二次反応
オリジナルのノモグラムに呼吸性二次反応を示すを追加している.

b—step 3：二次反応の評価

- 酸塩基平衡異常に対して生体では，一次変化によって生じる水素イオン濃度[H^+]の変化を限定する反応が生じる．**図3**の緑の矢印（→）で示したように代謝性アルカローシスでは$PaCO_2$が増加する方向，代謝性アシドーシスでは$PaCO_2$が低下する方向の呼吸性二次反応が生じ，結果としてpHあるいは[H^+]濃度の変化を抑制していることがわかる．
- なお，代償反応が一次変化によって生じた[H^+]の変化を完全に補正することはない，と考えられており，Marinoのテキストでは「代償反応」という表現よりも「二次反応」という表現を推奨している．
- このstepでは一次変化に対する二次反応が期待どおりに機能しているかどうか，複数の異常が併存していないかどうかを判断する．具体的には**表2**に示した数式を用いて代償機構が理論どおりに機能していると仮定した場合の推定値を算出し，実測値と比較する．
- これらの関係式のうちアメリカ集中治療医学会review courseではWintersの式が取り上げられている（**表1**の式2）．この両者に乖離がある場合は，二次反応が不十分，あるいは別の酸塩基平衡異常が併存する可能性があると考

ここがポイント
代謝性アルカローシスでは$PaCO_2$が増加する方向，代謝性アシドーシスでは$PaCO_2$が低下する方向の呼吸性二次反応を生じる

アドバイス
「代償反応」という表現より「二次反応」という表現が推奨されている

表2 Step 3：二次反応の評価

一次変化	二次反応	二次反応の推定式	二次反応の限界
代謝性アシドーシス	過換気によるCO_2↓	$[HCO_3^-]$ 1mmol/L低下あたりPaCO$_2$ 1〜1.3mmHg低下 または PaCO$_2$=1.5×$[HCO_3^-]$+8±2mmHg（Wintersの式） または PaCO$_2$=$[HCO_3^-]$+15mmHg または PaCO$_2$=pH値×100の下2桁mmHg	PaCO$_2$ 15mmHg
急性呼吸性アシドーシス		PaCO$_2$ 10mmHg増加あたり$[HCO_3^-]$ 1mmol/Lから2mmol/L（Miller）増加	38mmol/L
慢性呼吸性アシドーシス	腎でのHCO_3^-再吸収↑	PaCO$_2$ 10mmHg増加あたり$[HCO_3^-]$ 4〜5mmol/L増加	45mmol/L
代謝性アルカローシス	換気量低下によるCO_2↑	$[HCO_3^-]$ 1mmol/L増加あたりPaCO$_2$ 0.6〜0.7mmHg増加 または PaCO$_2$=0.7×（$[HCO_3^-]$−24）+40±2mmHg または 代謝性アシドーシスにおける推定式を代用	なし
急性呼吸性アルカローシス		PaCO$_2$ 10mmHg低下あたり$[HCO_3^-]$ 2mmol/L低下	18mmol/L
慢性呼吸性アルカローシス	腎でのHCO_3^-再吸収↓	PaCO$_2$ 10mmHg低下あたり$[HCO_3^-]$ 4〜5mmol/L低下	15mmol/L

（湊口 俊，ほか．研修医のための輸液 水電解質 酸塩基平衡．中外医学社；2016．p.96-107[3]）を参考に作成）

える[★1]．
- なお，呼吸性の二次反応は一次変化発生後30〜120分で発現し，12〜24時間で完成すると考えられている．一方，腎性の二次反応が完成するには2〜5日を要すると考えられており，腎性の二次反応の期待値の算出には急性期，慢性期で異なる係数，式が用いられている．
- 図4の青の矢印（→）で示したように，呼吸性の酸塩基平衡異常が生じた場合，腎性二次反応を伴う慢性病態ではより大きな重炭酸濃度の変化が生じ，結果としてpHの変化を制限している．

c — step 4

- 酸塩基平衡の異常が生じた原因を検索し，治療手段を解析するためのstepである．一次反応が呼吸性の場合には呼吸器系，中枢神経系の病態を検索する必要があり，本項では割愛する．一方，一次性変化が代謝性の場合にはさらに原因検索を進める．

step 4-1：代謝性アシドーシスの原因検索（アニオンギャップの評価）

1. アニオンギャップの定義

- 代謝性アシドーシスにおける一次変化，すなわちHCO_3^-の減少が生じた原因を推定するための指標として用いられてきたのが，アニオンギャップ（AG）である．どのようなアプローチをとるにせよ，陽イオンの電荷と陰イオンの電荷の総数は等しい，という原則に基づいた評価法である．

[★1] 二次反応の推定値の具体的な計算方法には絶対値を求める式と変化量を求める式の双方があり，変化量を求める式の係数も出典によって若干の相違がみられる．

▶ AG：anion gap

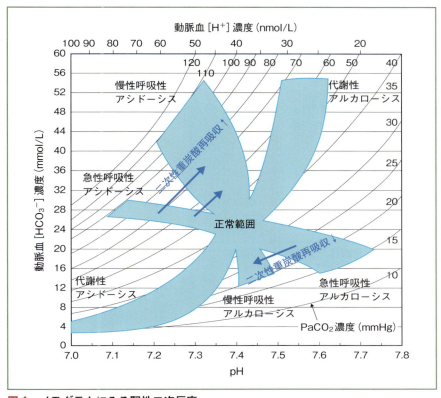

図4　ノモグラムにみる腎性二次反応
オリジナルのノモグラムに腎性二次反応を示す➡を追加している．

- 陽イオン（カチオン），陰イオン（アニオン）を，容易に測定できる荷電である Na，Cl および HCO_3^- と，容易に測定できない陽イオン（**図5** のUC），容易に測定できない陰イオン（**図5** のUA）に大別し，前述した陽イオンの電荷と陰イオンの電荷の総数は等しい，という原則を適用し，さらに測定できない電荷を相殺することでAGが定義される（**図5a**）．
- 当初の定義以降，容易に測定可能なイオンが増えたため，AGの定義および基準値も複数存在する（**表1** の式3）．代謝性アシドーシスをAG正常，AG上昇の2つに分ける（**表3**）．

2．AG正常代謝性アシドーシス

- 代謝性アシドーシスにおいて重炭酸が低下するのは過剰な H^+ と反応して H_2O，CO_2 が産生されるためである．この過剰な H^+ がClとリンクしている病態ではCl濃度上昇のミラーイメージとして重炭酸濃度が低下し，AG正常代謝性アシドーシスが生じる（**図5b**）．
- 体内から分泌された重炭酸を回収するプロセスが障害されている病態またはClの調節能を上回るClが投与される病態★2が相当し，臨床的には**表2**に示したような病態が重要である．

▶UC：
unmeasured cations

▶UA：
unmeasured anions

★2　希釈性アシドーシス

循環不全の際に大量の細胞外液を投与したときにみられる高Cl性（AG正常）代謝性アシドーシスをさす．過去には重炭酸が希釈されることで生じた代謝性アシドーシスと考えられていたため，このような名称が使用されたが，本来は生理食塩水による輸液蘇生に伴う高Cl性（AG正常）代謝性アシドーシスと解釈すべきである．逆に利尿薬投与によって生じた代謝性アルカローシスを血液濃縮性アルカローシスとよんでいた．

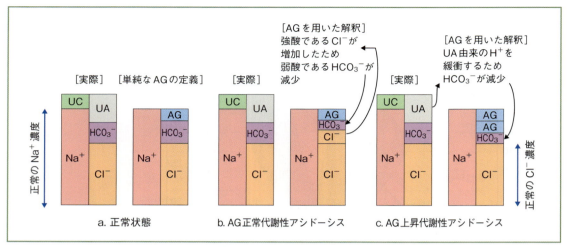

図5 アニオンギャップ（AG）の概念と代謝性アシドーシスの診断
UC：容易に測定できない陽イオン，UA：容易に測定できない陰イオン．
（湊口 俊，ほか．研修医のための輸液 水電解質 酸塩基平衡．中外医学社；2016．p.96-107[3]）を参考に作成）

3．AG上昇代謝性アシドーシス

- AG正常代謝性アシドーシスと異なり，過剰なH^+がClとは関係なく産生されている病態であり，多くの場合Cl濃度が正常である（図5c）．
- 代表的な病態は乳酸アシドーシスであるが，血中乳酸値が3〜5 mmol/Lの高乳酸血症を呈する患者の50％においてAGが正常であるとされており，必ずしも鋭敏な指標ではない．
- なお，アルブミン（Alb）は生理的なpHで陰性電荷を有しており，UAの大部分を占めている．したがって，アルブミン濃度が低下した状態ではAGも減少し，本来，AG上昇代謝性アシドーシスと診断されるべき病態でも正常範囲を呈してしまう可能性がある．このためアルブミン濃度が変化している病態でのAGの評価にはアルブミン補正AG（ACAGまたはAGc）を用いるべきという意見が主流である[6]．具体的にはアルブミン1 g/dL低下するごとにAGが2.5 mEq/L低下するとされている（表1の式4）．
- 重症患者ではショックによる乳酸アシドーシス，生理食塩水による輸液など，複数の病態が原因となって代謝性アシドーシスが生じている場合がありうる．
- 複数の病態が併存した場合，重炭酸アプローチでは，AGと重炭酸濃度の正常値からの乖離の比が用いられており，gap-gap比，あるいはgap ratio，delta ratioとよばれている（表1の式5）．単一の病態による代謝性アシドーシスであればgap-gap比はほぼ1であるが，典型的な高Cl性代謝性アシドーシスでは0.4以下，AG上昇代謝性アシドーシスと他の病態が併存する場合は2以上になるとされている[2]．

▶ACAGまたはAGc：albumin-corrected anion gap

表3 アニオンギャップ（AG）による代謝性アシドーシスの鑑別

AG正常代謝性アシドーシス	AG上昇代謝性アシドーシス
重炭酸の喪失 ・消化管からの喪失（下痢，尿路変更，膵液瘻など） ・近位尿細管型（type 2）腎尿細管アシドーシス ・炭酸脱水酵素阻害	体内での酸過剰産生 ・ケトアシドーシス（糖尿病，アルコール多飲，飢餓状態） ・乳酸アシドーシス
腎からの酸排泄（重炭酸回収）低下 ・初期の腎傷害* ・type 1 腎尿細管アシドーシス ・type 4 腎尿細管アシドーシス	体外への酸排泄低下 ・末期腎不全 ・横紋筋融解症
Cl^-負荷（生理食塩水大量投与，アルギニン，ヒスチジン，リジン含有量の多い静脈栄養，塩酸，塩化アンモニウム投与など）	体外からの酸負荷（メタノール中毒，エチレングリコール中毒，アスピリン中毒，アセトアミノフェン中毒）

＊：初期の腎傷害で生じる代謝性アシドーシスは，主として塩化アンモニウム分泌低下によるAG正常代謝性アシドーシスであると考えられている．不揮発酸の蓄積によるAG上昇代謝性アシドーシスはより腎障害が進行した時点で発生する．

（湊口 俊，ほか．研修医のための輸液 水電解質 酸塩基平衡．中外医学社；2016．p.96-107[3]／Berend K, et al. N Engl J Med 2014；371：1434-45[4]）を参考に作成）

▶消化管からの喪失については，Topics「消化管における酸および塩基の動態」参照

Topics　消化管における酸および塩基の動態

　胃液としてHClが消化管内腔に分泌される際に，体内にはNaHCO₃が増加する（NaCl+H₂O+CO₂→HCl+NaHCO₃）．一方，膵液，腸液にはNa 120〜140 mEq/Lおよび75〜90 mEq/L程度の高濃度の重炭酸が含有されており，十二指腸以遠ではNaHCO₃が消化管腔へ失われる．消化管内ではHClとNaHCO₃が中和された後，大腸で水分が再吸収され電解質の体内バランスが回復する．

　嘔吐，胃液ドレナージでは，消化管におけるHClの回収が行われず体外に排泄されるため，体内にはNaHCO₃が増加するとともにCl濃度が低下する．このため，Cl反応性代謝性アルカローシスを生じる．一方，下痢便にはNa 130 mEq/L，重炭酸が20〜30 mEq/L含有されており，下痢はAG正常代謝性アシドーシスの原因となる．

---

step 4-2：代謝性アルカローシスの原因検索（Cl反応性の評価）

1．Cl反応性の意味

- 代謝性アルカローシスにおいて重炭酸が増加するのは酸の除去増加，塩基吸収亢進あるいは塩基の外因性投与が考えられる．代謝性アルカローシスでは，AG正常代謝性アシドーシスの逆の現象として，Cl濃度低下が原因で重炭酸の増加が生じている場合が多い．
- この点から代謝性アルカローシスの原因検索に際しては生理食塩水，塩化カリウム製剤などの外因性のCl投与に対する反応性で分類することが多い（**表4**）．具体的には尿中Cl濃度が低値か正常〜高値かによって分類する．

表4　代謝性アルカローシスの原因

		Cl反応性代謝性アルカローシス	Cl非反応性代謝性アルカローシス
特徴		尿中Cl低値	尿中Cl正常または高値
定義	湊口ら	Cl<10mEq/L	Cl濃度>15〜20mEq/L
	Berendら	Cl<25mEq/L	Cl>40mEq/L
原因		・嘔吐，胃管によるドレナージ ・利尿薬（投与後ある程度経過） ・高二酸化炭素血症からの回復期 ・重炭酸ナトリウム投与 ・カリウム欠乏 ・腺管絨毛腺腫 ・Liddle症候群	・重症カリウム欠乏 ・マグネシウム欠乏 ・最近の利尿薬投与* ・原発性アルドステロン症，Bartter症候群，Giterman症候群，腎血管性高血圧などミネラルコルチコイド過剰を伴う病態 ・腎不全患者に対するアルカリ治療，経静脈栄養

＊：利尿薬によって実際に尿量が増加している時期には尿中Cl濃度が高値であるという意味．
(湊口　俊，ほか．研修医のための輸液　水電解質　酸塩基平衡．中外医学社；2016．p.96-107[3]／Berend K, et al. N Engl J Med 2014；371：1434-45[4]を参考に作成)

▶カリウム欠乏，マグネシウム欠乏については，Topics「腎における酸塩基平衡の調節系」(p.273)参照

2．Cl反応性代謝性アルカローシス

- 生理食塩水，塩化カリウム製剤などの外因性のCl投与によって酸塩基平衡異常が改善する病態で，尿中Cl濃度が低値，すなわち腎臓におけるCl再吸収機構が健常な点が特徴である．
- 具体的には胃液の喪失，利尿薬による水分排泄などが該当する．

3．Cl抵抗性代謝性アルカローシス

- 腎臓における重炭酸排泄あるいはCl再吸収機構が障害あるいは抑制されている病態であり，血中Cl濃度低下，代謝性アルカローシスが存在するにもかかわらず尿中Cl濃度が低下していない点が特徴となる．
- 病態の背景にミネラルコルチコイド活性亢進が存在する場合が多いようである．

おわりに

- 重炭酸アプローチの長所・短所は後述されるStewartアプローチとの比較で論じられることが多い．教科書でもいずれか一方を中心に記述されていることが多く，たとえば，麻酔科学の代表的な教科書であるMillerのテキストではStewartアプローチが，集中治療の代表的な教科書であるMarinoのテキストでは重炭酸アプローチが取り上げられている．
- 重炭酸アプローチの短所としては，①重炭酸イオンと二酸化炭素は平衡状態にあるため，一方の変化は他方の変化を伴い，両者が独立しているという前提は正確とはいえない点，②重炭酸による緩衝機能はきわめて限定的である点，③重炭酸濃度は他のイオン濃度の影響を受けるが，重炭酸アプローチでは他のイオンの影響を考慮する手段が限定的であり，新たな概念，生理学的プロセスを取り込むことが困難である点，などがあげられる．
- 一方，長所としては，①直感的で，理解が比較的容易であり，血液ガス分析

▶6章「6-3 Stewartアプローチ」(p.280)参照

> **Topics　腎における酸塩基平衡の調節系**
>
> 　腎臓における酸塩基平衡の調節系は尿細管から集合管までのイオンの交換プロセスから成り立っている．H^+はK^+との交換，リン酸の分泌，塩酸アンモニウムの分泌によって尿中に排泄され，HCO_3^-は主にCl^-との交換によって調節されている．交換系については，一方が欠乏すると交換系全体の機能が低下することも特徴である．低Cl状態では尿細管側，すなわち糸球体濾過後の原尿のCl^-濃度が低下し，HCO_3^-の排泄効率も低下するため，代謝性アルカローシスが遷延しやすい．またMg欠乏は，Cl非反応性の低カリウム血症，代謝性アルカローシスを引き起こすが，この原因にはH^+とK^+との交換に関与しているNa-K-ATPaseの活性が低下することもその一因と考えられている．

のみでおおむねの解析が可能である点，②生体のpH調節系としては重炭酸が主体であり，腎臓における水素イオン，重炭酸イオンの分泌，吸収，他のイオンとの交換で酸塩基平衡状態が維持されている点があげられ，Adroguéらは重炭酸アプローチがsimplest, most rigorous and serviceableであると述べている[7]．

● これらの点をふまえて重炭酸アプローチで病態を大まかにスクリーニングし，さらに複雑な病態が想定される場合にはStewartアプローチを併用する，といった手段が現実的なアプローチであろう．

（小竹良文）

文献

1) Marino PL. Acid-base disorders. Marino's The ICU Book. 4th ed. Philadelphia：Wolters Kluwer Health；2014. p.587-632.
2) Neligan P, Deutschman C. Perioperative acid-base balance. In：Miller RD, et al, eds. Miller's Anesthesia. 8th ed. Philadelphia：Elsevier；2015. p.1811-29.
3) 湊口　俊，藤田芳郎．誰でもできる酸塩基平衡異常のステップ診断．藤田芳郎，ほか編．研修医のための輸液　水電解質　酸塩基平衡．東京：中外医学社；2016. p.96-107.
4) Berend K, et al. Physiological approach to assessment of acid-base disturbances. N Engl J Med 2014；371：1434-45.
5) 笠置智道，今井裕一．酸塩基平衡異常へのBoston学派式アプローチとその限界．腎と透析 2015；79：207-210.
6) Dubin A, et al. Comparison of three different methods of evaluation of metabolic acid-base disorders. Crit Care Med 2007；35：1264-70.
7) Adrogué HJ, et al. Assessing acid-base disorders. Kidney Int 2009；76：1239-47.

6-2 base excess アプローチ

はじめに

- 生体には生命の維持に必要な調節機構が存在し，体液量，各種電解質，体液浸透圧を一定に保持しており，酸塩基平衡はそのうちの一つである．
- 酸塩基平衡に関する考え方は，ここ100年ほどのあいだにいくつかの概念が提唱されてきた．本項では，従来型の概念の一つであるbase excess（BE：塩基過剰）アプローチについて概説する．

1 base excessアプローチ以前の概念（表1）

a ─ ArrheniusおよびBrønsted-Lowryの理論[1]

- 酸塩基化学の基礎は，1880年代にまず化学の分野において確立された歴史がある．
- Arrheniusは，水溶液中で水素イオン（H^+）を放出する物質を酸（Arrhenius酸），溶液中に水酸基イオン（OH^-）を放出する物質を塩基（Arrhenius塩基）であると定義した．
- 物質それぞれで異なった解離定数が知られており，水中での物質の解離度は酸や塩基の強度を決定する．いかなる溶液においても，OH^-に対するH^+の相対的比率を示す水の解離定数（K_w）は常に一定で，かつ電気的中性が保たれなければならない．そのため強陽イオン（Na^+，K^+，Ca^{2+}，Mg^{2+}）は溶液から水酸基を除き，水素をとどめて電気的中性を保持する塩基として作用する．一方，強陰イオン（Cl^-，乳酸塩，ケトン体，硫酸塩，ギ酸塩）は酸として作用する[1]，という考え方である．
- しかし上記の場合，水酸化合物ではない物質が塩基であると定義されるという問題点があったため，酸と塩基に関する新たな定義が考えられた．
- BrønstedとLowryは，次の式を用いて，酸は陽子を提供し，塩基は陽子を受け取る物質であると定義した[1]．

$$NH_3 + H_2O \rightleftarrows NH_4^+ + OH^-$$

- 水は陽子提供者であることから酸（Brønsted-Lowry酸）であり，アンモニアは陽子受容者であることから塩基（Brønsted-Lowry塩基）である．
- 同様に，以下のように定義される

$$HCl + H_2O \rightarrow H_3O^+ + Cl^-$$

→塩酸は酸，水は塩基として作用する．

$$CO_2 + H_2O \rightleftarrows H_2CO_3 \rightleftarrows H^+ + HCO_3^-$$

→二酸化炭素から酸である炭酸を産生し，H^+と重炭酸イオン（HCO_3^-）に解

表1 酸塩基平衡の歴史

年代	内容	主な考案者
1880年代	酸：H^+を放出する物質 塩基：OH^-を放出する物質 →酸と塩基の定義	Arrhenius
1907～1909年	H^+，HCO_3^-を用いて酸塩基平衡を定義	Henderson
1916年	Henderson-Hasselbalchの式： $PaCO_2$とHCO_3^-により規定されたpH概念	Hasselbalch
1923年	酸：陽子を提供する物質 塩基：陽子を受け取る物質 →酸塩基理論の新たな定義	Brønsted Lowry
1958年	塩基欠乏・過剰法：代謝性の酸塩基活性の簡単な測定法であるbase excess概念の登場	Siggard-Andersen
1965年	$PaCO_2$とHCO_3^-に代償機構を加えたアプローチ：重炭酸アプローチ	Schwartz Brackett
1975年	アニオンギャップ法：電気的中性の法則に基づくアシドーシスの診断法	Emmit Narins
1981年	Stewartアプローチ ①$PaCO_2$，②強イオン差（SID），③弱酸の総和（A_{TOT}）を用いた酸塩基平衡異常の概念	Stewart

H^+：水素イオン，OH^-：水酸基イオン，$PaCO_2$：動脈血二酸化炭素分圧，HCO_3^-：重炭酸イオン．
(Patrick J, et al. Miller's Anesthesia. 6th ed. Elsevier Churchill Livingstone；2005．武田純三，監修．稲田栄一，ほか監訳．ミラー麻酔科学．原著第6版．メディカル・サイエンス・インターナショナル；2007．p.1245-57[1]より）

離する．

b—Henderson-Hasselbalchの概念[1]

- 1907年Hendersonは，それまでの酸塩基化学の概念から，酸塩基平衡の概念を提唱した．H^+濃度は溶質の電離定数によって決定し，中性を保つのにHCO_3^-が利用されるという概念である．
- Hasselbalchはこの概念に動脈血二酸化炭素分圧（$PaCO_2$）やHCO_3^-を当てはめ，以下のHenderson-Hasselbalchの式により血清pHを定義した．
$$pH = 6.1 + \log\{[HCO_3^-]/0.03\,PaCO_2\}$$
- 上記式より，血清pHは$PaCO_2$（呼吸器系：肺）ならびにHCO_3^-（代謝系：腎）により規定されるが，2つの因子は独立ではなく互いに影響しているという問題点を有していた．この問題点を解決するためにbase excessが考案された[2]．

▶$PaCO_2$：
arterial carbon dioxide tension

2 base excessアプローチの実際

a — base excessとは？[1,3]

- 1950年代Siggard-Andersenらは，純酸素で飽和した血液1Lにおける，$PaCO_2$が40mmHg，温度37℃に維持した条件下でのpHを7.4に復帰させるのに必要な強酸もしくは強塩基の量から生体内の変化を評価する塩基欠乏・過剰法を考案した．
- つまり，正常血漿pH 7.4を基準とした場合，現在の生体内における塩基の過不足状態から酸塩基平衡の異常をとらえるという概念であり，Henderson-Hasselbalchの式と比べて代謝性変化を定量的に評価することができるようになった．
- そこから1960年代には血液中の塩基過剰（base excess：BE）だけを用いるように修正され，以下の式として表される．

$$BE = \{[HCO_3^-] - 24.4 + (2.3 \times [Hb] + 7.7) \times (pH - 7.4)\} \times (1 - 0.023 \times [Hb])$$

- ただし，このBEは*in vitro*での理論であり，$PaCO_2$が赤血球の活性を受けて変化する点を考慮に入れていない．

standardized base excess

- その後この問題を改良し，*in vivo*での反応を示す標準塩基過剰（standardized base excess：SBE）という概念が考えられた．SBEは，現在，以下の計算式を用いて血液ガス分析器で測定可能である（Van Slyke方程式）[1,3]．

$$SBE = 0.9287 \times [HCO_3^- - 24.4 + (pH - 7.4)]$$

基準値：$-3 \sim +3$ mmol/L

- このSBEを用いることで，一般的によくみられる酸塩基平衡異常を次のように数学的に単純に理解できる．
  - 塩基が不足した状態，すなわちBEが低値を示す→代謝性アシドーシス
  - 塩基が過剰である状態，すなわちBEが高値を示す→代謝性アルカローシス
- 上記式に$PaCO_2$で表される呼吸性因子は含まないため，呼吸性アシドーシスもしくはアルカローシスの場合は，塩基の過剰・欠乏は不変（BE値は基準値内）である．
- BEの値に注目することで，次のように酸塩基平衡障害の原因が代謝性か呼吸性かを大まかに評価することができる[1]．
  - step 1：pH値からアシドーシスかアルカローシスかを鑑別する．
  - step 2：$PaCO_2$の値から，呼吸性要因の関与を考える．
  - step 3：SBEを計算し，その値から代謝性要因の関与を考える．

例①

- pH = 7.32，$PaCO_2$ = 33 mmHg，HCO_3^- = 18 mmol/L
  - step 1：pH = 7.32 < 7.35でpH値が低値を示していることから，アシドーシスの存在を考える．
  - step 2：$PaCO_2$ = 33 < 35であり，呼吸器系による代償機構が働いている

ここがポイント

塩基が不足，BEが低値
→代謝性アシドーシス
塩基が過剰，BEが高値
→代謝性アルカローシス

表2 酸塩基平衡異常における塩基過剰・欠乏反応の変化

障害の種類	pH値	$PaCO_2$ (mmHg)	SBE値 (mmol/L)
代謝性アシドーシス	<7.35	<35	<−3
代謝性アシドーシス＋代償作用	7.35〜7.45	<35	<−3
呼吸性アシドーシス（急性）	<7.35	>45	−3〜+3
呼吸性アシドーシス（慢性）	7.35〜7.45	>45	+3<
代謝性アルカローシス	>7.45	>45	+3<
呼吸性アルカローシス	>7.45	<35	−3〜+3

SBE：標準塩基過剰．
（Patrick J, et al. Miller's Anesthesia. 6th ed. Elsevier Churchill Livingstone；2005．武田純三，監修．稲田英一，ほか監訳．ミラー麻酔科学．原著第6版．メディカル・サイエンス・インターナショナル；2007．p.1245-57[1]／Story DA. Stewart Acid-Base : A Simplified Bedside Approach. International Anesthesia Research Society；2016．p.1-5[3]をもとに作成）

ことが示唆される．
- step 3：SBE = 0.9287 × [18 − 24.4 + (7.32 − 7.4)] ≒ − 6.018＜− 3
  塩基欠乏の状態であり，代謝性因子によるアシドーシスが考えられる．
- 以上のstepより，この症例では代謝性アシドーシスが存在し，呼吸性に代償機構が働いているが十分に代償されず，pH値が低値のままである．

▶ **例②**
- pH = 7.52, $PaCO_2$ = 47 mmHg, HCO_3^- = 29 mmol/L
  - step 1：pH = 7.52＞7.45でpH値が高値を示していることから，アルカローシスの存在を考える．
  - step 2：$PaCO_2$ = 47＞45であり，CO_2を貯留させることでアルカローシスを代償しようとする作用の存在が示唆される．
  - step 3：SBE = 0.9287 × [29 − 24.4 + (7.52 − 7.4)] ≒ 4.383＞+ 3
    塩基過剰の状態であり，代謝性因子によるアルカローシスが考えられる．
- 以上のstepより，この症例では代謝性アルカローシスが存在し，呼吸器系による代償作用が働き，CO_2が貯留していると考えられる．

▶ **例③**
- pH = 7.26, $PaCO_2$ = 52 mmHg, HCO_3^- = 26 mmol/L
  - step 1：pH = 7.26＜7.35でpHが低値を示していることから，アシドーシスの存在を考える．
  - step 2：$PaCO_2$ = 52＞45であり，呼吸器系の問題によりCO_2が貯留していることが示唆される．
  - step 3：SBE = 0.9287 × [26 − 24.4 + (7.26-7.4)] ≒ 1.336→正常域
    塩基欠乏・過剰は正常範囲内である．
- 以上のstepより，この症例では呼吸器系の問題によるCO_2貯留が原因となり呼吸性アシドーシスが存在すると考えられる．

- 酸塩基平衡異常の際に認めるpH，$PaCO_2$，SBEの変化を**表2**に，アシドー

表3 アシドーシスおよびアルカローシスの主な原因

	代謝性	呼吸性
アシドーシス	組織の低酸素　→乳酸アシドーシス ・ショック，貧血，心不全 全身疾患 ・糖尿病，インスリン分泌不全 　→乳酸アシドーシス，ケトアシドーシス ・腎不全 　→尿毒症による硫酸，リン酸蓄積 ・肝不全 ・敗血症　┤→乳酸アシドーシス 薬物 ・サリチル酸（アスピリン内服） ・ビグアナイド薬　→乳酸アシドーシス ・アルコール　→ケトアシドーシス 塩基喪失 ・下痢（消化管からのHCO_3^-喪失） ・尿細管障害（腎臓からのHCO_3^-喪失）	肺胞低換気　→$PaCO_2$の上昇 ・気管支喘息，肺気腫などの閉塞性肺障害 ・脊髄損傷，神経筋疾患による呼吸筋麻痺 ・麻酔薬，麻薬などの過量投与，急性薬物中毒，脳血管障害などによる呼吸中枢抑制
アルカローシス	・嘔吐 　→H^+の喪失 ・利尿薬，重炭酸・有機陰イオン（クエン酸など）の投与 　→HCO_3^-の増加 ・高二酸化炭素血症の急激な補正（人工呼吸器管理） 　→HCO_3^-の増加*	過換気　→CO_2低下 ・急性低酸素血症（肺炎，気管支喘息，うっ血性心不全など） ・呼吸中枢障害（脳血管障害，脳腫瘍，過換気症候群など）

*：CO_2貯留による呼吸性アシドーシスの代償性変化としてHCO_3^-が増加している場合．

シスおよびアルカローシスで考えられる主な原因を表3に示す．

b — base excessアプローチの問題点

- base excessアプローチを用いることで，酸塩基平衡障害を"単純に"理解することができるようになったが，複合的な要因による代謝性酸塩基平衡障害においては，その原因を同定することが困難である，という問題点がある．
- たとえば，生理食塩水大量投与による高塩素性アシドーシスや"unidentified strong anions"（硫酸，ケトン，サリチル酸など測定できない強陰イオン）が増加したことに起因するアシドーシスである．
- このような場合には，低アルブミン血症のアルカリ化効果によりlow SID★1アシドーシスが代償されてpH，HCO_3^-濃度，BEが正常化するため，BEでは正しく評価できないと報告されている[5]．
- このようにbase excessアプローチでは説明困難である代謝性異常の複合的な原因を説明する目的で使われるようになったのが，アニオンギャップ（anion gap）法や近年注目されているStewartアプローチである[2]．またbase excessアプローチと他の方法を組み合わせて酸塩基平衡障害を検証する取り組みがいくつかなされており，その有用性が報告されている[6,7]．

> **ここに注意**
> base excessアプローチでは複雑な要因による代謝性酸塩基平衡障害の原因を同定することが困難

> ★1 SID (strong ion difference)[4]
>
> 完全に電離した強イオン（Na^+，K^+，Mg^{2+}，Ca^{2+}，Cl^-，Lac^-）における陽イオンと陰イオンの差であり，主にNa^+とCl^-の差で表される．Stewart アプローチにおける，H^+濃度に影響を与える3つの因子のうちの一つ（代謝性因子）である．

おわりに

- 酸塩基平衡障害の原因を理解するうえで，base excessアプローチを用いることにより，その原因が代謝性であるか呼吸性であるかを大まかに区別することは可能である．しかし代謝性の場合でその原因が複合的である場合，その根本の原因を同定することはbase excessアプローチでは困難であり，このアプローチの限界といえる．

（井上敬太，内藤慶史，佐和貞治）

文献

1) Patrick J, et al. Perioperative acid-base balance. In：Miller RD, et al, eds. Miller's Anesthesia. 6th ed. Philadelphia：Elsevier Churchill Livingstone；2005. 武田純三, 監修. 稲田英一, ほか監訳. 周術期の酸塩基平衡. ミラー麻酔科学. 原著第6版. 東京：メディカル・サイエンス・インターナショナル；2007. p.1245-57.
2) 森松博史, 内野滋彦. 酸塩基平衡に関する新しいアプローチ―Stewart approach. 日集中医誌 2003；10：3-8.
3) Story DA. Stewart Acid-Base：A Simplified Bedside Approach. San Francisco：International Anesthesia Research Society；2016. p.1-5.
4) Fencl F, et al. Diagnosis of metabolic acid-base disturbances in critically ill patients. Am J Respir Crit Care Med 2000；162：2246-51.
5) 岡原修司. 3つのindependent variables. 薬局 2014；65：1940-42.
6) Park M, et al. Clinical utility of standard base excess in the diagnosis and interpretation of metabolic acidosis in critically ill patients. Braz J Med Biol Res 2008；41：241-9.
7) Story DA, et al. Strong ions, weak acids and base excess：A simplified Fencl-Stewart approach to clinical acid-base disorders. Br J Anaesth 2004；92：54-60.

6-3 Stewartアプローチ

1 概念

a—生理学的アプローチと生理化学的アプローチ

- 重炭酸アプローチは，Henderson-Hasselbalchの式に基づき重炭酸イオン濃度［HCO_3^-］と二酸化炭素分圧（PCO_2）を中心にpHを解釈するもので，「生理学的（physiologic）アプローチ」ともよばれる．
- Henderson-Hasselbalchの式を用いた方法は簡便で理解しやすい一方で，［HCO_3^-］とPCO_2がまるで独立した因子であるかのような印象を与えてしまうことや，代謝性変化のより詳細な解釈が難しいことが難点である．base excess（塩基過剰）を用いた方法も，後者の問題点を解決できてはいない．
- 一方でStewartが提唱したアプローチ法は，酸塩基を水溶液中での水素イオン（H^+）の動態に関与する因子から考える方法である[1]．その解釈方法は化学的であるため，「生理化学的（physiochemical）アプローチ」ともよばれる．
- この方法によると，①血中二酸化炭素分圧（PCO_2），②強陽イオンと強陰イオンの濃度差であるstrong ion difference（SID），③アルブミンやリンに代表される不揮発性緩衝物質（A_{TOT}）の三者によって水素イオン濃度，すなわちpHが決定されることになる（図1）．まずはその基本的な概念について説明する．

b—Stewartアプローチの基本的概念

- pHはpH＝$\log_{10}\{1/[H^+]\}$と定義され，pHの変化は水素イオンの動態と同義である．Stewartはここに注目し，水素イオンの動態に与える因子の中で，他の因子に影響を受けないものを「独立因子」，他の因子と相互に影響し合うものを「非独立因子」に分類した．Stewart法において核となる考え方は，

▶A_{TOT}：
total weak acid

ここがポイント
強陽イオンと強陰イオンの濃度差をstrong ion difference（SID）とよぶ

ここがポイント
PCO_2，SID，A_{TOT}が独立因子である

アドバイス
他からの影響を受けずに水素イオン濃度を決定する因子（独立因子）がpHを決定

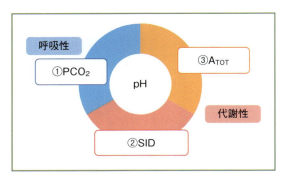

図1 Stewart法における水素イオン濃度に関与する3つの独立因子
3つの因子によってpHが決定する．PCO_2：二酸化炭素分圧，A_{TOT}：不揮発性緩衝物質，SID：strong ion difference．

> **Column 重炭酸ナトリウムの作用機序**
>
> 代謝性アシドーシスに対してしばしば投与される重炭酸ナトリウム（メイロン®）について考えてみよう．歴史的には，重炭酸ナトリウムに含まれるHCO_3^-を投与することにより血漿中のHCO_3^-が増加し，血漿中をアルカリ化すると説明されてきた．しかし，Stewart法によるとHCO_3^-の投与自体に直接的な役割はない．なぜなら，HCO_3^-は水と二酸化炭素から発生することができる非独立因子だからである．重要なことは，重炭酸ナトリウムが強陰イオンを含んでいないことであり，そのSIDは単純にナトリウム濃度である．$NaHCO_3$の[SID]は833 mEq/Lであり，細胞外液の[SID]が40 mEq/Lであることと比べると約20倍もある．すなわち，生理化学的に考えると，重炭酸ナトリウムの投与によって細胞外SIDが増加し，アルカリ化作用を発揮するのである．また，投与容量そのものと，高張液であることによる細胞内からの容量シフトによって，$[A_{TOT}]$が希釈されることも影響するだろう．ちなみに，塩化ナトリウムも同様の変化を引き起こすが，1 MのNaOH溶液のpHが強アルカリ（pH = 14）であることから，溶血・内皮障害・溢出・組織壊死を引き起こすため，臨床で用いることはできない．

以下の4点である．
- 水素イオンは，以下の化学式のように水が解離し生み出されるイオンである．

$$H_2O \rightleftarrows H^+ + OH^-$$

  体内では水は（水素イオンと比べ）ほぼ無限にあるため，水素イオン濃度は水の解離に依存する．
- 生理学的pHの範囲内において，溶液中で完全に解離するイオンを「強イオン」，部分的に解離するイオンを「弱イオン」とよび，弱イオンの解離は解離定数に依存する．
- 体内では電気的に常に中性であることから，プラスに電荷したイオンの総和とマイナスに電荷したイオンの総和は常に等しい．
- 水溶液中でイオンに解離しない「非電解質」は，浸透圧（の変化による$[H_2O]$の変化）やそれぞれの解離定数に影響しない限り，酸塩基平衡には影響しない．

- 以上の生理化学的必要条件をすべて満たす場合，水素イオンの動態は上述の3つの独立因子によって決定されるという．この概念では，HCO_3^-など他のすべての非独立因子は独立因子によって変化し，水素イオン濃度（とpH）に直接関与しないことになる．①PCO_2による呼吸性アシドーシス・アルカローシスについての解釈は他のアプローチ法と同様であるため本項では割愛し，②③によるいわゆる「代謝性」変化を中心に，それぞれの独立因子がなぜ水素イオン濃度に影響するかを解説する．

2 strong ion difference (SID)

- 強イオンとは，溶液中で完全に解離するイオンのことである．たとえば，塩

> **ここが ポイント**
> 体内では血液中の陽イオンの総和と陰イオンの総和は等しい

> **アドバイス**
> 強イオンは溶液中で完全に解離する

化ナトリウム（NaCl）という物質は，溶液中では必ずNa^+とCl^-に解離しており，NaClとしては存在しない．一方で，溶液中で部分的に解離するイオンは弱イオンとよばれるが，Stewart法においては，生理学的pHの範囲内において溶液中で完全に解離するイオンはすべて強イオンとしている．たとえば，乳酸（lactic acid）は生理的pHの範囲内では常にイオンとして存在するため，強イオンに含まれる．

- ではなぜ強イオンが水素イオンに独立して作用するのだろうか．わかりやすくするため，水溶液中に強陽イオンX^+と強陰イオンY^-のみ存在すると仮定する．
  - 水の解離は以下のような平衡状態にある．
  $$H_2O \rightleftarrows H^+ + OH^-$$
  この平衡状態を表す式は，
  $$[H^+] \times [OH^-] = K_w \times [H_2O]$$
  K_wは水の解離定数を表し，37℃で4.3×10^{-16} Eq/Lである．
  - 体内の$[H^+]$や$[OH^-]$が10^{-6} Eq/L以下であり，$[H_2O]$が55 Eq/L以上であることを考えると，この解離は水の濃度にほとんど影響を及ぼさないため，体内では
  $$[H^+] \times [OH^-] = K'_w \cdots ①$$
  と考えることができる．
  電気的中性であるためには，
  $$[X^+] - [Y^-] + [H^+] - [OH^-] = 0 \cdots ②$$
  - この2つの式（①，②）より，水素イオン濃度は，
  $$[H^+] = \sqrt{K'_w + ([X^+] - [Y^-])^2/4} - ([X^+] - [Y^-])/2$$
  と表すことができる．
  - この式の意味するところは，$[X^+]$と$[Y^-]$の差，すなわち強陽イオンと強陰イオンの差（SID）が水素イオン濃度，そしてpHを決定するということである（図2）．
  - 生体内ではその恒常機能により，健康な人で[SID]＝40〜44 mEq/L程度にコントロールされている[2,3]．

3 A_{TOT}

- 血漿中のイオンは，緩衝作用をもたないイオンである強イオンと緩衝作用をもつイオンに分けることができる．後者は，揮発性のイオン（重炭酸イオン）と不揮発性のイオンから成るが，この不揮発性のイオンは弱イオンに由来する．ここでは，生体内の重要な弱イオンである弱酸を例として論ずる．
- 弱酸（HA）は，以下のような反応式のもと，平衡状態にある．
$$HA \rightleftarrows H^+ + A^-$$
$$[H^+] \times [A^-] = K_A \times [HA]$$
- K_Aとは，この反応における解離定数である．また，Aを含む物質（[HA]と[A^-]）の総量を[A_{TOT}]と定義する．弱酸はどのように酸塩基平衡に関与す

ここがポイント
強イオンと水のみ存在する場合，水の解離平衡と電気的中性が同時に満たすべき生理化学的条件である

ここがポイント
体内にある物質は化学的に平衡状態にある

アドバイス
SIDにより$[H^+]$が変化しSIDが大きいとアルカローシス，小さいとアシドーシスになる

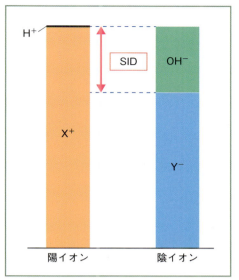

図2 強イオンと水のみ存在した場合のGamblegram

るのであろうか．
- 水の解離：$[H^+] \times [OH^-] = K'_w$
- 弱酸の解離：$[H^+] \times [A^-] = K_A \times [HA]$
- Aの質量保存：$[HA] + [A^-] = [A_{TOT}]$
- 電気的中性：$[SID] + [H^+] - [A^-] - [OH^-] = 0$

- これは強イオンと比べかなり複雑であるが，4つの未知数（$[H^+]$, $[OH^-]$, $[A^-]$, $[HA]$）に対し4つの式があるので，数学的にはこの4つの数は計算できるはずである．コンピュータの力を借りて計算すると，

  $[SID] > [A_{TOT}]$のとき，$[H^+] = K'_w / ([SID] - [A_{TOT}])$

  $0 < [SID] < [A_{TOT}]$のとき，$[H^+] ≒ K_A \times \{[A_{TOT}]/[SID] - 1\}$

  となる[4]．

- この式は溶液中に単一の弱酸のみが含まれる場合にのみ成立するものであるが，少なくとも$[A_{TOT}]$によって水素イオン濃度が変化することがわかる．
- 弱塩基も同様に$[H^+]$に関与し，それぞれのイオンは不揮発性緩衝物質として働くが，血漿中で重要な不揮発性緩衝物質は主に弱酸であるアルブミンとリンである．すなわち，$[A_{TOT}]$はアルブミンとリンの合計であり，$[A^-]$はアルブミンとリンの総電荷であると考えることができる．
- Figgeらは，アルブミンとリンの酸塩基平衡に対する影響を定量化し，以下の式を導き出した[5,6]．

  $[A_{TOT}] = 2.7 \times [Alb, g/dL] + 0.6 \times [Pi, mg/dL]$

  $[A^-] = [Alb^-] + [Pi^-]$

  ※ $[Alb^-]$（アルブミンの電荷）= $[Alb, g/L] \times [(0.123 \times pH) - 0.631]$
  ※ $[Pi^-]$（リンの電荷）= $[Pi, mmol/L] \times [(0.309 \times pH) - 0.469]$
  ※ $[Pi, mg/dL \times 0.3229] = [Pi, mmol/L]$

ここがポイント
水の解離，弱酸の解離，物質Aの質量保存，電気的中性が満たすべき生理化学的条件

ここがポイント
血漿中で重要な不揮発性緩衝物質（A_{TOT}）は弱酸であるアルブミンとリンである

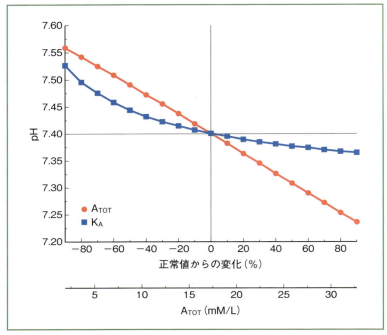

図3 A_{TOT}とK_Aの変化によるpHへの影響
(Kellum JA, et al. eds. Stewart's Textbook of Acid-Base. 2nd ed：2009[4]より)

- [A_{TOT}]の正常値の目安は15mEq/L前後である．**図3**に，ヒトの正常血漿中のA_{TOT}とK_AによるpHへの影響について図示した．このように，[A_{TOT}]によって水素イオン濃度が変化する．

4 SIDaとSIDe

- SIDを通常の検査で測定できる強陽イオンと強陰イオンの濃度差から計算したものをapparent SID（SIDa）とよぶ．以前は測定可能なイオンが限られており，SIDaは[Na^+] + [K^+] − [Cl^-]と計算されていた．しかし，近年の測定機器の発展により，生体内の生理的pHにおいて完全に解離している陽イオンと陰イオンの差（SID）は以下のように計算できる．

$$SIDa = ([Na^+] + [K^+] + [Ca^{2+}] + [Mg^{2+}]) − ([Cl^-] + [Lactate^-])$$

このように，同じSIDaという言葉を用いた論文であっても，その計算式や基準値が異なることに注意が必要である．

- 一方，血漿中は電気的に中性であるので，通常の検査で測定されない陽イオン（unmeasured cation：UC）と測定されない陰イオン（unmeasured anion：UA）を用いて，

$$[Na^+] + [K^+] + [Ca^{2+}] + [Mg^{2+}] + [UC] = [Cl^-] + [HCO_3^-] + [A^-] + [Lactate^-] + [UA]$$

と表すことができる．よって，

$$SIDa = [Na^+] + [K^+] + [Ca^{2+}] + [Mg^{2+}] − [Cl^-] − [Lactate^-] = [HCO_3^-]$$

ここがポイント
A_{TOT}により[H^+]が変化しA_{TOT}が大きいとアシドーシス，小さいとアルカローシス

ここがポイント
SIDを測定可能な強イオンから直接計算したものがSIDa

Advice　実際の血液ガス分析

Stewart法を用いて実際の血液ガス分析を行ってみよう．

症例

[Na^+] 151 mEq/L, [Cl^-] 124 mEq/L, [K^+] 2.8 mEq/L,
[HCO_3^-] 13.6 mEq/L, pH 7.28, PCO_2 30.2 mmHg,
SBE −11.8 mEq/L, SBEc −11.5 mEq/L, [Alb] 4.0 g/dL,
[Pi] 4.9 mg/dL, [$Lactate^-$] 3.4 mEq/L, [Mg^{2+}] 2.56 mEq/L,
[Ca^{2+}] 2.02 mEq/L

▶SBEc：
standard BE calculated

この患者は，乳酸のみがアシドーシスの原因ではない．乳酸濃度の正常値が約1 mEq/Lとすると，乳酸値の増加分3.4−1＝2.4 mEq/Lは，SBEc−11.5 mEq/Lのほんの一部である．では，SBEcの変化の残り11.5−2.4＝9.1 mEq/Lはどこからきたのであろうか．

SIDaを計算すると，SIDa＝[Na^+]＋[K^+]＋[Mg^{2+}]＋[Ca^{2+}]−[Cl^-]−[$Lactate^-$]＝31 mEq/Lと低下しており，SID低下性アシドーシスが合併していることがわかる．一方で，[A_{TOT}]＝2.7×[Alb]＋0.6×[Pi]＝13.7 mEq/Lは正常に近い．最後にSIGを求めると，[A^-]＝[Alb, g/L]×[(0.123×pH)−0.631]＋[Pi, mmol/L]×[(0.309×pH)−0.469]＝13.4であるため，SIDe＝[HCO_3^-]＋[A^-]＝27となり，SIG＝SIDa−SIDe＝4 mEq/Lと計算できる．したがって，この患者の代謝性アシドーシスの原因として「乳酸アシドーシス，高クロール性アシドーシス，SIG増加性アシドーシス」という，3つの異常が存在することがわかる．

実際のアプローチ

step 1：強イオンの評価

SIDaとSIDeを計算することにより強イオンの影響を評価する．SIDaは強陽イオンの合計より強陰イオンを引いた値であり，SIDeは[HCO_3^-]と陰性に荷電したアルブミンとリンの合計である．

　　SIDa＝([Na^+]＋[K^+]＋[Ca^{2+}]＋[Mg^{2+}])−([Cl^-]＋[$Lactate^-$])
　　SIDe＝[HCO_3^-]＋[A^-]

step 2：不揮発性弱酸の評価

A_{TOT}によりアルブミンやリンといった不揮発性弱酸を評価する．

　　[A_{TOT}]＝2.7×[Alb, g/dL]＋0.6×[Pi, mg/dL]
　　[A^-]＝[Alb^-]＋[Pi^-]

※[Alb^-]（アルブミンの電荷）＝[Alb, g/L]×[(0.123×pH)−0.631]
※[Pi^-]（リンの電荷）＝[Pi, mmol/L]×[(0.309×pH)−0.469]
※[Pi, mg/dL×0.3229]＝[Pi, mmol/L]

step 3：呼吸性変化の評価

PCO_2による呼吸性変化を評価する．

以上より，PCO_2による呼吸性変化と，SIDやA_{TOT}による代謝性変化の，大きく分けて6つの基本的な酸塩基平衡異常を解析できる．

※測定されないイオンの評価：SIDa−SIDeによりSIGを求めることで，測定されないイオンの存在も評価できる．

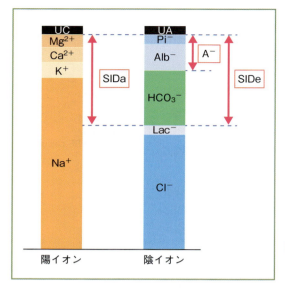

図4　SIDaとSIDeの関係
UC：測定されない陽イオン，
UA：測定されない陰イオン．

$$+ [A^-] + [UA] - [UC]$$

このように，測定されないイオンの差（[UA] － [UC]）が小さいほど，[HCO$_3^-$] ＋ [A$^-$] はSIDに近い値となる．こうして，電気的中性の法則を用いてSIDを間接的に計算したものをeffective SID（SIDe）とよぶ．

$$SIDe = [HCO_3^-] + [A^-]$$

- SIDaとSIDeの関係は，Gamblegramを用いると視覚的にもわかりやすい（図4）．すなわち，測定されないイオンが無視できるほど小さいか，[UA] ＝ [UC] であれば，SIDaとSIDeは等しくなる．

> **ここがポイント**
> 電気的中性であることを利用し陰イオン側からSIDを予測したものがSIDe

5 strong ion gap (SIG)

- 血漿中は電気的中性であるため，測定されないイオンが存在しなければ上記のSIDaとSIDeは等しくなるべきである．しかし，上記のように測定されないイオンが存在する場合は両者に差が生じ，SIDaとSIDeに「ズレ」が生まれる．その差をstrong ion gap（SIG）とよぶ．

$$SIG = SIDa - SIDe = [UA] - [UC]$$

- アニオンギャップ（AG）も「測定されないイオン」を予測するための方法の一つである．しかし，AGと異なる点はその考慮している変数にある．すなわち，古典的なAGは [Na$^+$]，[K$^+$]，[Cl$^-$]，[HCO$_3^-$] のみを計算式に含むため，その異常値には [UC] や [UA] のほかにも [Mg^{2+}]，[Ca^{2+}]，[Lactate$^-$]，[A$^-$] が関与しうる．アルブミン補正されたAGにおいても，[A$^-$] の中のアルブミンの変動のみを調整したものであり，リンによる [A$^-$] への影響は調整していない．また，[Mg^{2+}]，[Ca^{2+}]，[Lactate$^-$] といった [A$^-$] 以外の関与は依然として残る．
- 一方でSIGは，これらを計算式に含むため，その異常値は純粋に [UA] －

> **ここがポイント**
> SIDaとSIDeの差がSIGであり，測定されない陰イオンと陽イオンの差の指標

▶アニオンギャップ（anion gap：AG）については，6章「6-1 重炭酸アプローチ」（p.264）参照

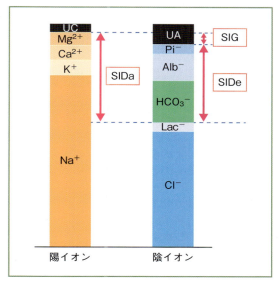

図5 SIG
UC：測定されない陽イオン，
UA：測定されない陰イオン．

[UC]である（**図5**）．したがって，AGと異なりSIGの正常値は0に近く，より「測定されないイオン」を反映しているものと考えられる．

- これまで，重症患者において多くの測定されないイオンが発見されている．クエン酸，イソクエン酸，ケトグルタル酸，コハク酸，リンゴ酸，D-乳酸などである[7,8]．肝[9,10]や腎[11]不全の患者において，測定されない陰イオンが蓄積されることが知られている．

6 pHの決定因子のまとめ

- 今回は詳細な説明を割愛したが，二酸化炭素による呼吸性変化も酸塩基平衡に関与する．二酸化炭素は水溶液中に溶解し重炭酸イオンを形成し，炭酸イオンに解離し，それぞれの反応に対し平衡状態が存在する．したがって，代謝性・呼吸性因子による生理化学的な平衡状態をすべて考慮すると，**表1**の6つの式を同時に満たす必要がある．

表1 生理化学的必要条件

水の解離	$[H^+] \times [OH^-] = K'_w$
弱酸の解離	$K_A \times [HA] = [H^+] \times [A^-]$
Aの質量保存	$A_{TOT} = [A^-] + [HA]$
重炭酸イオン形成	$[PCO_2] \times K_C = [H^+] \times [HCO_3^-]$
炭酸イオン形成	$[K_3] \times [HCO_3^-] = [H^+] \times [CO_3^{2-}]$
電気的中性	$SID + [H^+] - [HCO_3^-] - [A^-] - [CO_3^{2-}] - [OH^-] = 0$

生理化学的には，これら6つの式をすべて同時に満たす必要がある．
K'_w：$[H_2O]$変化を無視した水の解離定数，K_A：不揮発性緩衝物質の解離定数，K_C：二酸化炭素の溶解から重炭酸イオン形成までの反応をまとめた際の平衡定数，K_3：重炭酸イオンから炭酸イオンへの解離定数，SID：strong ion difference．

> **Column 代償？ 新たな基準値？**
>
> 　表2のとおり，Stewart法では「代償」という概念がない．その代わりにPCO_2，[SID]，[A_{TOT}]は，それぞれの状態に合わせて基準値が変化すると考えられている．たとえば，慢性高二酸化炭素血症は[Cl^-]低下を刺激し，[SID]低下と[HCO_3^-]上昇を引き起こす[12, 13]．この低下した[SID]は新たな基準値と考えることができる．高地では酸素を維持しようと過換気が継続し，PCO_2が低下しpHは上昇する．数日後には[HCO_3^-]は低下し，PCO_2は部分的に戻る．[HCO_3^-]低下の生理化学は完全には解明されていないが，この慢性低二酸化炭素血症への代償反応は[SID]と[A_{TOT}]のどちらかを介するものと考えられている[14, 15]．
>
> 　生理化学的には，[SID]とPCO_2が正常であれば，血漿タンパク濃度が低下するにつれてpHは上昇し，代謝性アルカローシスを呈する．しかし，実際に低タンパク血漿性アルカローシスを示した報告が少なく[16]，低タンパク血症の患者では[Cl^-]増加により[SID]が低下していることが多い．このように，低タンパク血症と[SID]低下は，2つの独立因子（A_{TOT}とSID）を含む混在する酸塩基平衡異常とみることもできるが，[A_{TOT}]の低下時には[SID]の基準値が低下すると解釈できる[3, 17, 18]．

- これらを[H^+]について解くと，

$$[H^+]^4 + (K_A + [SID]) \times [H^+]^3 + \{K_A \times ([SID] - [A_{TOT}]) - (K_C \times PCO_2 + K'_w)\} \times [H^+]^2 - \{K_A \times (K_C \times PCO_2 + K'_w) + K_3 \times K_C \times PCO_2\} \times [H^+] - K_A \times K_3 \times K_C \times PCO_2 = 0$$

となり，この解が水素イオン濃度となる．すなわち，PCO_2，[SID]，[A_{TOT}]が決まれば水素イオン濃度，すなわちpHが決定される．これがStewart法である．

おわりに

- Stewart法は多くの変数（測定値）を要し，その計算が複雑である．多くの血液ガス分析器ではアルブミンやリン，マグネシウムは計測できず，計算のためには同時に採血した血液を中央検査室に提出し，その値を使用しなければならない．しかし，使用機器によっても測定値にばらつきが存在し，世界共通の基準値はまだ存在していない[19-21]．また，Stewartによる生理化学的アプローチは化学に基づいた考え方であり，多くの調節機構をもつ生体内においてその原因と結果を示すものではない．
- 一方で，重炭酸イオンやbase excessを中心に考えるよりも，Stewart法を用いることによって酸塩基平衡のより詳細な解析が可能となる．他のアプローチ法では考慮しないアルブミンやリンによる酸塩基平衡への影響や，より正確な「測定されないイオン」を予測することが可能となる．とくに，ナトリウムやクロールといった強イオンやアルブミンなどの弱酸が酸塩基平衡に関与することを示したStewartの功績は大きい．

表2　酸塩基平衡の主なアプローチ法とその違い

		重炭酸アプローチ	base excessアプローチ	Stewartアプローチ
代謝性アシドーシス	一次性変化	↓[HCO_3^-]	base deficit（−BE，−SBE）	↓SIDe
	二次性反応	$\Delta PCO_2/\Delta[HCO_3^-]=↓1.2mmHg/mEq/L$	$\Delta PCO_2/\Delta SBE=↓1.0mmHg/mEq/L$	定義なし
	unmeasured anionsの評価	アルブミン補正AG ・正常AGアシドーシス（高クロール性アシドーシス）	アルブミン補正AG ・正常AGアシドーシス（高クロール性アシドーシス）	SIDアシドーシス：SIG=0（SIDa=SIDe）
		・高AGアシドーシス（正常クロール性アシドーシス）	・高AGアシドーシス（正常クロール性アシドーシス）	SIGアシドーシス：↑SIG（SID不変，↓SIDe）
	アルブミンの影響	酸塩基平衡に影響なし	酸塩基平衡に影響なし	A_{TOT}増加（高アルブミン性アシドーシス）
代謝性アルカローシス	一次性変化	↑[HCO_3^-]	base excess（+BE，+SBE）	SIDアルカローシス：↑SIDa，↑SIDe
	二次性反応	$\Delta PCO_2/\Delta[HCO_3^-]=↑0.7mmHg/mEq/L$	$\Delta PCO_2/\Delta SBE=↑0.6mmHg/mEq/L$	定義なし
	アルブミンの影響	酸塩基平衡に影響なし	酸塩基平衡に影響なし	↓A_{TOT}（低アルブミン性アルカローシス）
呼吸性アシドーシス	一次性変化	↑PCO_2	↑PCO_2	↑PCO_2
	二次性反応	$\Delta[HCO_3^-]/\Delta PCO_2$ ・急性：↑0.1mEq/L/mmHg ・慢性：↑0.3mEq/L/mmHg	・急性：$\Delta SBE=0$ ・慢性：$\Delta SBE=+SBE$ 　$\Delta SBE/\Delta PCO_2=↑0.4mEq/L/mmHg$	定義なし
呼吸性アルカローシス	一次性変化	↓PCO_2	↓PCO_2	↓PCO_2
	二次性反応	$\Delta[HCO_3^-]/\Delta PCO_2$ ・急性：↓0.2mEq/L/mmHg ・慢性：↓0.4mEq/L/mmHg	・急性：$\Delta SBE=0$ ・慢性：$\Delta SBE=-SBE$ 　$\Delta SBE/\Delta PCO_2=↓0.4mEq/L/mmHg$	定義なし

[HCO_3^-]：重炭酸イオン濃度，AG：アニオンギャップ，PCO_2：二酸化炭素分圧，SBE：標準塩基過剰，SIDa：apparent SID，SIDe：effective SID，SID：strong ion difference，SIG：strong ion gap，A_{TOT}：不揮発性緩衝物質．

（Adrogué HJ, et al. Kidney Int 2009；76：1239-47[22]より）

- Stewartアプローチを用いることによって，酸塩基平衡は3つの独立因子により呼吸性・強イオン性・不揮発性弱酸によるアシドーシス・アルカローシス増加・減少という，大きく分けて6つの変化を説明できることになる．表2[22]に，Stewartによる生理化学的アプローチを他のアプローチと比較したものを示した．
- このように，臨床現場で解釈の難しい酸塩基異常を呈した患者に出会った際には，Stewart法は酸塩基平衡のより詳しい解釈を行うことを可能とする有効なアプローチ法であるといえる．

（木村　聡，森松博史）

文 献

1) Stewart PA. Independent and dependent variables of acid-base control. Respir Physiol 1978 ; 33 : 9-26.
2) Gunnerson KJ. Clinical review : The meaning of acid-base abnormalities in the intensive care unit part I - epidemiology. Crit Care 2005 ; 9 : 508-16.
3) Kellum JA. Determinants of blood pH in health and disease. Crit Care 2000 ; 4 : 6-14.
4) Kellum, JA. Elbers PW, eds. Stewart's Textbook of Acid-Base. 2nd ed. USA : Lulu.com ; 2009.
5) Figge J, et al. The role of serum proteins in acid-base equilibria. J Lab Clin Med 1991 ; 117 : 453-67.
6) Figge J, et al. Serum proteins and acid-base equilibria : A follow-up. J Lab Clin Med 1992 ; 120 : 713-719.
7) Staempfli HR, Constable PD. Experimental determination of net protein charge and A (tot) and K (a) of nonvolatile buffers in human plasma. J Appl Physiol (1985) 2003 ; 95 : 620-30.
8) Martin M, et al. Diagnosis of acid-base derangements and mortality prediction in the trauma intensive care unit : The physiochemical approach. J Trauma 2005 ; 58 : 238-43.
9) Kellum JA, et al. Hepatic anion flux during acute endotoxemia. J Appl Physiol (1985) 1995 ; 78 : 2212-7.
10) Kirschbaum B. Increased anion gap after liver transplantation. Am J Med Sci 1997 ; 313 : 107-10.
11) Rocktaeschel J, et al. Acid-base status of critically ill patients with acute renal failure : Analysis based on Stewart-Figge methodology. Crit Care 2003 ; 7 : R60.
12) Alfaro V, et al. A physical-chemical analysis of the acid-base response to chronic obstructive pulmonary disease. Can J Physiol Pharmacol 1996 ; 74 : 1229-35.
13) LEVITIN H, et al. The pathogenesis of hypochloremia in respiratory acidosis. J Clin Invest 1958 ; 37 : 1667-75.
14) Somogyi RB, et al. Changes in respiratory control after 5 days at altitude. Respir Physiol Neurobiol 2005 ; 145 : 41-52.
15) Greene HM, et al. High-altitude effects on respiratory gases, acid-base balance and pulmonary artery pressures in equids. Equine Vet J Suppl 1999 ; (30) : 71-6.
16) Dubin A, et al. Comparison of three different methods of evaluation of metabolic acid-base disorders. Crit Care Med 2007 ; 35 : 1264-70.
17) Wilkes P. Hypoproteinemia, strong-ion difference, and acid-base status in critically ill patients. J Appl Physiol (1985) 1998 ; 84 : 1740-48.
18) Siggaard-Andersen O, Fogh-Andersen N. Base excess or buffer base (strong ion difference) as measure of a non-respiratory acid-base disturbance. Acta Anaesthesiol Scand Suppl 1995 ; 107 : 123-8.
19) Morimatsu H, et al. Comparison of point-of-care versus central laboratory measurement of electrolyte concentrations on calculations of the anion gap and the strong ion difference. Anesthesiology 2003 ; 98 : 1077-84.
20) Nguyen BV, et al. The reproducibility of Stewart parameters for acid-base diagnosis using two central laboratory analyzers. Anesth Analg 2009 ; 109 : 1517-23.
21) Antonogiannaki EM, et al. Evaluation of acid-base status in patients admitted to ED-physicochemical vs traditional approaches. Am J Emerg Med 2015 ; 33 : 378-82.
22) Adrogué HJ, et al. Assessing acid-base disorders. Kidney Int 2009 ; 76 : 1239-47.

索引

和文索引

あ

悪性腫瘍患者におけるAKIの原因　102
アシアロシンチグラフィ　36, 44
アシアロ糖タンパク受容体　36
アシクロビル　23
アシデミア　265, 266
アシドーシス　266
　——の主な原因　278
アセトアミドキノン　25
アセトアミノフェン　5
　——による劇症肝炎　57
　——による薬物性肝障害　25
アデノウイルス　23
アニオンギャップ　268, 270, 286
　——による代謝性アシドーシスの
　　鑑別　271
アミノエチルスルホン酸　30
アミノグリコシド系薬　40
アルカレミア　265, 266
アルカローシス　266
　——の主な原因　278
アルギニンバソプレシン　246
アルドステロン欠乏　230
アルブミン　44, 171
アルブミン結合毒素　64
アレルギー性特異体質　25
アンジオテンシンⅡ　188, 194
アンジオテンシンⅡ受容体拮抗薬　110
アンジオテンシン変換酵素阻害薬　110

い

イオン交換樹脂の投与　233
イコデキストリン　167
意識障害　14, 59
維持血液透析におけるKt/V　153
維持透析ガイドライン　153
維持透析における至適浄化量　152
院外発症AKI　119

インクレチン　239
インスリン受容体　238
インスリン低血糖試験　255
インスリン抵抗性　235
インスリンの効果器　238
インスリンの作用低下　235
インドシアニングリーン（ICG）負荷
　試験　44
インドメタシン　60
院内発症AKI　119

う

ウイルス関連血球貪食症候群　21
ウイルス性肝炎　6, 12
ウイルスマーカーからの診断　14
ウルソ®　58
ウルソデオキシコール酸　29, 30, 58

え

栄養管理　170, 214
栄養成分の喪失と投与量　139
栄養投与方法　171
栄養評価方法　170
エネルギー消費量の推定　172
エネルギー負債　173
エボラ出血熱　22
遠位対称性多発神経障害　243
塩化カリウム　229
塩基過剰　274, 276
エンテカビル　58
エンドトキシンカットフィルター　65
エンドトキシン除去　60

お

黄疸の遷延　14
黄熱ウイルス　22
横紋筋融解によるAKI　101
横紋筋融解の原因　102
オンラインHDF　65
オンライン血液濾過透析　63

か

回結腸静脈アプローチ　39
回路内充填量　164

拡散　132
核酸アナログ　8
核酸アナログ製剤　18
核酸系逆転写酵素阻害薬　58
核酸増幅検査　12
過剰塩基　264
下垂体後葉ホルモン　191
過大腎クリアランス　138
カリウム異常　226
カリウムの細胞外シフト　230
カルバペネム系薬　39
カルペリチド　61
加齢による腎臓の構造, 機能の変化
　207
簡易血糖測定器　177
肝移植　10, 16, 68, 72
肝移植数　69
肝移植適応ガイドライン　47
　——スコアリングシステム　10
肝炎の沈静化　8
肝癌診療ガイドライン　35
肝機能評価　43
間欠的血液透析　152
間欠的腎代替療法　152
肝硬変　46
韓国の脳死肝移植　76
肝再生　32
肝細胞癌　32
肝細胞障害型　28
ガンシクロビル　22
肝障害度　34, 35, 45
肝静脈閉塞性疾患　29
肝腎症候群　61
肝性脳症　31, 53
　——の昏睡度分類　3
　——の進展抑制　9
　——の薬物療法　58
肝切除　32
　——適応と術式の決定　36
肝切除後腹腔内感染症　39
肝臓移植希望者（レシピエント）選択
　基準　71
肝予備能評価法　45

き

希釈性アシドーシス	269
偽性低ナトリウム血症	219
機能的バイオマーカー	105
機能的片腎	103
偽膜性腸炎	172
急性ウイルス性肝炎	12
——に対する肝移植	16
急性肝炎の原因ウイルス	13
急性肝不全	2, 4, 46, 52, 63, 68, 70
——における臓器別の臨床症状	55
——における脳浮腫発症	9
——に対する薬物療法	52, 58
——の診断基準	4
——の成因分類	5
——の治療アルゴリズム	54
急性肝不全(昏睡型)	72, 74
急性期血糖管理	235, 243
急性血液浄化療法	142
急性高ナトリウム血症	224
急性腎傷害	80, 93
急性腎不全	80
急性尿細管壊死	188, 208
急性非代償性心不全	184
急性副腎不全	245
急速進行性糸球体腎炎	208
吸着	133
強イオンの評価	285
強化インスリン療法	243
凝固異常	31
凝固機能検査	15
強力ネオミノファーゲンシー	29
巨赤芽球性貧血	227
緊急RRTの適応	123
緊急時の高カリウム血症の治療手順	233
緊急成人血液型不適合移植	76

く

グリセオール	59
グルカゴン・インスリン療法	8
グルココルチコイド	239
グルコース輸送体4	238
グルコース・インスリン療法	233
グルコン酸カリウム	229
グルコン酸カルシウム	200, 233
グルタチオン	25
クレアチニンクリアランス	210

け

経回結腸静脈門脈塞栓術	39
経口的補正	229
経静脈栄養	140, 172
経静脈的補正	229
経腸栄養	141, 171
——の要点	171
経皮経肝アプローチ	39
経皮経肝的門脈塞栓術	39
経皮的冠動脈形成術	99
劇症型肝不全	3
劇症肝炎	2, 46, 52
——肝移植適応のガイドライン	49
——肝移植適応の旧ガイドライン	48
——の管理	7
——の診断基準	3
——の薬物療法	57
——の要因	53
——発症のメカニズム	6
血液ガス分析	285
血液浄化器	203
血液浄化法	130
——のクリアランス	133
血液浄化法中の各栄養素の動き	139
血液浄化量	133
血液浄化療法	122, 161, 214
——の開始と中止	142
——の浄化量	152
血液透析	162, 233
血液透析濾過	162
血液プライミング	164
血液濾過	162
血液濾過透析	9
血液濾過膜の構造	132
血液濾過用補充液	165
血管作動薬	188
血漿交換	9, 64
血小板	44
血清クレアチニン	86, 198
血清クレアチニン値の最大変化幅と全死亡	213
血清クレアチニン濃度	179
血清コルチゾールとACTHの日内変動	248
血清ビリルビン値	15
血糖管理	176
血糖値の異常が及ぼす影響	176
血糖調節に作用する因子	237
血糖調節に働く因子	237
顕微鏡的多発血管炎	208

こ

抗HBsヒト免疫グロブリン	18, 19
高圧酸素治療	40
高アンモニア血症	59
抗ウイルス療法	70
高カリウム血症	229
——の治療	200
高カリウム血症性周期性四肢麻痺	230
高カリウム血症治療薬	233
抗凝固薬	165
抗凝固療法	8, 70
抗菌薬の維持投与量	139
高血糖高浸透圧症候群	235, 242
抗好中球細胞質抗体	208
好酸球性多発血管炎性肉芽腫症	208
鉱質コルチコイド	260
好中球ゼラチナーゼ結合性リポカリン	105, 106
高張性低ナトリウム血症	219
高ナトリウム血症	222
——の原因	223
高ビリルビン血症	31
抗利尿ホルモン	188
抗利尿ホルモン不適合分泌症候群	219, 222
高流量持続血液濾過透析	63
高齢者AKI	126, 205
——の院内死亡率	212
——の疫学	206
——の発症リスク因子	208
——の臨床病期	209
高齢者AKI診断	210
——の新規診断バイオマーカー	211
呼吸性アシドーシス	230
呼吸性変化の評価	285
呼吸促迫症候群	56
コリスチン	40
コルチコステロイド	214
コルチゾール代謝の低下	249
昏睡型	4, 46
昏睡型急性肝不全	2, 4, 46

さ

細菌性腹膜炎	168
サイトカイン吸着ヘモフィルター	131
サイトカインの除去	135
サイトメガロウイルス	12, 26
細胞外液の輸液	200
細胞外液量の計算	226
酸塩基平衡異常	264, 277
酸塩基平衡の主なアプローチ法	289
酸塩基平衡の調節系	273
酸塩基平衡の歴史	275

し

色素沈着	260
糸球体濾過率	188
糸球体濾過量	82, 179, 206
シクロスポリンA	8
自己免疫性肝炎による劇症肝炎	57
視床下部-下垂体-副腎系	246
持続緩徐式血液濾過器	130
持続血液(透析)濾過	130
持続血漿交換	64
持続注入腹膜灌流	166
持続的血液透析	153, 162
持続的血液透析濾過	9, 153, 162
持続的血液濾過	130, 153, 162
持続的腎代替療法	152
持続的静静脈血液濾過透析	158
死体肝移植	69
至適浄化量	152
脂肪乳剤	174
周期性四肢麻痺	227, 230
重症患者の栄養療法ガイドライン	140
重症関連コルチコステロイド障害	245, 253, 259
重症急性呼吸器症候群	22
重症敗血症	132
重炭酸アプローチ	264
——に基づいた酸塩基平衡評価ノモグラム	265
重炭酸緩衝液	66
重炭酸ナトリウムの作用機序	281
集中治療患者の血糖管理	176
術後AKI	96, 98
術後肝不全	31
術前3D画像による肝容量測定	38
術前肝予備能検査	34
腫瘍関連によるAKI	102
障害バイオマーカー	105
消化管出血の予防	40, 60
浄化量	152
脂溶性薬物	136
小児AKI	125, 196
——の原因疾患	196
小児透析治療に使用する装置・器具	203
小児におけるAKI診断	124
小児の血液透析	161, 162
小児の身長と左右腎長径	201
小児の腹膜透析	161
小児用血液浄化装置	203
小児用ダブルルーメンカテーテル	203
新規K吸着薬patiromer	233
人工肝補助療法	9, 63, 70
腎後性AKI	103
腎重量	206
心腎症候群	119
親水性薬物	136
腎性AKI	94, 119, 120
腎性カリウム喪失	227
新生児修正KDIGO診断基準	125, 199
新生児・小児に対する血液浄化療法の治療条件	202
腎性尿崩症	228
腎前性AKI	93, 119, 120
——と腎性AKIの鑑別	202
心臓血管手術後AKI	96
心臓手術後の尿中バイオマーカー	107
心臓手術におけるAKI発症リスク	118
迅速ACTH負荷試験	254, 258
腎代替療法	80, 130, 142, 161
腎的適応	161
心電図変化を伴った高カリウム血症	232
浸透圧性脱髄症候群	221, 242
腎尿細管細胞の修復能	206
腎不全	230
心房性ナトリウム利尿ペプチド	184
腎補助療法	122

す

推算(定)糸球体濾過量	82, 198
水痘・帯状疱疹ウイルス	23
水分制限	200
水分バランス	87
頭蓋内圧亢進	59, 60
スタチン	101
ステロイド	57, 59
ステロイド動注療法	8
ステロイドホルモン	247

せ

正弦波	232
成人心臓手術後の尿中バイオマーカー	108
生体肝移植	16, 68, 69
——にて救命した急性肝不全(昏睡型)症例	74
生理化学的アプローチ	280
生理学的アプローチ	280
絶対的副腎不全	252
セフェピム	40
セプザイリス®	131
セフタジジム	40
セルロース膜	131
全身炎症反応症候群	249
選択的陽イオン交換樹脂	233

そ

造影剤使用によるAKI	99
造影剤腎症	99
——の発症リスク	100
——のメカニズム	101
造影剤腎症ガイドライン	190
相対的副腎不全	252, 253
早朝コルチゾール測定	254
総ビリルビン	43

た

体液過剰	180
体重とダブルルーメンカテーテルサイズの目安	164
体外限外濾過法	222
代謝性アシドーシス	227, 229, 230, 270
——の原因検索	268
代謝性アルカローシス	227, 229
——の原因	272

索引

――の原因検索	271
代謝性特異体質	25
対称構造膜	131
耐糖能異常	235
タウリン	30
タゾバクタム	40
多発血管炎性肉芽腫症	208
胆管消失症候群	29
炭酸水素ナトリウム	200
炭酸水素ナトリウム（NaHCO$_3$）投与	233
胆汁うっ滞型	29
単純ヘルペスウイルス（HSV）	12
胆道癌	33
タンパク結合率	137
タンパク投与量	174

ち

チオペンタール	59
チクングニアウイルス	22
チトクロム P450	25
遅発性肝不全	2, 4
注排液不良	168
長期留置型カテーテルによる維持血液透析	163
直接作用型抗ウイルス薬	18

て

低アルドステロン血症	231
低カリウム血症	226
――の治療（軽度と重度）	229
低張性低ナトリウム血症	219
低ナトリウム血症	218
――の症状	219
――の診断・治療ガイドライン	219
――の治療方針	221
――の分類	218
――を呈する疾患	219
低用量心房性ナトリウム利尿ペプチド	121
低用量ドーパミン	121
低レニン性低アルドステロン症候群	230
デングウイルス	22
テンコフカテーテル	165, 166

と

糖化タンパク	236

糖質コルチコイド	40, 246
――の分子的作用機序	251
糖質コルチコイド産生	247
透析液	164, 167
――のリーク	168
透析装置	164
透析治療	201
透析用ダブルルーメンカテーテル	163
糖尿病	235, 237
――に合併する病態	242
糖尿病型	240
糖尿病性ケトアシドーシス	227, 235, 242
糖尿病性多発神経炎	242
特殊な腹膜透析	166
ドパミン	61, 188, 189
トランスフェリン	171

な

ナトリウム異常	218
ナトリウム排泄分画	94
ナファモスタットメシル酸塩	65, 66

に

肉芽腫性肝炎	29
日本版重症患者の栄養療法ガイドライン	171
日本版敗血症診療ガイドライン2016	136
尿素クリアランス	152
尿素の標準化透析量	152
尿中腎傷害バイオマーカー	105
尿中バイオマーカー	120
尿崩症	223
尿量	86, 88
尿量減少	179
尿量定義	88

の

脳死下臓器提供件数	69
脳死肝移植	11, 16, 70
脳死肝移植にて救命した急性肝不全（昏睡型）症例	73
脳死肝移植認定施設	71
脳死肝移植レシピエント適応基準	48
脳症に対する薬物療法	59
脳性ナトリウム利尿ペプチド	183
脳浮腫	58
脳浮腫対策	59

脳保護作用	59
ノルアドレナリン	188, 190

は

バイオマーカー	105
敗血症時の薬物動態	137
敗血症性ショック	157
敗血症性腎傷害	95, 119, 190
敗血症に対するステロイド投与の有効性	258
排泄経路による抗菌薬の分類	137
麻疹ウイルス	23
播種性血管内凝固	22
バスキュラーアクセス	162
バソプレシン	191
――の腎機能に対する投与効果	193
バラクルード®	58
バンコマイシン	99
ハンプ®	61

ひ

非昏睡型	4, 46
非腎性カリウム喪失	228
非腎的適応	161
非対称構造膜	131
ビダラビン	23
ヒト心房性ナトリウム利尿ペプチド	183
ヒトヘルペスウイルス6	23
ヒドロコルチゾン	260
ピペラシリン	40
非乏尿性 AKI	179

ふ

フェノバルビタール	30
フェノルドパム	192
不揮発性弱酸の評価	285
副腎偶発腫瘍	227
副腎クリーゼ	245, 254, 260
副腎皮質刺激ホルモン	247
副腎皮質刺激ホルモン放出ホルモン	246
副腎皮質ステロイド	30
副腎皮質ステロイドパルス療法	8
副腎皮質ホルモン代謝	248
副腎皮質ホルモンの力価	257
副腎不全	245, 250
――の原因分類	252

——の症状・徴候	256
副腎不全診断フローチャート	255
腹膜透析	161, 165
——開始後の注意点	168
腹膜透析液	167
腹膜透析装置	167
腹膜透析用カテーテル	165, 166
物質除去クリアランス	133
ふるい係数	134
フルドロコルチゾン	260
プレアルブミン	171
プレドニゾロン	30
プロスタグランジンE_1	8
フロセミド静注	200, 233
フロセミド負荷試験	183
プロトロンビン時間	44
プロトンポンプ阻害薬	40, 60, 99
分枝鎖アミノ酸投与	59
分子標的薬	5
分布容積	137

へ

ヘモグロビンA1c	239
ヘモフィルター	130

ほ

傍尿細管毛細血管系	179
乏尿性AKI	179
ホスカルネット	22
ポリスチレンスルホン酸カルシウム	200
ポリスルホン膜	65

ま

幕内基準	35, 36
末期腎不全	205
マールブルグウイルス	22
慢性肝炎	46
——の急性増悪	46
慢性高ナトリウム血症	224
慢性腎臓病	93, 205
マンニトール	59

み

ミノサイクリン	60

め

メシル酸ナファモスタット	123, 165
メトロニダゾール	40
免疫インスリン	241

免疫抑制薬	5, 214
免疫抑制療法	70, 71

も

目標エネルギー投与量	173
目標指向型治療	98
門注療法	76
門脈圧を下げる作用	60
門脈塞栓術	39

や

薬剤性AKI	99
薬剤性高カリウム血症	231
薬物性肝障害	24
薬物性肝障害診断基準の使用マニュアル	28
薬効分類別にみた薬物性肝障害の起因薬物の頻度割合	24

ゆ

有機酸性アシドーシス	230
遊離コルチゾール濃度	257

ら

ラクツロース	59
ラッサウイルス	22
ランダムコルチゾール測定	254

り

利尿薬	179
利尿薬の投与	200

る

ループ利尿薬	121, 182, 184

れ

レシピエントの新適応基準	48
レチノール結合タンパク	171
連続ACTH負荷試験	254

ろ

濾過	132

数字

50-50 criteria	33
75gOGTT	240, 241
^{99m}Tc-galactosyl human serum albumin (^{99m}Tc-GSA)	44
^{99m}Tc-GSAシンチグラフィ	36

欧文索引

A

A型肝炎	16
A型肝炎ワクチン	17
ABO血液型不適合成人生体移植	75
acute tubular necrosis（ATN）	208
ACTH	247
acute decompensated heart failure（ADHF）	184
Acute Dialysis Quality Initiative（ADQI）	80
acute kidney injury（AKI）	80, 93
——の自然史	212
——の疾患スペクトラム	117
——の早期診断	120
——の治療	121
——の病因	93
——の予防	121
acute liver failure（ALF）	2, 52, 63
acute liver support（ALS）	63
Acute on chronic	52, 53
Acute on Chronic Kidney Disease	109
Acute Renal Failure Trial Network（ATN）study	155
acute renal failure（ARF）	80
acute tubular necrosis（ATN）	94, 188
acute-on-chronic liver failure（ACLF）	46
adrenal insufficiency（AI）	245
adsorption	133
advanced glycation end-products（AGE）	236
AG上昇代謝性アシドーシス	270
AG正常代謝性アシドーシス	269
AKD（acute kidney disase）診断基準	210
AKI回復後の長期的影響	211
AKI患者の栄養管理	170, 174
AKI診断基準	115, 117
AKIバイオマーカー	105, 109
AKI発症リスク	118
AKI（急性腎障害）診療ガイドライン2016	114, 136, 142, 182
AKIKI trial	146, 149

索引

AKIN（Acute Kidney Injury Network） 83
AKIN 基準 114
AKIN 分類 83
albumin binding toxin（ABT） 64
ALP（alkaline phosphatase） 43
ALT（alanine aminotransferase） 43
AN69ST 膜ヘモフィルター 131
ANCA（anti-neutrophil cytoplasmic antibody） 208
angiotensin Ⅱ receptor blocker（ARB） 110
angiotensin-converting enzyme inhibitor（ACE） 110
antidiuretic hormone（ADH） 188
APACHE-Ⅱ 243
arginine vasopressin（AVP） 246
artificial liver support（ALS） 9
asialoglycoprotein receptor（ASGPR） 36
AST（aspartate aminotransferase） 43
ATN study 155
A_TOT 282
augmented renal clearance（ARC） 138
AVPR1 受容体 193

B

β₂ 刺激薬サルブタモール 200
β₂ 受容体刺激 227
β₂ 受容体刺激薬 233
β 遮断薬 60
B 型肝炎 17
　——による劇症肝炎 58
　——の位置づけ 13
B 型肝炎ワクチン 19
base excess 264, 274, 276
base excess アプローチ 264, 274
　——の問題点 278
BEST Kidney study 143, 148
best practice region 156
blood purification therapy 161
brain natriuretic peptide（BNP） 183
Burkitt リンパ腫 20

C

C-peptide immunoreactivity（CPR） 242
C-type natriuretic peptide（CNP） 183
C 型肝炎 18
C 型ナトリウム利尿ペプチド 183
cardiorenal syndrome（CRS） 119
CHF 130
Child-Pugh 分類 34, 35, 45
chronic kidney disease（CKD） 93, 205, 209, 213
chronic liver failure-sequential organ failure assessment（CLIF-SOFA） 46, 47
Cl 抵抗性代謝性アルカローシス 272
Cl 反応性 271
Cl 反応性代謝性アルカローシス 272
Clinical Practice Guideline on Diagnosis and Treatment of Hyponatremia 2014 219
CMV アンチゲネミア法 21
CMV 感染 21
CMV 抗原血症検査 21
continuous hemo（dia）filtration（CH（D）F） 130
continuous hemodiafiltration（CHDF） 9, 153
continuous hemodialysis（CHD） 153
continuous hemofiltration（CHF） 153
continuous PE（CPE） 64
continuous renal replacement therapy（CRRT） 152, 175
continuous venovenous hemodiafiltration（CVVHDF） 158
contrast induced nephropathy（CIN） 99
corticotropin-releaseing hormone（CRH） 246
creatinine clearance（Ccr） 210
CRH 負荷試験 254
critical illness related corticosteroid insufficiency（CIRCI） 253
critical illness-related corticosteroid insufficiency（CIRCI） 245
cytokine-adsorbing hemofilter（CAH） 131
Cytomegalovirus（CMV） 26

D

D 型肝炎 19
Daugirdas の式 152

DDW-J 2004 薬物性肝障害ワークショップのスコアリング 27
de novo B 型肝炎 17
de-escalation 40
DIC 22
diffusion 132
direct acting antivirals（DAA） 18
distal symmetric polyneuropathy（DSPN） 243
DKA（diabetic ketoacidosis） 235
DO-RE-MI study 156
dopamine 188
DOSE 試験 184
drug-induced liver injury 24

E

E 型肝炎 19
EBV 感染 20
ECUM（extracorporeal ultrafiltration method） 222
eGFR 198
EGPA（eosinophilic granulomatosis with polyangiitis） 208
ELAIN study 146, 149
end stage kidney disease（ESKD） 205, 213
EOB-MRI 45
Epstein-Barr（EB）ウイルス 12, 26
established AKI 184
estimated GFR（eGFR） 82

F

FACTT 試験 87
Fenoldopam 192
filtration 132
Fluid and Catheter Treatment Trial（FACTT）研究 181
fractional excretion of sodium（FENa） 94
fulminant hepatic failure 3
fulminant hepatitis 2, 52
furosemide stress test（FST） 183

G

γ-GTP（gamma-glutamyl transpeptidase） 43
gadolinium ethoxybenzyl diethylenetriamine pentaacetic acid（Gd-EOB-DTPA） 45

GI療法　200
glomerular filtration rate (GFR)
　　　　82, 179, 188
glucocorticoid (GC)　246
glucose transpoter 4 (GLUT4)　238
GLUT　239
goal-directed hemodynamic therapy (GDT)　98
GPA (granulomatosis with polyangiitis)　208

H

H₂遮断薬　60
Hannover Dialysis Outcomes Study　157
hANP　183
　——のAKIにおけるエビデンス　185
Harris-Benedictの式　173
HbA1c　239, 240
HBV再活性化　5, 17
hemodiafiltration (HDF)　9, 162
hemodialysis (HD)　162
hemofiltration (HF)　162
hepatic encephalopathy　31, 53
HF-CHDF　63, 64, 66
HH15　41
high flow continuous hemodiafiltration (HF-CHDF)　63
high volume hemofiltration (HVHF)　157
HMG-CoA還元酵素阻害薬　101
HSV感染　22
human atrial natriuretic peptide (hANP)　183
human organic anion transporter (hOAT)　182
hyperbaric oxygen therapy (HBOT)　40
hyperglycemic hyperosmolar syndrome (HHS)　235
hyperkalemia　229
hypernatremia　222
hypokalemia　226
hyponatremia　218
hypothalamic-pituitary-adrenal axis (HPA系)　246

I

ICG試験　35
ICU-acquired weakness (ICU-AW)　170
immunoreactive insulin (IRI)　241
indocyanine green (ICG)　44
intensive care unit-aquired weakness (ICU-AW)　236
interleukin-18 (IL-18)　105
intermittent hemodialysis (IHD)　152
intermittent renal replacement therapy (IRRT)　152
ISGLS (International Study Group of Liver Surgery)　33
ISGLS定義による術後肝不全の重症度分類　34
ITT (insulin tolerance test)　255
IVOIRE study　157

J

JSEPTIC Clinical Trial Groupによる研究　158

K

KDIGO (Kidney Disease Improving Global Outcomes)
　　　　85, 115, 142, 188
KDIGO Clinical Practice Guideline for Acute Kidney Injury　180
KDIGO基準　115
KDIGO診療ガイドライン
　　　　115, 140, 157
KDIGO分類　85
　——のAKIステージ　145
Kidney Disease Outcome Quality Initiative (KDOQI) ガイドライン　153
kidney injury molecule-1 (KIM-1)　105
Kt/V_urea　152

L

L-FABP　106
L-アスパラギン酸カリウム　229
L型脂肪酸結合タンパク　105
late onset hepatic failure (LOHF)　4
LHL15　41

liver damage　35
liver-type fatty acid-binding protein (L-FABPまたはFABP1)　105

M

Mehran risk score　100
microscopic polyangiitis (MPA)　208
model for end-stage liver disease (MELD) スコア　45

N

N-アセチルシステイン (NAC)　57
Na⁺/K⁺ATPaseポンプ　226
National Glycated Hemoglobin Standardization Program (NGSP)　240
NephroCheck®　110
nephrotoxic lesion　208
neutrophil gelatinase-associated lipocalin (NGAL)　105, 106
NICE-SUGAR trial　243
NMDA受容体拮抗薬　60
non-renal indication　136, 161, 162
noradrenaline　190
NSAIDs　60
nucleic acid amplification test (NAT)　12

O

on-line hemodiafiltration (on-line HDF)　64, 65, 63
osmotic demyelination syndrome (ODS)　242

P

patiromer　233
pediatric RIFLE (pRIFLE) 分類　197
percutaneous coronary intervention (PCI)　99
percutaneous transhepatic portal vein embolization (PTPE)　39
peritubular capillary (PTC)　179
pHの決定因子　287
plasma exchange (PE)　9
POAP　181
post-intensive care syndrome (PICS)　170
postoperative hepatic failure　31

Pringle法　32
proton pump inhibitor (PPI)
　　　　　　　40, 60, 99

R

RAGE　236
Randomized Evaluation of Normal versus Augmented Level (RENAL) Renal Replacement Therapy study　155
rapid turnover protein　171
receptor of advanced glycation end-products (RAGE)　236
refeeding syndrome　175
remote ischemic preconditioning (RIPC)　97
renal angina　90
renal indication　161, 162
renal replacement therapy (RRT)
　　　　　80, 130, 142, 161
RENAL study　155
renal-dose dopamine　189
respiratory distress syndrome (RDS)　56
RIFLE基準　114
RIFLE分類　80, 81
RRT開始基準についての臨床研究　145
RRTのタイミングに関する前向き研究　144
RRTの中止　148

S

SARS (severe acute respiratory syndrome)　22
sCr　86, 198
sCr基準値　199
sCr定義　88
Sequential Organ Failure Assessment (SOFA)　155
shared decision making　215
SIADH　219, 222
SID (strong ion difference)　278
SIDa　284
——とSIDeの関係　286
SIDe　284
sine wave　232
sinusoidal obstruction syndrome　29
SLED (sustained low-efficiency dialysis)　215
sodium zirconium cyclosilicate　233
SOFAスコア　123, 145
standardized base excess　276
STARRT-AKI study　145
Stewartアプローチ　264, 280
Stewart法における水素イオン濃度に関与する3つの独立因子　280
strong ion difference (SID)　281

strong ion gap (SIG)　286
subclinical AKI　90
syndrome of hyporeninemic hypoaldosteronism (SHH)　230
systemic inflammatory response syndrome (SIRS)　249

T

total bilirubin (T-Bil)　43
transient AKI　94
transileocolic portal vein embolization (TIPE)　39
tubulorrhexic lesion　208

U

unmeasured anion (UA)　284
unmeasured cation (UC)　284

V

VANCS trial　193
VANISH trial　193
vanishing bile duct syndrome　29
vasopressin　191
VASST study　192
virus-associated hemophagocytic syndrome (VAHS)　21

W

worsening renal function (WRF)　119

中山書店の出版物に関する情報は，小社サポートページを
御覧ください．
https://www.nakayamashoten.jp/support.html

救急・集中治療アドバンス

重症患者における
急性肝不全・急性腎傷害・代謝異常

2018年 3月10日 初版第1刷発行 ©
〔検印省略〕

専門編集 ──── 森松 博史
発 行 者 ──── 平田　直
発 行 所 ──── 株式会社 中山書店
　　　　　　　〒112-0006 東京都文京区小日向 4-2-6
　　　　　　　TEL 03-3813-1100（代表）
　　　　　　　振替 00130-5-196565
　　　　　　　https://www.nakayamashoten.jp/

装丁 ──── 花本浩一（麒麟三隻館）

印刷・製本　　株式会社 真興社

Published by Nakayama Shoten Co.,Ltd.
ISBN 978-4-521-74334-9　　　　　　　　　　　　　　　　Printed in Japan
落丁・乱丁の場合はお取り替え致します．

・本書の複製権・上映権・譲渡権・公衆送信権（送信可能化権を含む）は株式会社中山書店が保有
　します．
・JCOPY 〈(社) 出版者著作権管理機構 委託出版物〉
　本書の無断複写は著作権法上での例外を除き禁じられています．複写される場合は，そのつど
　事前に，(社) 出版者著作権管理機構（電話 03-3513-6969，FAX 03-3513-6979，e-mail:info@
　jcopy.or.jp）の許諾を得てください．

本書をスキャン・デジタルデータ化するなどの複製を無許諾で行う行為は，著作権法上での限ら
れた例外（「私的使用のための複製」など）を除き著作権法違反となります．なお，大学・病院・
企業などにおいて，内部的に業務上使用する目的で上記の行為を行うことは，私的使用には該当
せず違法です．また私的使用のためであっても，代行業者等の第三者に依頼して使用する本人以
外の者が上記の行為を行うことは違法です．

周術期に焦点を絞り，実診療をサポート!!

新戦略に基づく麻酔・周術期医学

◎本シリーズの特色

1. 麻酔科臨床の主要局面をとりあげ，実診療をサポートする最新情報を満載．
2. 高度な専門知識と診療実践のスキルを簡潔にわかりやすく解説．
3. 関連する診療ガイドラインの動向をふまえた内容．
4. 新しいエビデンスを提供するとともに，先進的な取り組みを重視．
5. 写真，イラスト，フローチャート，表を多用．視覚的にも理解しやすい構成．
6. 「Advice」「Topics」「Column」欄を設け，経験豊富な専門医からのアドバイスや最新動向に関する情報などを適宜収載．
7. ポイントや補足情報など，随所に加えたサイドノートも充実．

◎シリーズの構成と専門編集

◆ 麻酔科医のための**循環管理の実際**
  専門編集：横山正尚（高知大学）　　定価（本体 12,000 円+税）

◆ 麻酔科医のための**気道・呼吸管理**
  専門編集：廣田和美（弘前大学）　　定価（本体 12,000 円+税）

◆ 麻酔科医のための**周術期の疼痛管理**
  専門編集：川真田樹人（信州大学）　　定価（本体 12,000 円+税）

◆ 麻酔科医のための**体液・代謝・体温管理**
  専門編集：廣田和美（弘前大学）　　定価（本体 12,000 円+税）

◆ 麻酔科医のための**周術期の薬物使用法**
  専門編集：川真田樹人（信州大学）　　定価（本体 15,000 円+税）

◆ 麻酔科医のための**区域麻酔スタンダード**
  専門編集：横山正尚（高知大学）　　定価（本体 12,000 円+税）

◆ 麻酔科医のための**周術期のモニタリング**
  専門編集：廣田和美（弘前大学）　　定価（本体 12,000 円+税）

◆ 麻酔科医のための**周術期危機管理と合併症への対応**
  専門編集：横山正尚（高知大学）　　定価（本体 12,000 円+税）

以下続刊 麻酔科医のためのリスクを有する患者の周術期管理　※タイトルは諸事情により変更する場合がございます．

● B5判／並製
● 各巻250〜320頁
● 本体予価 12,000〜15,000円

● 監修
森田　潔（岡山大学）

● 編集
川真田樹人（信州大学）
廣田和美（弘前大学）
横山正尚（高知大学）

中山書店　〒112-0006 東京都文京区小日向4-2-6　TEL 03-3813-1100　FAX 03-3816-1015
https://www.nakayamashoten.jp/

集中治療と救急医療の幅広いニーズにこたえる新シリーズ!!
救急・集中治療アドバンス

◉編集委員（50音順）
藤野裕士（大阪大学）
松田直之（名古屋大学）
森松博史（岡山大学）

B5判／並製／4色刷
各巻平均300頁
各本体予価10,000円

本シリーズの特色

❶ 集中治療と救急医療の現場で対応が求められる急性期の病態を中心にとりあげ，実際の診療をサポート
❷ 最近の傾向，最新のエビデンスに関する情報もわかりやすく解説
❸ 関連する診療ガイドラインの動向をふまえた内容
❹ ポイントを簡潔かつ具体的に提示
❺ 写真・イラスト・フローチャート・表を多用し，視覚的にも理解しやすい構成
❻ 専門医からのアドバイスや注意点などを適宜コラムで紹介
❼ 補足情報などのサイドノートも充実

◉シリーズの構成と専門編集

急性呼吸不全	藤野裕士	定価（本体10,000円＋税）
重症患者における**炎症と凝固・線溶系反応**	松田直之	定価（本体10,000円＋税）
重症患者における**急性肝不全・急性腎傷害・代謝異常**	森松博史	定価（本体10,000円＋税）

［以下続刊］ ※タイトルは諸事情により変更する場合がございます．

中山書店 〒112-0006 東京都文京区小日向4-2-6　TEL 03-3813-1100　FAX 03-3816-1015
https://www.nakayamashoten.jp/